건강한 아름다움
**홀리스틱경락**

# 건강한 아름다움
# 홀리스틱경락

**실기편** | 안남훈

HOLISTIC

MERIDIAN

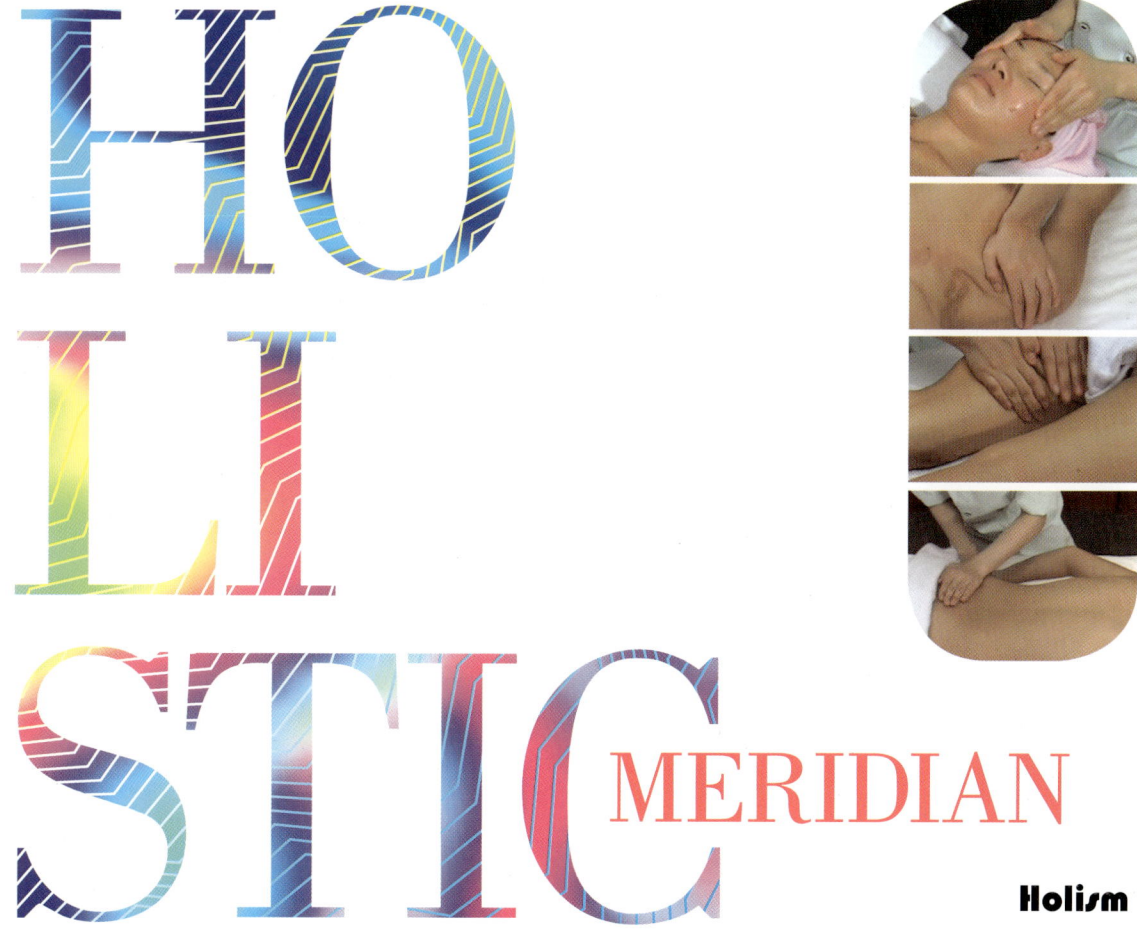

Holism

# 머리말

'아름다움은 건강에서 온다'는 신념으로 연구하고 고민해온 세월이 어언 30년이 지나고 있다. 또한 연구결과와 임상을 결집하여 필자가 처음 『미용경락이론과 실제』를 출간한지도 22년이 지났다. 당시만 해도 '건강과 미용', '내재적 아름다움'과 같은 개념은 생소한 것이었다. 그런데 최근 젊은층을 중심으로 '이너뷰티(Inner beauty)' 열풍이 확산되고 있는 모습을 보면서 격세지감을 느끼게 된다. 아름다운 신체와 피부는 깨끗한 환경과 신체의 건강에서 온다는 인식이 널리 퍼져 일반화되고 있는 것이다. 오래전부터 인체경락과 내재적 아름다움을 연구해온 필자로서 나름의 보람과 긍지를 느낀다.

필자가 처음 경락에 관심을 갖게 된 것은 체형관리와 피부미용숍을 운영하고 있을 때였다. 당시 필자는 서양에서 유입된 피부미용 학문이 실무적 한계가 있는 생각을 하고 있었다. 같은 미용변이도 부위와 형태에 따라 원인이 다른데 서양 피부미용테라피는 근본원인보다 대증적인 요법에만 국한되어 있었기 때문이다.

필자는 대증요법의 한계를 극복하기 위해 다양한 공부와 임상경험을 쌓아나가기 시작하였다. 연구 초기, 턱에 난 여드름 때문에 내원한 고객에게 '생리 중인가요? 배가 좀 냉하겠군요'라고 말했더니 그 고객이 깜짝 놀랐던 기억이 난다. 여드름 상태만 보고 자신의 건강상태를 정확히 찾아내는 것이 신기했던 모양이었다. 필자는 현장에서 다양한 고객들을 접하고 증상과 원인을 찾아 해결하면서 임상과 이론연구의 성과를 축적해 나갔다. 피부미용에 있어서 '왜 이마의 여드름과 턱의 여드름은 형태가 다르고 연령과 신체조건에 따라 다르게 나타나는가?', '왜 살이 찔 때에도 경우에 따라 다른가?' 등 그동안 고민하고 답을 찾으려고 했던 문제들은 피부학이나 서양학문에서 그 답을 찾을 수 없었다.

오랜 방황 끝에 그 해답의 실마리를 한의학에서 찾을 수 있었다. 그 원리를 찾기 위해 수많은 경락 관련 한의 서적과 옥편이 닳아서 너덜너덜할 때까지 읽고 또 읽으며 이론과 임상을 정리해 나갔다. 〈황제내경〉을 기반으로 미용적 관점에서의 임상을 증명하고, 피부와 체형의 미용적 변이가 신체내부 오장육부의 건강 및 부조화에 있음을 증명해 나갔다. 그리고 그 성과를 종합하여 내재미와 외형미를 통합한 '홀리스틱경락'의 개념과 이론을 정립하였다.

필자는 2000년 출간된 『미용경락이론과 실제』를 시작으로 2003년 『홀리스틱경락원론』, 2007년 『홀리스틱경락관리학(이론편), (실기편)』을 출간하였고, 전국의 대학과 교육기관 및 온라인 강좌 등을 통해 '홀리스틱경락'을 널리 알리는 교육활동을 이어왔다. 그동안 출간된 책들은 각 권마다 10쇄 이상 판매 되었으며, 전국 대학의 피부미용학과에서 정규 교재로 채택되어 활용되고 있다.

이번에 실로 오랜만에 이론편에 앞서 실기편에 다시 새 옷을 입히는 작업을 하였다. 『홀리스틱경락-실기편』은 홀리스틱경락의 이론을 바탕으로 실기에 대한 기초를 확고히 하여 수기관리나 변인별 관리를 위한 기초를 닦는다는 의미에서 매우 중요하다. 보사론의 실기부분을 포함하고 동작 하나하나마다 실기동작의 비디오를 캡쳐하여 삽입하고 실무적으로 적용하기 수월하도록 하였다. 또한 각 동작마다 삽화를 삽입하여 가독성 있게 보완하였다. 앞으로 이론편도 재정비하여 선보일 예정이다.

요즘 세계에서 한국의 문화, 산업 등 한국에 대한 관심과 한류의 열풍이 고조되고 있다. 앞으로 홀리스틱경락이 한국을 대표하는 테라피로 거듭날 수 있기를 희망한다.

그동안 필자의 졸저를 꾸준히 교재로 채택 해 주신 대학의 교수님들과 피부미용학원 등 교육단체의 원장님과 선생님들께 감사드린다. 그리고 책에 밑줄을 그어가며 열심히 이론과 실기를 공부한 학생들과 독자 분들께 감사드린다.

또한 깊은 애정으로 페이지마다 미려하게 디자인 해 주신 '블루 디자인' 오흥만 대표님께도 감사의 말씀을 전하고 싶다.

그리고 눈에 넣어도 아프지 않을 첫 손주 박 열에게 사랑을 듬뿍 담아 보낸다.

2021년 11월 30일

# 차례

머리말 _06

# 1 홀리스틱경락 기초

1. **홀리스틱경락과 마사지** _12
   1) 마사지란? _12
   2) 홀리스틱경락이란? _13

2. **홀리스틱경락의 절차와 준비사항** _14
   1) 홀리스틱경락의 절차 _14
   2) 준비사항 _17

3. **홀리스틱경락의 기본자세와 환경** _17
   1) 시술자의 마음자세 _17
   2) 관리자의 신체적 준비 _17
   3) 관리실의 환경 _18

4. **수기의 유의사항과 기본원칙** _19
   1) 유의사항 _19
   2) 홀리스틱경락의 기본사항 _20

5. **금기와 명현현상** _22
   1) 금기사항 _22
   2) 명현현상 _22

6. **부위호칭과 수기방법** _24
   1) 수기부위와 호칭 _24
   2) 수기방법 _25
   3) 신체부위 호칭 _29

7. **수기보사의 종류와 활용** _32
   1) 보사의 기초개념 _32
   2) 홀리스틱경락의 보사원리 _34
   3) 보사의 종류 _36
   4) 수기보사 _36

# 2 홀리스틱경락마사지 실제

## 1 등관리 _44
- 01단계 백회 지압 후 경추풀기 _46
- 02단계 양어깨 풀어주기 _48
- 03단계 등 전체 쓸어주기 _50
- 04단계 독맥 쓸어내리고 장강 압하기 _52
- 05단계 독맥 지그재그로 쓸어주고 장강 압하기 _54
- 06단계 방광1선 쓸어주고 회양 압하기 _56
- 07단계 방광1선에서 옆구리로 쓸어내리기 _58
- 08단계 견갑골 쓸어주고 시술자 위치 이동하기 _60
- 09단계 견갑부 훑어주기 _62
- 10단계 견갑부 장압하기 _64
- 11단계 소장경락 쓸어주기 _66
- 12단계 견갑부위 3등분하여 팔 꺾어주기 _68
- 13단계 방광1선을 지과부위로 굴려주기 _70
- 14단계 방광1선 비벼주기 _72
- 15단계 양손으로 방광1선 압하기 _74
- 16단계 주첨으로 방광1선 쓸어주기 _76
- 17단계 척부로 쓸어주기 _78
- 18단계 척부로 늘려주기 _80
- 19단계 후상장골릉 굴려주기 _82
- 20단계 요안부위 굴려주기 _84
- 21단계 팔료혈부위를 소지측으로 마찰하기 _86
- 22단계 게걸음으로 쓸어주기 _88
- 23단계 수장사지로 등 전체 쓸어주기 _90

## 2 다리관리(뒷면) _94
- 01단계 오일 바르기 _96
- 02단계 전체 쓸어주기 _98
- 03단계 삼음교 굴려주고 원 그리기 _100
- 04단계 전체 쓸어주기 _102
- 05단계 한 쪽 다리 전체 쓸어주기 _104
- 06단계 호구부위를 이용하여 퍼 올리기 _106
- 07단계 부채살 모양으로 쓸어올리기 _108
- 08단계 승부로 쓸어올리기 _110
- 09단계 혈해부위 풀기 _112
- 10단계 대퇴부 비틀어주기 _114
- 11단계 음경락으로 쓸어주기 _116
- 12단계 음경락으로 올려주기 _118
- 13단계 환도부위 압하기 _120
- 14단계 방광경락 쓸어내리기 _122
- 15단계 다리세워 쓸어주기 _124
- 16단계 발 뒷꿈치 짜주기 _126
- 17단계 용천부위 압하기 _128
- 18단계 족내외과 굴려주기 _130
- 19단계 아킬레스건 마찰하기 _132
- 20단계 비벼주기 _134
- 21단계 전체 쓸어주기 _136

**3 다리관리(앞면)** _140
- 01단계 오일 바르기 _142
- 02단계 한쪽 전체 쓸어주기 _144
- 03단계 호구부위로 퍼 올리기기 _146
- 04단계 부채살 모양으로 쓸어주기 _148
- 05단계 모지구로 양 옆으로 빼주기 _150
- 06단계 혈해부위 풀기 _152
- 07단계 대퇴부 비틀기 _154
- 08단계 음경락으로 쓸어주기 _156
- 09단계 족삼음경 쓸어주기 _158
- 10단계 척부로 족삼음경 쓸어주기 _160
- 11단계 수장사지로 쓸어주기 _162
- 12단계 음경락 올려주기 _164
- 13단계 위경락 쓸어주기 _166
- 14단계 척부로 대퇴상부 쓸어주기 _168
- 15단계 종아리 쓸어주기 _170
- 16단계 발등 짜주기 _172
- 17단계 중족골 쓸어주기 _174
- 18단계 발가락 압하기 _176
- 19단계 용천부위 꺾어주기 _178
- 20단계 족내외과 굴려주기 _180
- 21단계 비벼주기 _182
- 22단계 전체 쓸어주기 _184

**4 복부관리** _188
- 01단계 오일 바르기 _192
- 02단계 복식호흡하기 _194
- 03단계 복부에 원 그리고 복식호흡하기 _196
- 04단계 복부 굴려주고 승장 압하기 _198
- 05단계 모혈 압하기 _200
- 06단계 원 그리기 _202
- 07단계 삼각형 그리기 _204
- 08단계 원 그리며 굴려주기 _206
- 09단계 기본 동작 _208
- 10단계 배꼽을 중심으로 집어주기 _210
- 11단계 경맥 쓸어주기 _212
- 12단계 복부 전체 집어주기 _214
- 13단계 복부 쓸어주기 _216
- 14단계 복부 마찰하기 _218
- 15단계 위치이동 _220
- 16단계 마무리 동작(복식호흡) _222

**5 팔관리** _226
- 01단계 오일 바르기 _228
- 02단계 전체 쓸어주기 _230
- 03단계 폐경 쓸어주기 _232
- 04단계 심포경, 심경 쓸어주기 _234
- 05단계 주요혈 압하기 _236
- 06단계 양경락 쓸어주기 _238
- 07단계 비틀어주기 _240
- 08단계 퍼올리기 _242
- 09단계 자리 이동하기 _244
- 10단계 옆구리 쓸어주기 _246
- 11단계 양경락 쓸어주기 _248
- 12단계 노궁부위 압하기 _250
- 13단계 어제, 소부, 노궁 압하기 _252
- 14단계 중수골 쓸어주기 _254
- 15단계 손가락 압하기 _256

# CONTENTS

16단계 손목 돌려주기 _258
17단계 팔꿈치 고정시키고 팔 돌려주기 _260
18단계 어깨 쳐주기 _262
19단계 전체 쓸어주기 _264

**6 가슴관리** _268
01단계 오일 바르기 _270
02단계 임맥 쓸어 올리기 _272
03단계 단중 퍼 올리기 _274
04단계 가슴 열어주기 _276
05단계 천돌 압하기 _278
06단계 가슴 쓸어주기 _280
07단계 폐부위 쓸어주기 _282
08단계 가슴 원그리기 _284
09단계 진동하기 _286
10단계 갈비뼈 쓸어주기 _288

**7 얼굴관리** _292
01단계 오일 바르기 _294
02단계 목 쓸어주기 _296
03단계 원그리기 _298
04단계 호구로 쓸어주기 _300
05단계 경추 쓸어주기 _302
06단계 경추 늘려주기 _304
07단계 승장 굴려주기 _306
08단계 삼등분하여 쓸어주기 _308
09단계 진동하기 _310
10단계 턱선 쓸어올리기 _312
11단계 볼 부위 쓸어주기 _314

12단계 눈 밑 쓸어주기 _316
13단계 눈꼬리 쓸어주기 _318
14단계 이마 쓸어주기 _320
15단계 지창 압하기 _322
16단계 턱선 튕겨주기 _324
17단계 코 쓸어주기 _326
18단계 눈에 원그리기 _328
19단계 눈동자 부위 굴려주기 _330
20단계 눈썹 쓸어주기 _332
21단계 눈 밑 압하기 _334
22단계 턱선 굴려주기 _336
23단계 턱선 세밀하게 풀어주기 _338
24단계 귀 굴려주기 _340
25단계 귀 덮어주기 _342
26단계 이마 쓸어주기 _344
27단계 주요혈 압하기 _346
28단계 혈 부위 원 그리기 _348
29단계 얼굴 쓸어주기(마무리 동작) _350

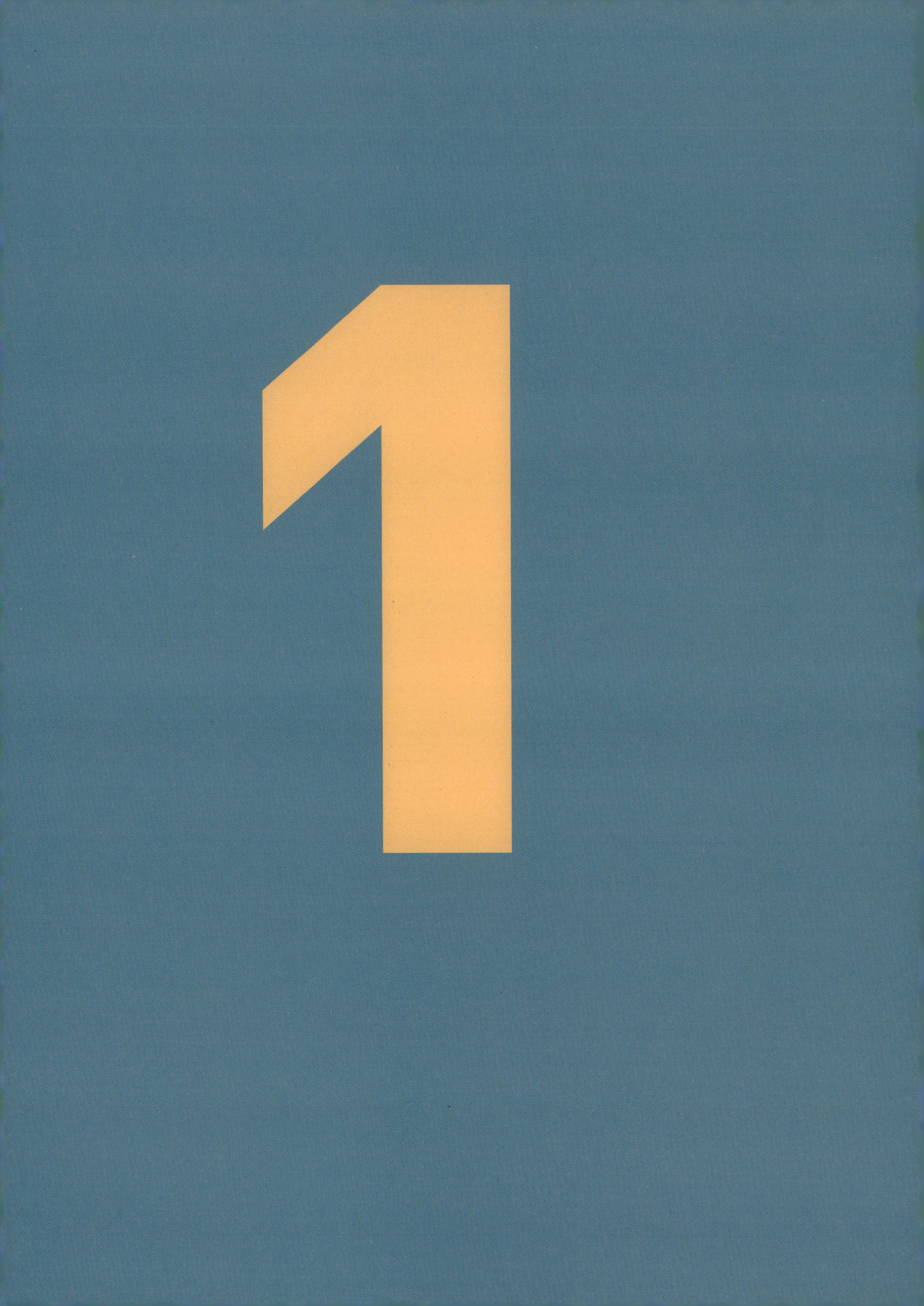

# 홀리스틱경락 기초

올바른 수기관리와 홀리스틱경락의 특징인

보사관리를 하기 위해, 원리에 대한 이해와 피술자의

신체적 특징을 파악하고 수기관리를 할 때에

지켜야 할 기본사항과 원칙 및 명현현상 등을 미리

숙지하도록 한다.

# 1. 홀리스틱경락과 마사지

## 1) 마사지란?

사전적인 정의에 의하면 '주로 손을 사용하여 직접 피부에 일정한 방법으로 역학적 자극을 줌으로써 생체반응을 일으키게 하여 신체의 변조(變調)를 바로잡아 병을 치료하고 건강을 증진시키는 일종의 수기시술(手技施術)', 또는 손으로 '신체 조직을 체계적·과학적인 방법으로 다루는 것'으로 알려져 있다. 그러나 마사지에 대한 발원과 유래에 대해서는 이를 확인할 근거가 명확하지 않다. 다만 인류가 생긴 이래 자연발생적으로 생겨난 원시적인 치료법에서 유래했을 것이라고 추정할 뿐이다. 예컨대 배가 아프거나 타박상을 입는 등, 신체에 통증이나 불편한 현상이 나타나면 자연스럽게 아픈 부위로 손이 가며, 그 곳을 문지르곤 한다. 그러한 동작들을 통하여 통증이 완화되기도 하고 뭉침이나 그 외의 증상들이 개선되기도 하는 경험이 누적되어 최초의 마사지 방법이 형성되었을 것으로 추정한다. 그 후 기원전 4, 5세기경 의성이라 일컫는 히포크라테스는 삔 곳과 탈골을 치료하기 위해 마찰을 이용했고 주무르는 방법으로 변비를 치료하면서 마사지가 알려졌다고 한다. 마사지의 어원은 그리스어의 mass(주무르다), mesah(부드럽게 하다), 또는 아랍어의 mash(가볍게 누르다) 등에서 유래되었다는 주장들이 있다. 이러한 마사지 수기법은 주로 신경과 근육계통에 촉압자극(觸壓刺戟)을 주어 효과를 거두는 기법으로 현대의학 관점에서 순환생리학의 원리를 이용한 것이라고 할 수 있다. 촉압자극은 신경을 자극하여 진통을 완화시키며, 마비된 신경의 회복을 촉진하고, 내장기능의 변조를 바로 잡는 효과가 있는 방법으로 전신에 퍼진 혈액을 효율적으로 심장에 돌려보내는 구심성 치료법의 일종이기도 하다. 이러한 수법의 체계는 16세기 후반~19세기 말에 유럽에서 비롯되었으며, 정형외과 의학이 발달하면서 이학요법의 한 부분으로 임상에 응용되기 시작하였다. 근래에는 스포츠마사지 등으로 분류되어 학제적으로 연구는 물론 임상에 많이 쓰이고 있으며, 미용방면에서는 림프마사지 등이 피부미용 관련된 교육이나 업계에서 사용되고 있다.

중국에서는 약 3000년 전부터 이러한 방법을 치료와 양생의 수단으로 마사지와 유사

한 방법을 사용해 왔다. 도인 또는 안교, 안마 등으로 불리우는 이러한 수법은 서양의 마사지와는 매우 다른 관점에서 발생되었으며, 이러한 관점은 원리와 수기면에서 많은 차이를 보이고 있다. 전술한 바와 같이 서양이 주로 근육과 혈관계, 신경계통의 촉압을 통한 구심성 마사지라면, 동양은 신경이나 혈관계가 아닌 경락계통을 중심으로 체조·안마·가볍게 두드림·점혈 등의 방법을 사용하였으며, 목적 또한 치료의 개념보다 양생의 관점에서 많이 이루어졌다. 가장 큰 특징은 서양의 생리계통과 전혀 다른 관점인 경락계통을 중심으로 '기'의 순행과 허실을 음양과 오행 등의 변증법적 사유의 틀로 해석하여 양생에 적용한 점이라고 할 수 있다.

## 2) 홀리스틱경락이란?

홀리스틱경락이란 내체미와 외형미의 통일을 위해 경락계통을 전연관적으로 관리하는 방법이다. 전연관적이란 용어가 의미하듯이 수기뿐만 아니라, 경락 또는 장부와 상응관계에 있는 소리(음악), 빛(색깔), 향, 맛, 지리(방향), 정지 등의 요소들을 적극 활용하여 미용적 변이의 원인이 되는 경락계통과 내체(장부)의 생리물질(정·기·신·혈·진·액)들의 음양균형, 오행의 조화를 도모하여 내체의 건강을 통해 외체의 아름다움을 추구하는 것이다. 신체적인 아름다움 즉, 외형미(외체미)는 내체의 아름다움을 전제로 한다. 내체의 아름다움인 내체미(內體美)는 내재미(內在美)라고도 하며, 인체 생리활동의 주체인 오장육부의 건강함을 의미한다.

이는 주역의 《곤괘·문언》에서 말하는 '아름다움이 그 가운데 있어 사지로 창달된다(美在其中, 而暢于四肢)'와 맥락을 같이 한다. 즉, 내재미란 내체미를 의미하며, 내체미란 오장육부의 건강함(內在美)을 의미한다. 이러한 내재미는 외형미를 갖추기 위한 전제이며, 조건이라는 의미이다. 미에 대한 주역의 이러한 논점은 태극도형에 있을 것이다. 태극도형의 'S'곡선은 자연계에 있어 가장 아름다운 곡선이라고 할 수 있으며, 곡선미란 바로 'S'곡선을 상징하며, 이는 신체의 아름다움을 유지하려고 할 때 하나의 지표가 된다. 이러한 곡선의 아름다움은 태극모형을 볼 때 직관적으로 느껴지는 안정감을 통해 확인할 수 있다. 태극모형은 음양이 가장 이상적으로 조화된 상태이기 때문이다. 사람의 몸은 크게 안과 밖으로 구별할 수 있으며, 음과 양으로 구분했을 때 외체는 양이며, 내체는 음이다. 따라서 이상적인 아름다움은 내체와 외체의 조화 속에서 발현된다. 홀리스틱경락는 이러한 맥락에서 내체미를 중요시한다. 즉, 장부의 건강함(내체미, 내재미)이 전제될 때 외형적인 아름다움의 기초가 따른다고 파악하고 장부의 음양실조와 오행의 조화를 중요시한다는 의미이다. 이를 위해서 홀리스틱경락에서는 수기를 우선하여, 그 외에 경락과 장부계통에 영향을 미치는 다양한 요소를 '전연관적(holistic)' 관점에서 활용하는 것이다.

## 2  홀리스틱경락의 절차와 준비사항

### 1) 홀리스틱경락의 절차

홀리스틱경락를 온전하게 하기 위해서는 피술자가 내방하였을 때, 즉 문을 열고 들어서는 순간부터 관찰이 이루어져야 한다. 무심히 하는 동작이나 습관, 자세, 목소리 또는 피부색깔 등의 특징을 살피는 것은 장부의 건강을 측정하는 '시각을 통한 미용분석'의 요소가 되기 때문이다.

**(1) 홀리스틱미용분석을 한다.**
 (가) 시각을 통한 미용분석(望)
   얼굴에 나타나는 변이를 살피거나 자세, 걸음걸이, 비만의 형태를 파악한다.
 (나) 후각 및 청각을 통한 미용분석(聞)
   목소리의 특징 체취 등의 특징을 살핀다.
 (다) 질의 응답을 통한 미용분석(問)
   변이의 발생시기, 가족력이나 생활습관, 식습관 등을 질문한다.
 (라) 촉각을 통한 미용분석(切)

피부진단기기나 도구 등을 이용하거나 배수혈, 복모혈 또는 기타부위를 손으로 촉지하여 변이를 파악한다.

### (2) 홀리스틱체질분석을 한다.

같은 환경이나 같은 조건이라도 미용변이가 다르게 나타나는 경우가 있으며, 미용변이가 같고 관리방법이 같다 하더라도 관리의 결과가 다른 경우가 있는데 이는 체질의 영향에 따른 것이다. 미용체질분석을 하는 것은, 보다 근본적인 관리를 하기 위함이다.

### (3) 변이를 체크한다.

홀리스틱미용분석과 홀리스틱체질분석을 통하여 미용변이와 그 원인을 파악하고 수기 동작시 중요한 부분을 체크한다.

### (4) 구체적인 관리계획을 수립한다.

피술자의 상태와 시간을 고려하여 관리목적과 목표를 설정하고, 관리일정·시간·횟수·보사방법·보사환경 등을 구체적으로 수립하여 이를 문서화(고객신상카드, 관리카드)한다.

### (5) 관리를 실시한다.

(가) 배수혈을 풀어준다.

변이에 따른 경락계통의 배수혈을 모지복이나 수근, 지과부위를 이용하여 좌우 왕복 마찰한다.

(나) 복모혈을 풀어준다.

복모혈을 삼지복을 이용하여 원을 그리며 부드럽게 마사지 한다.

(다) 전신경락관리를 실시한다.

미용변이가 나타나는 부위(비만이나 뭉침 등)를 따라 다소 압을 주어 마사지 한다. 미용변이가 어떤 특정 부위에 나타난다면, 그 변이에 해당하는 경락계통에 문제가 있는 것이다. 또한 한 부위에 미용변이가 나타났다 하더라도 변이는 서로 전이되므로 전신경락관리를 시행하지 않고 변이 부위만을 마사지 한다면 국부적인 마사지밖에 될 수 없다. 따라서 전신마사지를 통하여 자체경맥의 기혈을 조정해야 한다.

(라) 홀리스틱보사관리를 한다.

### (6) 관리결과의 피드백

피드백은 매번 관리시마다 이루어져야 하며, 최종적으로 관리가 종결된 후에 초기에 수립했던 관리목적과 목표를 확인하고 비교하여 결과를 판단한 후, 다시 관리에 반영한다.

---

**실시전 주의 사항**

홀리스틱경락의 큰 원리 중의 하나가 경락관리를 실시할 때 '항상 배수혈을 먼저 풀어주는 것'이다. 일반적으로 치료관점에서 생각하면 모혈을 중심으로 치료하거나 배수혈과 복모혈을 참고하여 치료한다. 그러나 홀리스틱경락에 있어서는 '배수혈'을 우선적으로 선택, 취혈하며 마사지를 통하여 풀어주어야 한다. 왜냐하면 미용적 변이는 급성적인 장부의 이상에서 오는 경우가 여드름이나 기타 제한된 몇몇 증상 이외는 거의 없고 대부분 장부의 부조화가 반복적으로 누적이 되었을 때 이러한 '증'이 배수혈에 집중적으로 나타나게 되며, 이 때에 나타나는 현상은 수혈부위의 경결, 압통, 모공의 확장, 피부색상이 검어지거나 검붉은 색으로 나타나게 된다. 따라서 홀리스틱경락을 실시함에 있어서 가장 중요한 점은 항상 배수혈을 중심으로 관찰해야 하며, 수기를 실시할 경우 배수혈을 일차적인 시술대상으로 한다. 또한 배수혈은 등의 방광경을 중심으로 분포가 되는데 먼저 방광경을 관리함으로써 모든 배수혈을 통하여 전체 장부의 조화를 꾀하고, 방광경을 자극함으로써 인체수액대사 및 노폐물배설 등을 용이하게 한다. 등관리를 먼저 실시하지 않으면 때때로 관리 후 얼굴이 붓는 경우가 있다. 발관리를 할 경우에도 신장–수뇨관–방광의 반사구를 먼저 실시하는 것과 같이 경락마사지를 실시함에 있어서도 등 관리는 매우 중요하며 관리의 순서에서도 우선한다.

## 2) 준비사항

베드, 타월(큰 것, 작은 것 각각 1개씩), 오일, 파우더, 관리자 가운, 피술자 가운, 헤어밴드, 스팀타월

# 3 홀리스틱경락의 기본자세와 환경

## 1) 시술자의 마음자세

① 마음을 평정하게 하고 기(氣)를 집중시키며, 잡념을 없애고 마음이 안정된 상태에서 행한다.
② 마사지 중에 대화는 금물이다. 필요에 따라서 간단한 질문이나 응답정도는 무난하나 될 수 있는 한 대화를 자제한다.
③ 불필요한 잡담을 하지 않는다. 집중력을 떨어뜨리고 마사지의 효과를 반감시킨다.
④ 화가 난 상태이거나 마음의 동요가 있을 때, 컨디션이 좋지 않을 때에는 수기관리를 하지 않는다.
⑤ 주의력을 한 곳에 모으고, 손에 정신을 집중시킨다.
⑥ 마사지를 행하고자 하는 과정을 피술자에게 이야기 해줌으로써, 피술자로 하여금 효과에 대한 기대감을 갖게 한다.
⑦ 충분한 지식을 갖추어야 한다. 장상이론과 경락수혈, 그리고 보사에 정통하여야 외부로 나타나는 증에 대하여 적절하게 대처할 수 있다.

## 2) 관리자의 신체적 준비

① 손톱은 짧게 자르고 매니큐어는 바르지 않으며 손은 청결히 한다.

② 시술자의 손에 감염우려가 있는 피부질환이 생기지 않도록 각별히 준비한다.
③ 손가락이나 손바닥에 굳은 살이 생기지 않도록 한다.
④ 시술자 피술자 모두 기의 흐름을 막는 장신구를 착용하지 않는다.
⑤ 머리는 단정하게 뒤로 묶어 올리거나 핀 등으로 고정하여 흘러내리지 않게 한다.
⑥ 화장 등은 가능한 엷게 하며 향수 등은 짙게 뿌리지 않는다.
⑦ 마사지를 위한 복장을 준비하되 자유롭고 편안한 옷으로 준비한다.
⑧ 관리시 복장을 청결히 하며, 일상복을 입고 시술하지 않는다.
⑨ 복장은 흰색이나 정돈된 단일색으로 하며 팔목의 폭은 너무 넓게 하지 않고 길이는 7부 이상으로 길게 하지 않는다.
⑩ 신발은 청결한 흰색계통으로 하며 움직일 때에 소리가 나지 않도록 신발바닥의 소재도 고려한다.

## 3) 관리실의 환경

① 관리공간의 온도는 25~30도 정도로 유지하며, 적정한 습도를 유지한다.
② 관리공간의 조명은 너무 밝지 않게 하며 직접조명을 피한다.
③ 관리공간은 소음을 차단하여 피술자가 쾌적한 상태에서 관리를 받을 수 있도록 한다.
④ 음악은 피술자의 개인적 성향을 고려하되, 지나치게 크지 않도록 한다.
 (이 부분은 홀리스틱경락에 있어 보사의 수단으로 사용되는 부분이기도 하다.)
⑤ 관리공간은 먼지나 악취가 나지 않도록 유의하여야 한다.
⑥ 베드의 높이와 넓이는 관리자와 피술자가 편안한 상태에서 관리가 이루어질 수 있도록 조절이 가능하도록 한다.
⑦ 대기 중인 고객이나 외부의 손님에 의해 관리전경이 노출되지 않도록 해야 하며, 외부의 소음이 차단된 공간으로 구성하는 것이 바람직하다.
⑧ 기타 기본적으로 피부관리실에서 갖추어야 하는 기본환경을 포함한다.

## 4 | 수기의 유의사항과 기본원칙

### 1) 유의사항

① 마사지 전에는 가벼운 사우나 또는 온수샤워를 하여 청결에 유의하며 긴장감을 풀게 한다.
② 시술하기 전에 먼저 피술자의 상태를 파악한다.
③ 마사지 속도는 빠르게 하지 않는다. 빠른 속도는 피술자로 하여금 안정감을 주지 못하며, 불안하게 하여 마사지의 효과가 감소된다.
④ 식사 후에 바로 하지 않는다.(식후 30분~한 시간이 적당하다)
⑤ 마사지 시 사용할 오일이 피술자에게 맞는지 확인한다.
⑥ 관리시 효과를 극대화하기 위하여 피술자의 자세를 바르게 한다.
⑦ 시술자는 실기를 실시하기에 앞서 피술자가 보는 앞에서 자연스럽게 알코올 솜 등으로 손을 닦음으로써 위생적임을 보여준다.
⑧ 시술자의 손은 피술자의 체온보다 따뜻하여야 한다.
⑨ 오일을 바를 때에는 피술자의 몸에 직접 바르지 않고 손바닥에서 따뜻하게 비빈 후 도포한다.
⑩ 피술자의 몸을 함부로 다루지 않는다.(다리를 들어서 던지거나, 둔부를 툭툭 치는 행위는 하지 않는다)
⑪ 피부상태와 몸의 상태에 따라 압의 정도를 조절한다.
⑫ '득기'를 위하여 손을 피술자의 몸에 밀착시키고 손을 통해 전달하는 미세한 반향에 주의 한다.(적당한 압이 느껴지게 한다.)
⑬ 마사지 중 호흡이나 리듬이 깨지지 않도록 하며, 힘의 안배를 적당하게 한다.
⑭ 관리시 피술자와 호흡을 맞춘다.

## 2) 홀리스틱경락의 기본사항

### ① 점에서 선으로, 선에서 면으로 질서를 가지고 진행한다.

예를 들어 머리부위의 백회혈과 독맥·방광경을 모지복으로 지압하고(점), 경추부위를 선을 따라 마사지 한 다음 등의 면 부위를 마사지 한다.

### ② 수기압은 강약을 조절한다.

처음의 압은 약하게 시작하여 점차적으로 압을 늘려가며 끝날 때에는 처음과 같은 압으로 끝낸다. 처음부터 강한 압은 피술자에게 불쾌감과 피로감을 줄 수 있다.

마무리 시에는 처음과 같거나 혹은 더욱 약한 압으로 하여 호흡을 조절해 준다.
압박에 의한 후유증을 없애고 국부 울혈(鬱血)을 예방한다.

### ③ 속도는 율동을 준다.

처음에는 느리게, 점차적으로 빠르게 진행한다. 피부의 이상상태를 파악하고 적응하는 데는 다소의 시간이 필요하다.

관리를 하는 전 과정 동안 테크닉을 실시함에 있어 리드미컬하게 한다. 관리를 마친 후 피술자는 마치 온몸으로 아름다운 음악을 감상한 것과 같은 기분 좋은 느낌을 갖게 된다.

### ④ 깊이는 세밀하게 검토한다.

처음에는 얕게, 단계적으로 깊게 행한다. 특히 복부는 통증의 강도가 사람마다 많은 차이를 보이므로 세밀하게 검토되어져야 한다.

### ⑤ 순서는 원칙을 지키되, 융통성 있게 한다.

일반적으로 머리 – 등 – 복부 – 사지 순으로 하는 것을 원칙으로 한다. 그러나 수기동작을 행할 때 편의상 머리 – 등 – 다리뒷면 – 다리앞면 – 복부 – 팔 – 가슴 – 얼굴 순서로 진행한다. 또한 왼쪽을 오른쪽보다 먼저 실시한다. 이러한 방법은 관리 과정에도 유리하며 피술자도 피로를 느끼지 않는다.

# 5. 금기와 명현현상

## 1) 금기사항

경락관리는 부작용이 없기 때문에 일반적으로 금기할 사항이 많지 않으나, 다음과 같은 때에는 관리를 해서는 안 된다.

① 만성질환이나 질병의 진행 상태에서 미용변이가 동시에 나타난 경우
② 신체나 정신이 심하게 쇠약해져 있는 경우
③ 전염성 또는 궤양성 질환이 있는 경우
④ 신체에 열이 있는 경우
⑤ 피부질환이 있는 경우
⑥ 임신한 경우

## 2) 명현현상

홀리스틱경락에 있어 명현현상이란 관리과정 중에 또는 관리를 마친 후 일시적으로 나타나는 여러 가지 반응을 의미한다. 이러한 반응은 결과적으로 관리의 목적을 달성하는 과정에서 발생하는 생리적 기전으로 인한 명현현상인지, 잘못된 관리에 의한 악화 또는 부작용의 현상인지 신중하게 파악해야 한다. 일반적으로 홀리스틱경락에 있어 명현현상은 대체로 다음과 같다. 관리자의 세심한 주의가 요구된다.

### ① 등관리를 처음 실시했을 때

어지럼증이나 구토증이 나타날 수 있다. 이는 정체되어 있던 기가 갑자기 순행함으로써 나타나는 증상이다. 음양수[1]를 마시고 잠시 누워있도록 한다.

---

1  음양수 : 뜨거운 물(陽)과 차가운 물(陰)을 섞어 마심으로써 음양의 기 발란스를 맞추는 것을 뜻한다.
   음양수를 만들어 바로 마시지 않으면 미지근한 물과 다를 바 없어 효과가 없다. 그러므로 음과 양의 기운이 섞일 때 바로 마셔야 효과를 볼 수 있다.

### ② 등관리만을 시행했을 경우

①번과 같은 증상이 나타날 수 있다. 양의 기운을 아래로 쓸어내린 다음 앞면의 임맥을 따라 위로 쓸어올려 음양을 소통시킨다.

### ③ 체취의 발생

천골(팔료혈) 부위를 세밀하게 쓸어주다 보면 엉덩이 주변에서 가스냄새 같은 것이 느껴질 수 있는데 이는 하체 부위의 냉한 기운이 순행되고 있다는 증거이므로 염려할 필요는 없다.

### ④ 복부의 가스발생

복부관리시 가스가 발생하는 경우가 있는데 이는 마사지를 통하여 장의 운동이 개선되고 있다는 증거이다.

### ⑤ 얼굴의 일시적 부종

얼굴관리를 할 때 1, 2회 때에 너무 강한 자극을 주거나 목을 풀어주지 않고, 장시간 얼굴만 관리했을 경우 얼굴이 붓는 경우가 있다. 목부위의 대장경, 위경, 소장경 등을 위에서 아래로 쓸어내린다. 부드럽게 여러 번 반복한 후 얼굴관리를 실시한다.

### ⑥ 전신관리 후의 얼굴부종

전신관리를 한 후 얼굴이 붓는 경우가 있는데, 순서를 지키지 않았거나 등관리를 가장 먼저 하지 않은 경우 일시적 부종이 올 수 있다.

홀리스틱경락에 있어 수기의 절차는 반드시 등관리부터 시작해야 한다. 특히 신장의 기능이 원활하지 못한 경우에는 이러한 증상이 두드러질 수 있다.

## 6. 부위호칭과 수기방법

### 1) 수기부위와 호칭

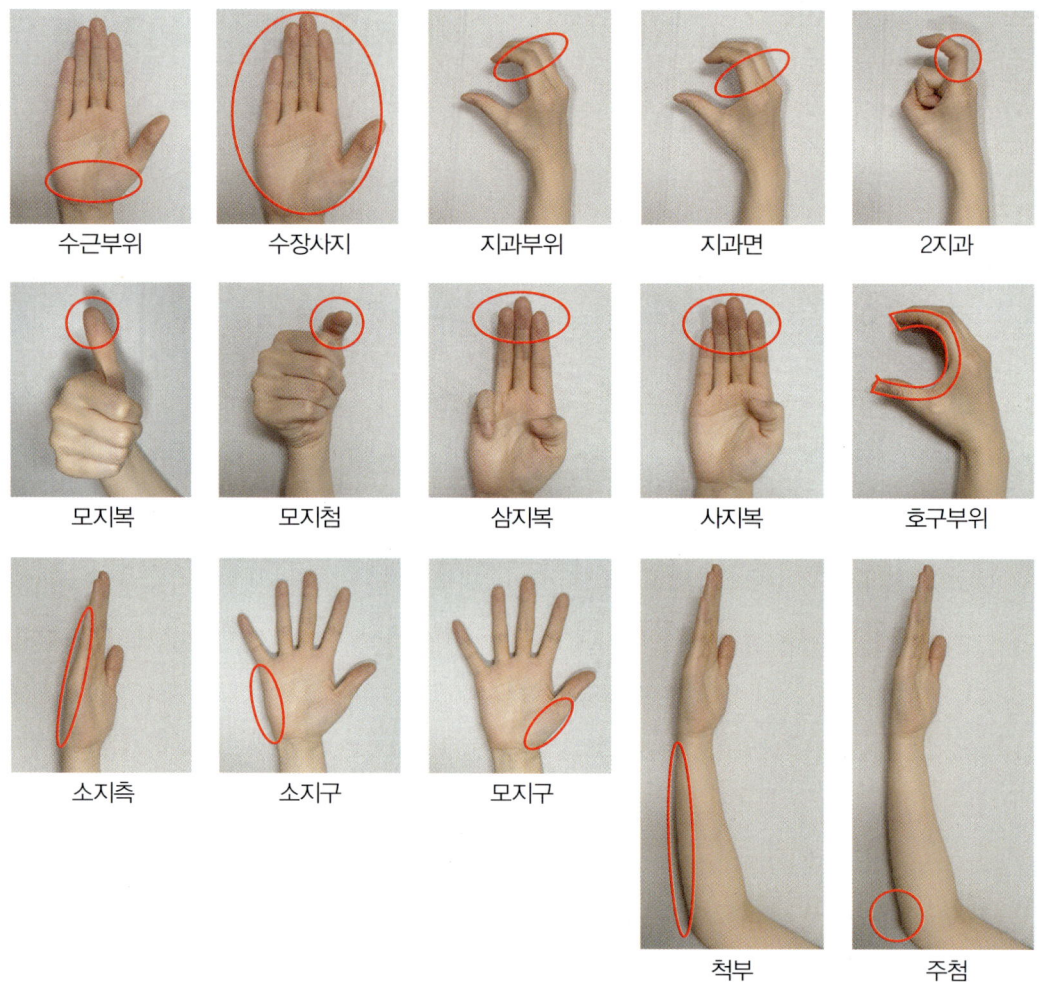

- 수근부위 : 손바닥의 뿌리부위 – 비벼주기, 쓸어내리기, 비틀어주기
- 수장사지 : 손바닥 전체. 손에서 가장 넓은 부분 – 비벼주기, 진동하기, 쓸어주기
- 지과부위 : 주먹을 쥐고 손가락의 두 번째 마디 각진 부위 – 굴려주기
- 지과면 : 주먹을 쥐고 지절골의 면부위. 부드럽지만 다소 압이 필요할 때 사용
   – 쓸어주기, 굴려주기

- 2지과 : 검지의 지과부위 –압하기, 굴려주기
- 모지복 : 엄지손가락의 지문부위 –압하기, 쓸어주기
- 모지첨 : 모지의 손톱부분, 한 혈을 깊이 자극할 때 사용
- 삼지복 : 손가락의 2·3·4지의 지문부위. 작은 원을 그리며 이동할 때 사용
    – 원그리기, 퍼올리기
- 사지복 : 손가락의 2·3·4·5지의 지문부위. 쓸어주기할 때 사용 – 쓸어주기
- 호구부위 : 엄지와 검지 사이의 둥근 부분, 퍼올리거나 목부위를 부드럽게 쓸어줄 때 사용. – 쓸어주기, 꺾어주기, 퍼올리기, 짜주기
- 소지측 : 소지의 옆면 – 마찰하기
- 소지구 : 소지 하부 손바닥부위의 살이 솟은 부위 – 비벼주기
- 모지구 : 엄지 하부 손바닥부위의 살이 솟은 부위 – 비벼주기
- 척부 : 팔목에서 팔꿈치까지의 측면부위 – 쓸어주기, 굴려주기
- 주첨 : 팔꿈치부위 – 환도부위 등을 수직압 할 때 사용

## 2) 수기방법

■ 압하기 : 모지복, 중지복, 수장사지를 이용하여 압한다.
    – 등관리, 복부관리, 팔관리, 얼굴관리

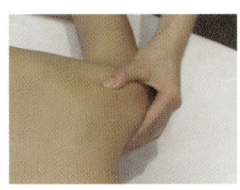 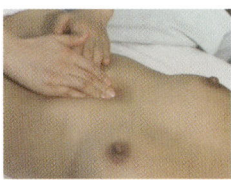 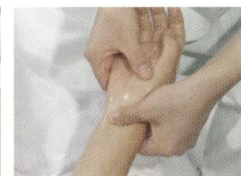 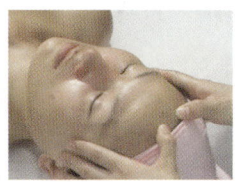

- 비벼주기 : 수근, 수장사지를 이용하여 비벼준다. – 등관리, 다리관리

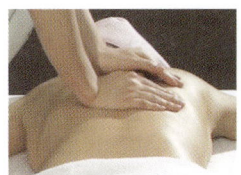 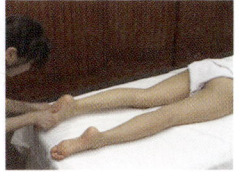

- 쓸어주기 : 호구부위, 척부, 수장사지 등을 이용하여 쓸어준다.
  - 등관리, 다리관리, 복부관리, 가슴관리, 팔관리, 얼굴관리

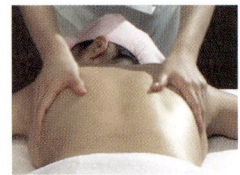 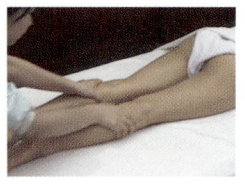 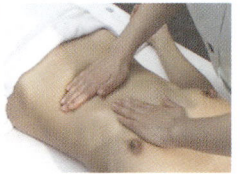 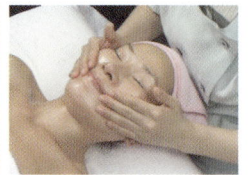

- 게걸음걷기 : 모지복과 사지복을 이용하여 게걸음으로 쓸어올린다. - 등관리

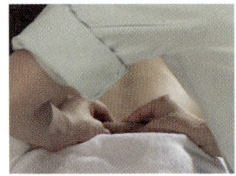

- 꺾어주기 : 호구부위로 팔을 잡고 꺾어준다. - 등관리

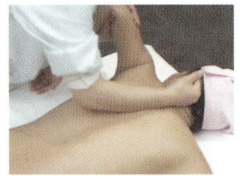

- 늘려주기 : 척부와 수장사지를 이용하여 늘려준다. - 등관리, 얼굴관리

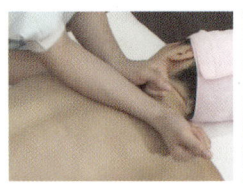 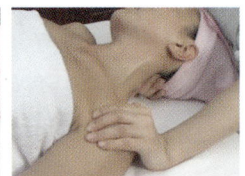

- 비틀어주기 : 수장사지를 이용하여 짜듯이 비틀어준다. - 다리관리, 팔관리

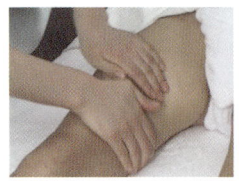 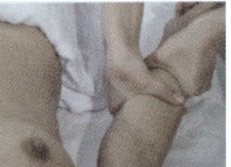

- 퍼올리기 : 호구와 삼지복을 이용하여 아래에서 위로 퍼올려준다.
    - 팔관리, 다리관리, 가슴관리

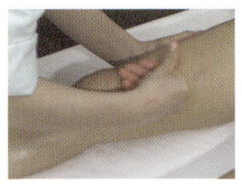 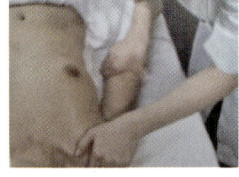 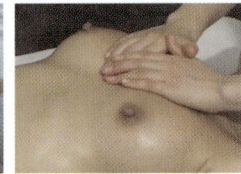

- 어깨쳐주기 : 어깨를 수직으로 세운 후 팔목을 잡고 쳐준다. - 팔관리

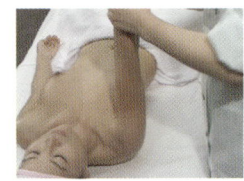

- 원그리기 : 삼지복을 이용하여 작은 원을 그리며 이동한다.
    - 복부관리, 얼굴관리, 가슴관리

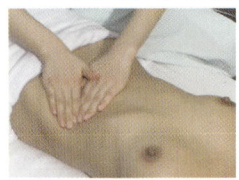 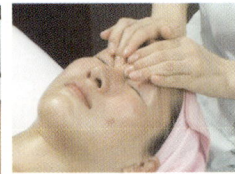 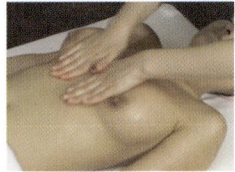

- 마찰하기 : 소지측이나 소지구를 이용하여 마찰한다. - 등관리

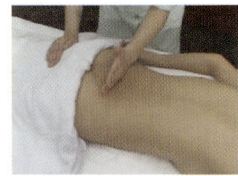

- 진동하기 : 수장사지를 이용하여 진동한다. - 등관리, 가슴관리, 얼굴관리

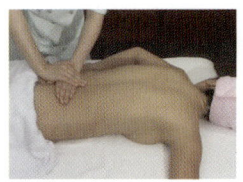 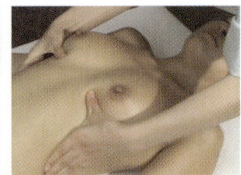 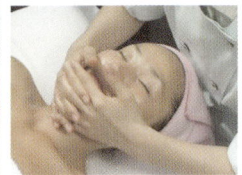

- 튕겨주기 : 중지복이나 삼지복을 이용하여 튕겨준다. - 얼굴관리

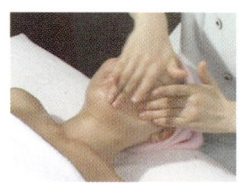

- 굴려주기 : 삼지복, 사지복, 지과면 등을 이용하여 굴려준다.
  - 얼굴관리, 등관리, 복부관리, 다리관리

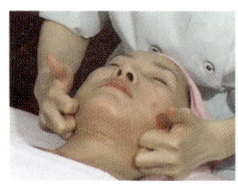 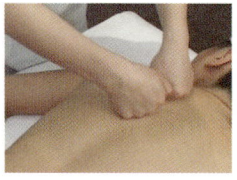 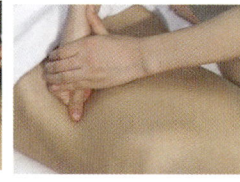 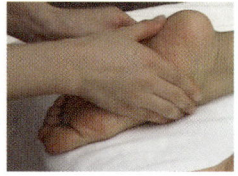

- 덮어주기 : 수장사지를 이용하여 (귀를) 덮어준다. - 얼굴관리

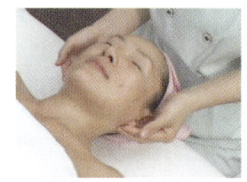

## 3) 신체부위 호칭

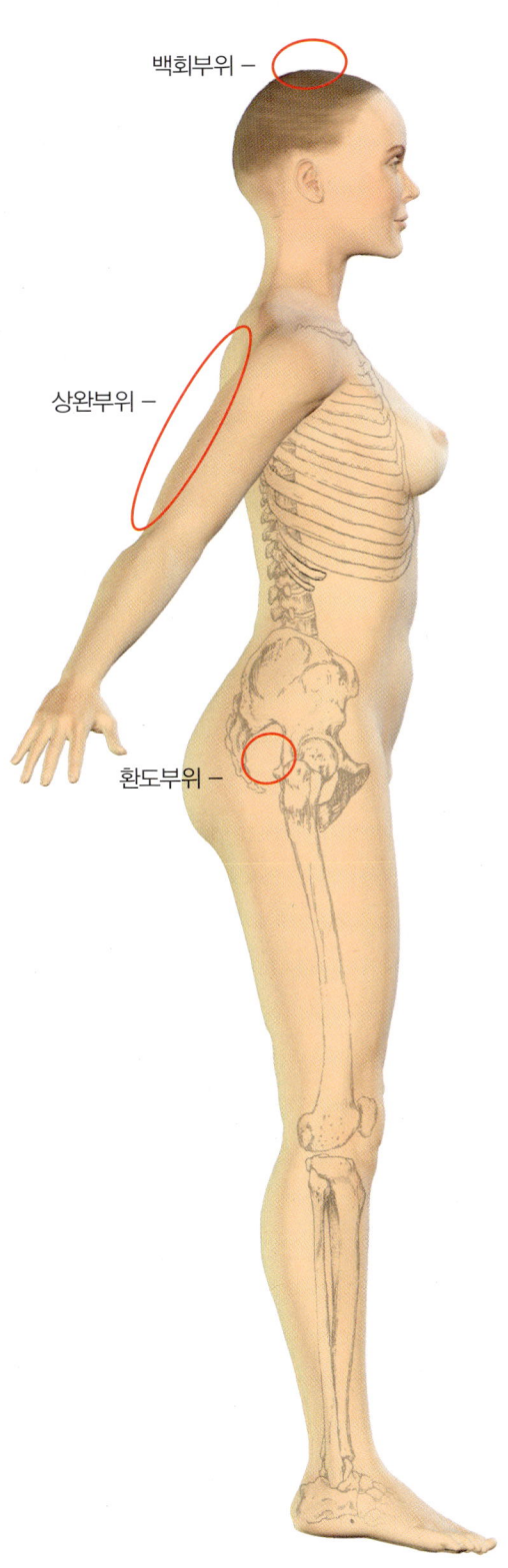

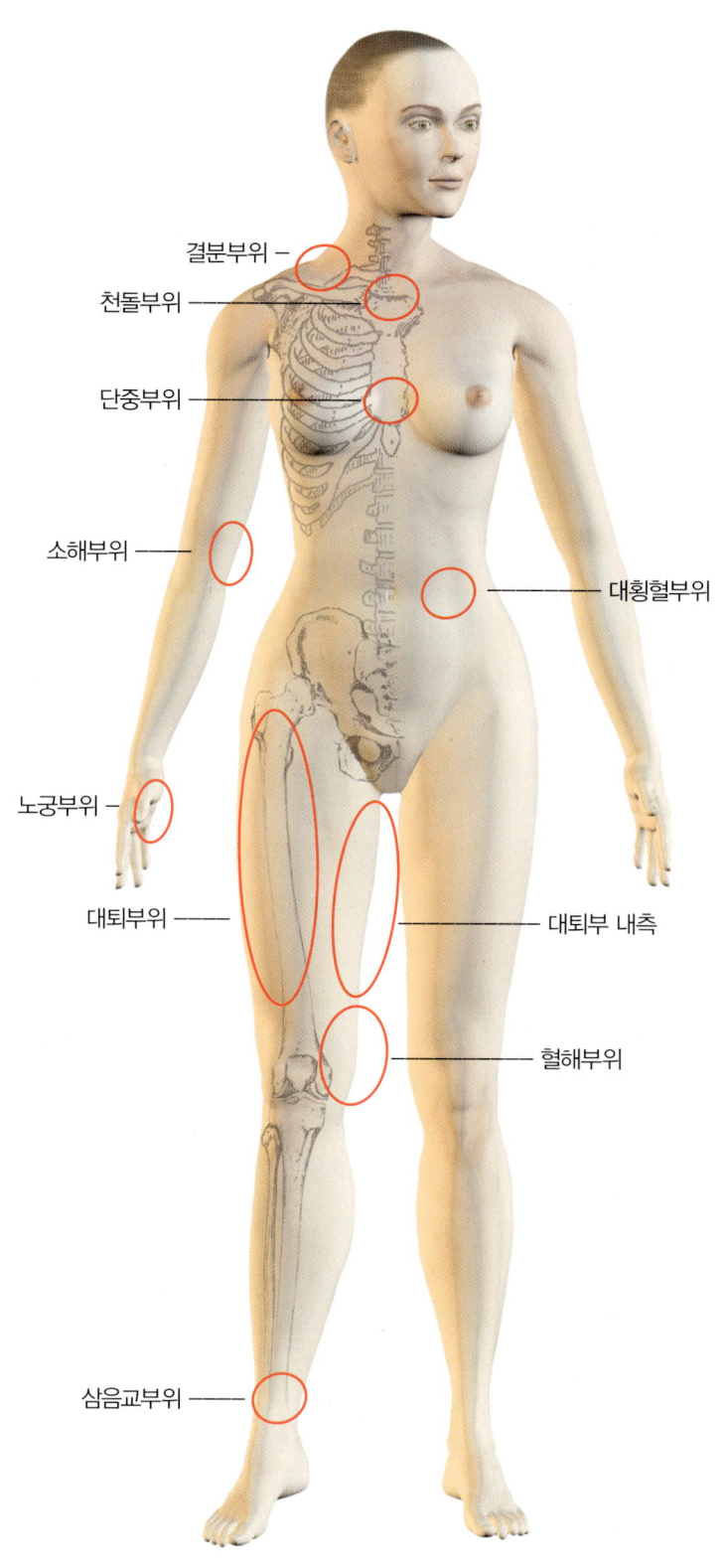

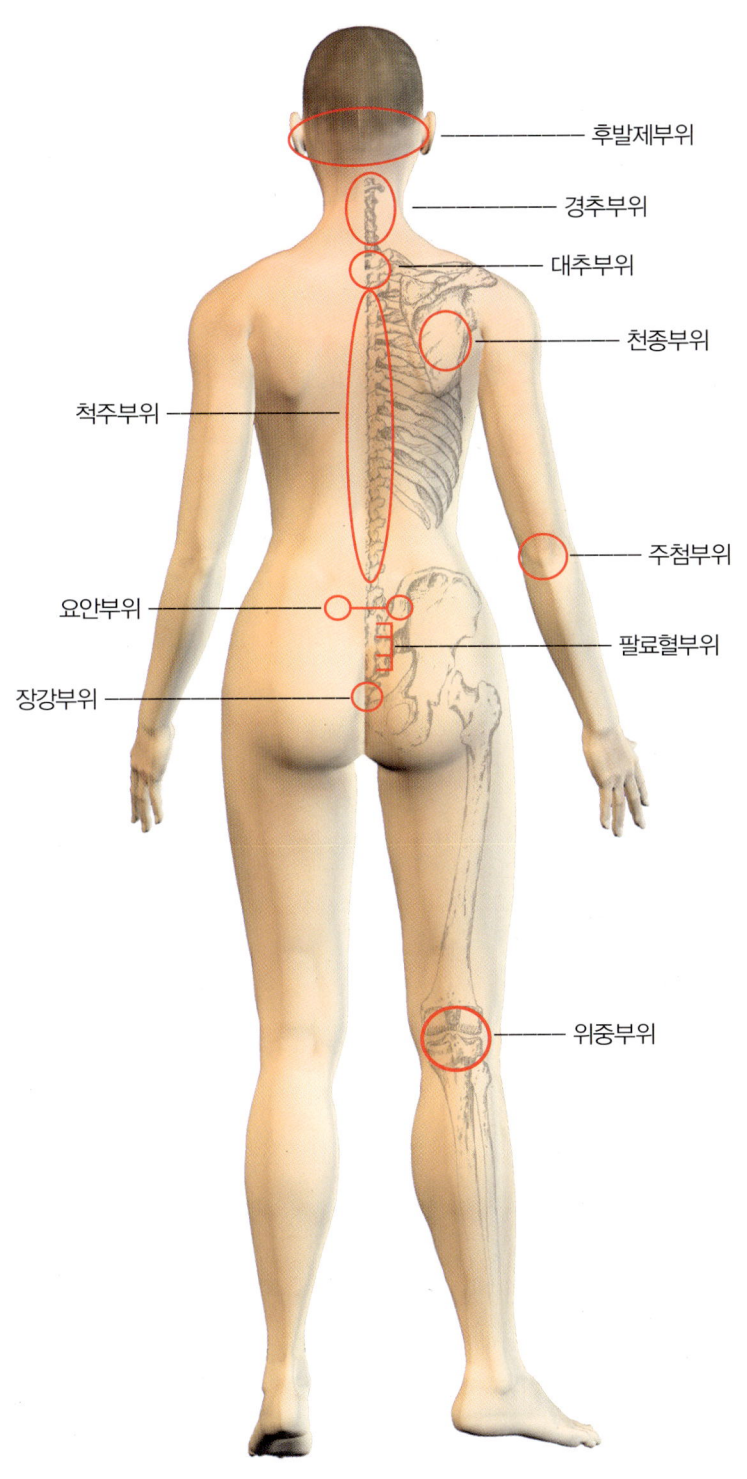

# 7  수기보사의 종류와 활용

## 1) 보사의 기초개념

홀리스틱경락의 기본 원리는 동양의 전통의학과 뿌리를 같이 한다. 의학에서의 질병치료와 홀리스틱경락의 미용변이 개선이라는 서로의 목적은 다르지만 동양의 전통철학 사유의 체계 위에 입론 근거가 형성되어있기 때문에 동양의 전통사상과 또 이러한 사상에 기반을 둔 한의학에 대한 깊은 이해를 갖는 것은 매우 중요한 일이다.

보사의 개념은 서양의학에서는 다루지 않는 동양의학의 고유한 치료 영역이다. 변이를 허증과 실증으로 나누어 진단하고 그 진단에 의해 치료원칙을 삼는다. 허증일 경우에는 보(補)하고 실증일 경우는 사(瀉)한다. 이러한 보사는 동양의학에서는 침치료를 행할 때 주로 사용되며 한약치료에서는 약물의 작용과 성질에 따라 보사 방법이 구분된다. 홀리스틱보사에서는 침구의 보사이론의 근거에 따른다.

### (1) 허와 실

#### 가) 허(虛)

허란 팔강변증의 하나로 실(實)의 반대적 개념이다. 정기가 부족해지거나 약해진 것을 의미한다. 증상으로는 저항력 저하, 생리적 기능 약화로 볼 수 있고 피로감, 창백감 등으로 나타날 수 있으며 허증의 종류로는 '기허', '혈허', '음허', '양허' 등이 있다.

미용측면의 허증으로는 주요부분의 꺼짐, 착색, 자극에 대한 감각의 약화를 들 수 있다.

#### 나) 실(實)

실이란 허와 마찬가지로 팔강변증의 하나이다. 사기(邪氣)가 왕성해진 것을 말하며 '실증'의 준말로 쓰인다. 실(實)은 정기가 실한 것으로 오인할 수 있으나 그와 반대인 좋지 않은 기운 즉, 사기가 왕성한 것이다.

미용측면의 실증으로는 '경결', '단단하게 살찜', '수기압을 할 경우 강한 저항감' 등을 들 수 있다.

## (2) 보법과 사법

### 가) 보법

(가) 보법이 사용되는 경우
① 전신에 걸쳐 근육과 피부가 무력하며 강한 자극이나 높은 강도의 압이 주어지면 쉬 피로감을 느끼거나 급격한 체력의 소모가 있을 때
② 특정 부위에 예민한 반응을 나타내거나, 예민반응과 관계있는 장부의 모혈
③ 경혈부위의 피부나 근육이 함몰 또는 모래알 같은 조직이 촉지될 때
④ 근육을 눌렀을 때 탄력이 없고 근육이 원상태로 복원되지 않을 때
⑤ 압이나 자극이 피술자에게 생리적 저항감이나 심리적으로 불쾌한 반응을 보일 때

(나) 보법의 방법
① 수기를 행할 때 압이나 자극을 고르고 지속적으로 한다.
② 처음에는 압과 속도를 약하게 하며 점진적으로 늘렸다가 마무리는 처음과 같게 한다. 이때에 압과 속도의 변화 정도는 미미하게 한다.
③ 접촉부위에 느껴지는 압감은 넓게 방산되는 듯한 느낌을 주도록 한다.
④ 경락의 유주방향(순방향)에 따라 필요한 수기를 행한다. 경우에 따라서 본 관리에 앞서 국부적인 온열요법을 시행할 수도 있다.

### 나) 사법

(가) 사법이 사용되는 경우
① 피하지방층이 두껍고 각질층이 부분적으로 뭉친 듯이 두꺼우며 모공이 큰 경우
② 피부나 근육에 강한 자극을 주었을 때 순간적인 압통을 호소하지만, 자극이 사라짐과 동시에 근육 전체에 시원한 느낌이 방산되는 경우
③ 경락의 막힘에 의해 경혈부위의 경결이 촉지되거나, 자극을 줄 경우 통증반응이 나타날 때
④ 정기가 고갈되지 않은 상태에서 빠른 미용적 효과를 기대할 때
⑤ 오수혈의 보사원리에 의해 특정한 혈에 대하여 사법을 실시해야 한다고 판단되었을 때
⑥ 경맥의 수혈부위, 양의 경맥이 모여있는 부위, 특히 등이나 허벅지 외측 또는 신체의 바깥쪽

(나) 사법의 방법
① 지과부위 또는 주첨부위를 이용하여 반복적으로 압자극을 한다.
② 처음부터 압을 강하게 하여 빠른 속도로 자극한다.
③ 한 부위에 강하게 집중되듯이 압한다.
④ 경락의 유주방향과 반대방향으로 쓸어올린다.
⑤ 갑자기 누르는 급강압, 급히 손을 떼는 급감압, 같은 수기를 두 세번 단속적으로 행하는 단속압

## 2) 홀리스틱경락의 보사원리

홀리스틱경락에서 사용되는 보사기법을 '홀리스틱미용보사' 또는 '홀리스틱보사'라 칭한다. 홀리스틱보사는 특정한 미용변이가 나타나게 되면 이러한 변이는 '천인합일', '천인상응'이라는 큰 준거 틀 안에서 발생되었다고 파악한다. 즉 자연변화가 인체에 영향을 주게 되

며, 이러한 변화 역시 자연계의 변화규율에 상응하면서 변이가 발생되는 것으로 파악한다. 이러한 관점은 미용변이의 원인, 미용변이의 개선, 미용변이의 예방 등의 모든 영역에서 기초적인 원리를 제공하여준다.

    홀리스틱경락에서의 보사는 매우 중요하다. 그러나 보사에 앞서 미용변이를 관찰(미용진단)하는 것이 매우 까다롭고 복잡하다. 또한 장상이론, 경락이론, 체질이론 등이 선행되어야만 보사에 대한 이해가 깊어지리라 생각된다. 이곳에 수기보사를 언급하는 것은 이 장을 통하여 소개하는 수기보사에 대한 가벼운 접근이 앞으로 더욱 연구되어야 할 홀리스틱보사의 발판이 되기를 기대하기 때문이다.

〈보사에 의한 수기 압력 표〉

| 보법이 사용되는 경우 | | 수기방향 | 압의 정도 / kg | 압정도 |
|---|---|---|---|---|
| 현상 | 미용적 증상 | | | |
| 허증인 경우 | 근육과 피부가 무력한 경우 | 순방향 | 500그램 | |
| 허증과 리증이 동시에 드러난 경우 | 허증의 증상이며 압력에 통증을 느끼지 못하는 경우 | 순방향 | 1~1.5kg | |
| 허증과 한증이 동시에 드러난 경우 | 허증의 증상에서 하지부위가 냉한 경우 | 순방향 | 2.5~3kg | |
| 허증과 음증이 동시에 드러난 경우 | 압이나 자극이 피술자의 근육에 긴장을 주어 숨이 막히는 것 같은 반응을 보일때 | 순방향 | 1~1.5kg | |

| 사법이 사용되는 경우 | | 수기방향 | 압의 정도 / kg | 압정도 |
|---|---|---|---|---|
| 현상 | 미용적 증상 | | | |
| 실증인 경우 | 근육과 살찐 부위가 단단한 경우 | 역방향 | 4~5kg | |
| 실증과 표증이 동시에 드러난 경우 | 실증의 증상에서 압력에 의해 통증을 느끼며 멍이 잘 드는 경우 | 역방향 | 2.5~3kg | |
| 실증과 열증이 동시에 드러난 경우 | 비만의 형태가 셀룰라이트성 비만인 경우 | 역방향 | 3~5kg | |
| 실증과 양증이 동시에 드러난 경우 | 단단한 부위가 붉고 체표면이 고르지 않는 경우 | 역방향 | 2~3kg | |

### 3) 보사의 종류

보사의 종류는 크게 수기보사, 자오보사, 오음보사, 오색보사, 오향보사, 오위보사, 오지보사 등이 있으며 이는 모두 천인상응의 원리, 운기의 원리, 체질의 원리 등에 근거한다. 홀리스틱경락를 함에 있어서도 고객에 대한 미용변이의 관찰을 통하여 그에 맞는 조명, 향(아로마 등), 음악, 상담, 방향 등을 고려해서 관리함이 바람직하다. 이 장에서는 수기를 중심으로 설명하고 있으므로 수기보사에 대한 언급만 하고자 한다. 다른 보사에 대하여는 차후에 언급하기로 하며 아쉬움을 미룬다.

### 4) 수기보사

보사는 '허하면 보충하고 실하면 덜어낸다.'는 것을 말한다. 홀리스틱경락의 원리는 미용변이의 원인을 장부의 부조화에서 오는 것으로 파악하고 그 개선의 방법을 경락을 통해 찾는다고 전제하며, 미용의 증을 허증과 실증으로 파악하여 관리한다면 홀리스틱보사의 방법은 침구의학의 보사이론에서 그 원리를 찾는 것이 합당하다. 침구의학의 보사법에는 예로부터 많은 보사방법이 기술되어 있으나 수기방법을 통하여 응용할 수 있는 몇 가지를 열거하자면 서질보사, 염전보사, 영수보사, 호흡보사, 개합보사 등이 있다.

수기보사는 그 명칭을 침구에 있어 보사법의 명칭을 그대로 따르거나, 용어적으로 다소 생소한 것 들은 이해하기 쉽게 명칭을 바꾸어 표기하며 침구의 명칭을 참고적으로 표기하기로 한다.

본 장에서는 이러한 보사 중에서 수기로 대체하여 그 효과를 얻을 수 있는 방법에 대해 알아본다.

#### (1) 누름보사

누름보사는 침구법에 있어 서질보사법(徐疾補瀉法)을 응용한 수기방법이다. 내경에 의하면" 침을 천천히 꽂은 후 빠르게 뽑으면 실하게 되고(보법), 침을 빠르게 꽂은 후 천천히 뽑으면 허해진다(사법)고 하였다. 이는 보법을 이용하면 정기(正氣)가 회복되기 때문에 '실(實)'하다 한 것이고 사법을 이용하면 사기(邪氣)가 제거되기 때문에 '허(虛)'하다 한 것이다.

누름보사의 수기동작은 수근, 수장사지, 모지복, 사지복 등을 이용한다.

- 보법 : 압을 줄 때에는 서서히 압을 가하고, 뗄 때에는 빠르게 손을 뗀다.
  부위 : 가슴부위의 수근 압, 주요혈 부위는 모지복 또는 사지복
- 사법 : 압을 줄 때에는 빠르게, 손을 뗄 때에는 서서히 손을 떼주는 방법이다.
  부위 : 가슴부위의 수근압, 복부의 수장사지압, 주요혈 부위는 모지복이나 사지복

### (2) 굴림보사

굴림보사는 침구보사 중 염전보사(捻轉補瀉)를 응용한 수법이다.

"경맥의 흐름을 따르도록 침의 끝을 경맥이 흐르는 방향으로 하여 기를 빼앗고, 오른쪽(시계반대방향)으로 돌려주어 사하게 하고 서늘하게 한다. 또한 경맥의 흐름의 방향과 반대로 하여 기를 이어주고 왼쪽으로 돌려주어 보하고 따뜻하게(暖) 한다"고 하였다.

수기보사의 굴림보사는 수기동작을 할 때에 시계방향으로 하는 것을 '보법'으로 시계반대방향으로 굴려주는 것을 '사법'으로 한다.

굴림보사의 수기동작은 사지복, 수장사지, 수근 등을 이용한다.

- 보법 : 수기압을 줄 때 지긋이 누른 후, 시계방향으로 서서히 돌려준다. 돌려주는 각도를 180도 정도는 압을 약간주며, 돌아오는 180도는 힘을 풀어주며 돌아온다.
  부위 : 경혈이나 특정부위가 꺼져있을 때, 복부 등 압에 예민한 부위
- 사법 : 압을 줄 때 수직압으로 빠르게 누른 후, 시계 반대방향으로 360도를 동일한 압으로 굴려준다. 보법에 비해서 다소 압을 강하게 하여 경결이나 뭉친 곳을 풀어준다.
  부위 : 해당부위가 경결되었거나 저항감이 느껴질 때

### (3) 호흡보사

침구의 호흡보사의 명칭을 따른다.

숨을 내쉴 때 침을 꽂고 숨을 들이쉴 때 침을 뽑아주어 침이 들어가는 방향과 기의 흐름이 일치하는 경우는 보법에 해당하고 숨을 쉴 때 침을 꽂고 숨을 내쉴 때 침을 뽑아주어 침이 들어가는 방향과 기의 흐름이 반대가 되는 경우는 사법에 해당한다.

홀리스틱경락의 호흡보사는 피술자가 숨을 들이쉴 때 힘을 빼고 내쉴 때 압을 주며 날숨이 끝날 때까지 길게 천천히 누른 다음 들이쉴 때 손을 떼는 데 뗄 때에는 누를 때보다 다소 빠르게 뗀다. 이 방법이 보법이며 들이쉴 때 수직압을 주어 저항감을 느끼게 하고 내쉴 때 손을 떼는 방법이 사법이다. 이 방법은 복부관리 시작시에 응용되는데 주로 보법을 이용하며 때에 따라서 복부에 저항감이 있고 맥이 강하거나 경결이 있는 경우에는 사법을 이용할 수 있다.

누름보사의 수기동작은 수근, 수장사지 등을 이용한다.
- 보법 : 숨을 내쉴 때 서서히 압을 주고 들이쉴 때 힘을 뺀다.
  부위 : 복부관리, 등관리, 가슴관리
- 사법 : 숨을 들이쉴 때 수직으로 압을 주고 내쉴 때 힘을 뺀다.
  부위 : 복부관리, 등관리, 가슴관리

### (4) 유주보사

유주보사는 침구보사 중 영수보사법(迎隨補瀉法)을 응용한 수법이다.

"사법은 경맥을 맞이하는 것이고(迎), 보법은 경맥을 따르는 것이니(隨) 맞이함과 따름을 알면 기를 고를 수 있다." 즉 경맥이 흐르는 방향을 따라 행하는 것이 보법이고, 경맥이 흐르는 방향을 거슬러 행하는 것이 사법이다.

(가) 순행방향에 의한 보사

- 보법 : 경맥의 순행에 따라 마사지를 한다.

  부위 : 모든 경맥, 다리관리, 복부관리, 팔관리

- 사법 : 경맥의 역행으로 마사지 한다. 부분적으로 살이 비대하거나 단단하여 사법을 통하여 비만을 해소하고자 할 경우에 사용된다.

  부위 : 모든 경맥, 다리관리, 복부관리, 팔관리

### (5) 개합보사

개합보사는 침구보사의 용어를 그대로 적용한다.

"실증은 침을 놓고 왼손으로 침구멍을 열어주고, 허증은 침을 놓을 때 왼손으로 침구멍을 막아준다."

즉 침을 뽑은 다음 침자리를 손가락으로 가볍게 막아 경기가 밖으로 흘러나가지 않게 하는 방법은 보법이 되고, 침을 뽑은 다음 침자리를 그대로 두면 사법이 된다.

- 보법 : 보에 의한 압을 준 후 손을 떼면서 반대쪽 손으로 지그시 눌러준다. 이는 압을 준 혈을 통해 정기의 유출을 방지한다는 의미가 있다.

  부위 : 모든 경혈

- 사법 : 수기에 의한 사법의 압을 준 후에는 손을 뗀 다음 그대로 둔다.

  부위 : 모든 경혈

# 2

# 홀리스틱경락마사지 실제

홀리스틱경락관리는 피술자와

기의 교감이 이루어져야 하므로 관리 중

많은 대화를 피하며, 호흡을 맞춘다.

또한 신체의 앞면을 관리 할 경우는 피술자의

표정들을 고려하여 압을 조절한다.

# HOLISTIC

## MERIDIAN

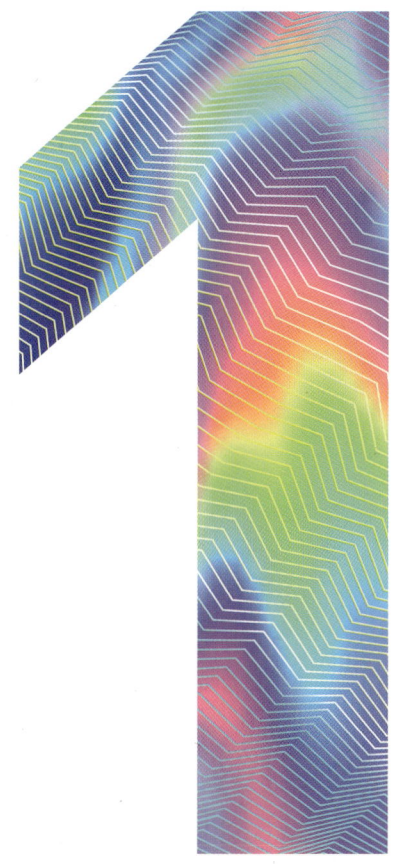

1등관리

## 1　등관리

### 1) 의의

홀리스틱경락관리에 있어서 등관리는 매우 중요하다. 등부위의 전체에 가장 길고 중요한 방광경이 흐르며, 이 방광경 안에는 각 경락이 가지고 있는 진단점 및 치료점인 12경락의 (배)수혈이 모두 분포되어 있다. 등부위를 관리함으로써 전신의 기혈을 조절한다.

### 2) 유의점

홀리스틱경락관리에 있어 모든 부위관리의 시작은 등관리부터 시작한다.

① 등관리의 시작은 백회와 경추부위가 중요하다. 이 부위의 경기(經氣)를 원활하게 소통시켜야 한다.
② 신체 중 양(陽)의 부위인 등을 쓸어줄 때에는 위에서 아래로 쓸어주되, 너무 부담스러운 자극을 주어서는 안 되며, 수장사지를 이용하여 밀착감을 준다.
③ 방광1선을 중심으로 하며 방광2선 및 경근에 유의한다.

### 3) 관리포인트

홀리스틱경락관리에 있어서 가장 중요한 것은 '득기'이다. 수장사지나 지복 등 손으로 촉지할 때 느끼는 열감이나 냉감·경결·꺼짐(함하) 등을 세심히 관찰한다.

① 모지복으로 방광1선을 쓸어내릴 때 각 경맥의 수혈에 해당하는 부위의 경결 또는 꺼짐, 압통 등의 느낌에 유의한다.
② 수혈부위에 나타나는 이상변이(경결, 압통, 꺼짐, 탄력)를 풀어줄 때에는 수근부위를 이용하여 누름보사나 굴림보사 또는 나눔보사를 실시한다.
③ 둔부에서 냉감이 나타나는 것은 생식기 계통의 순환장애로 본다. 팔료혈을 마찰하

여 열감을 느끼게 한다.
④ 음양의 부위에 따라 압의 정도를 달리한다. 예컨대 등부위를 모지복으로 쓸어내릴 때 양(陽)의 부위인 상부는 최초의 강압에 민감하므로 처음에는 약하게 하여 점차 강하게 하고, 음(陰)의 부위인 하부는 다소 강하게 하여도 무방하다.

### 4) 주요동작
압하기, 비벼주기, 쓸어주기, 게걸음걷기, 늘려주기, 마찰하기, 굴려주기

### 5) 주요경락
방광경, 독맥

### 6) 주요수혈
모든 경맥의 배수혈
(폐수, 심수, 궐음수, 간수, 담수, 비수, 위수, 대장수, 방광수, 소장수, 신수, 삼초수)

### 7) 수기보사
누름보사, 굴림보사, 유주보사

등관리 **1**단계

# 백회 지압 후 경추풀기

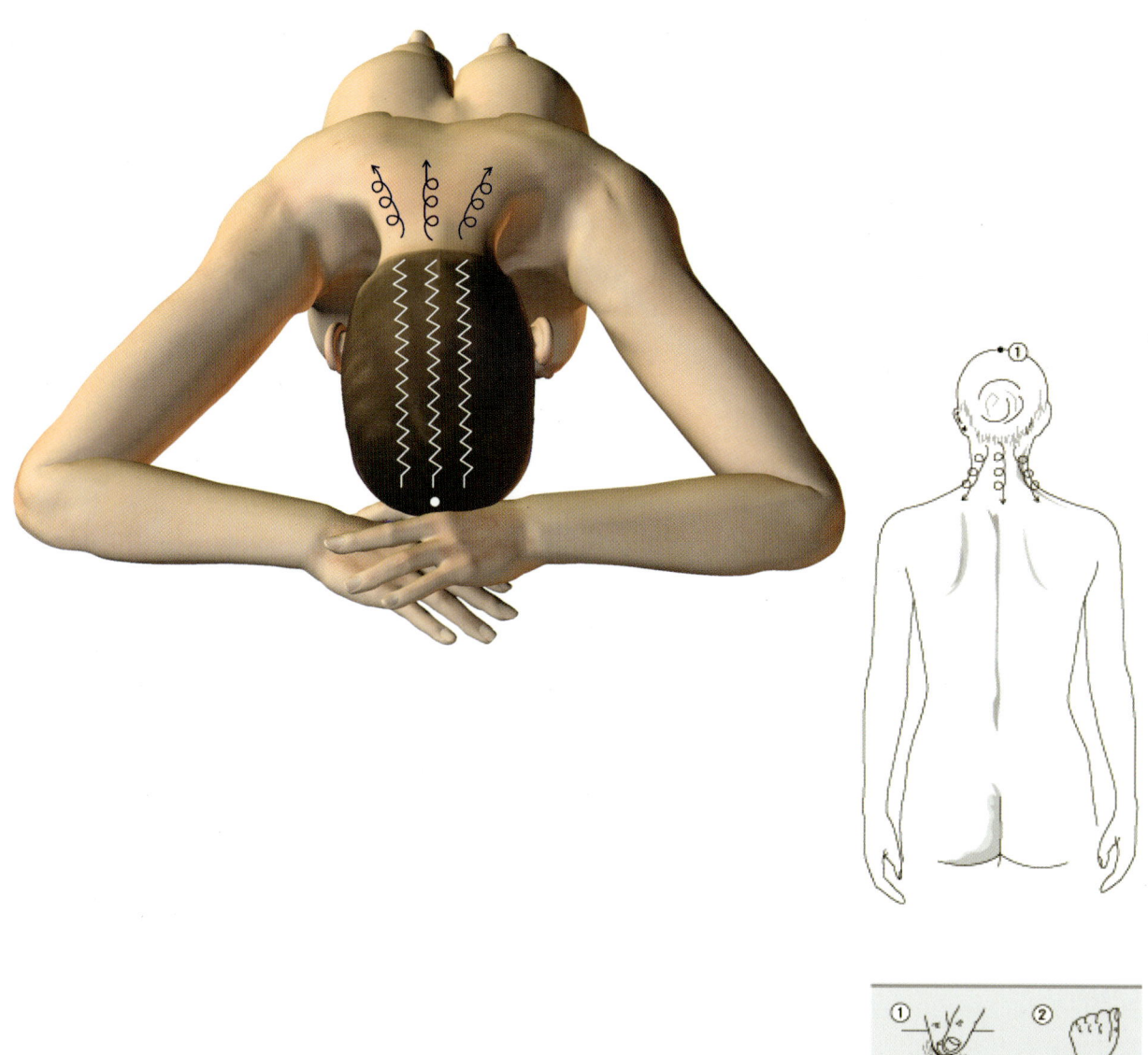

## How to Motion

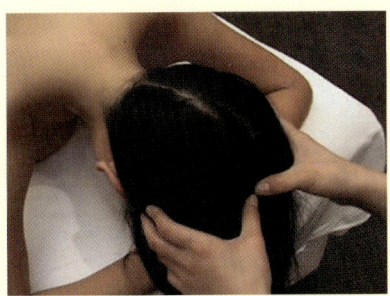
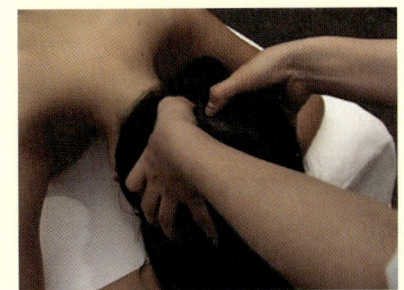
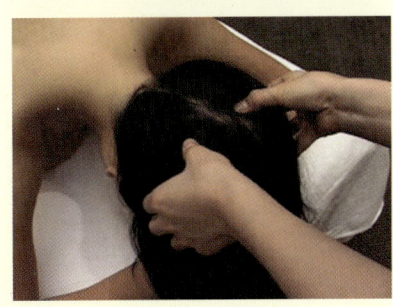

- 양손의 모지복을 백회에 대고 4지를 귀 위쪽으로 하여 머리를 감싸듯이 잡은 다음 모지복을 이용하여 수직압을 한다.
- 모지복을 이용하여 독맥을 따라 백회에서부터 후발제를 향하여 지그재그로 쓸어준다.
- 양손 모지복으로 후발제의 정중앙을 위로 당겨 주듯이 지압한다.
- 방광경을 따라 모지복을 이용하여 후발제까지 지압한다.
- 담경을 따라 모지복을 이용하여 후발제까지 지압한다.
- 양손의 사지복을 이용하여 머리의 측면부위부터 머리 전체를 골고루 지압한다.
- 양손의 사지복을 이용하여 후발제 부위를 잡은 후 위로 당겨 주듯이 지압한다.
- 양손의 모지복을 이용하여 후발제 부위를 안에서 밖을 향해 위로 당겨 주듯이 지압한다.
- 오일을 등 전체부터 시작해 경추부위에 골고루 도포한다.
- 지과부위를 이용하여 경추부위를 위에서 아래를 향해 쓸어내린다.

마사지의 시작이므로 너무 강하게 압하지 않는다.

등관리 **2**단계

## 양어깨 풀어주기

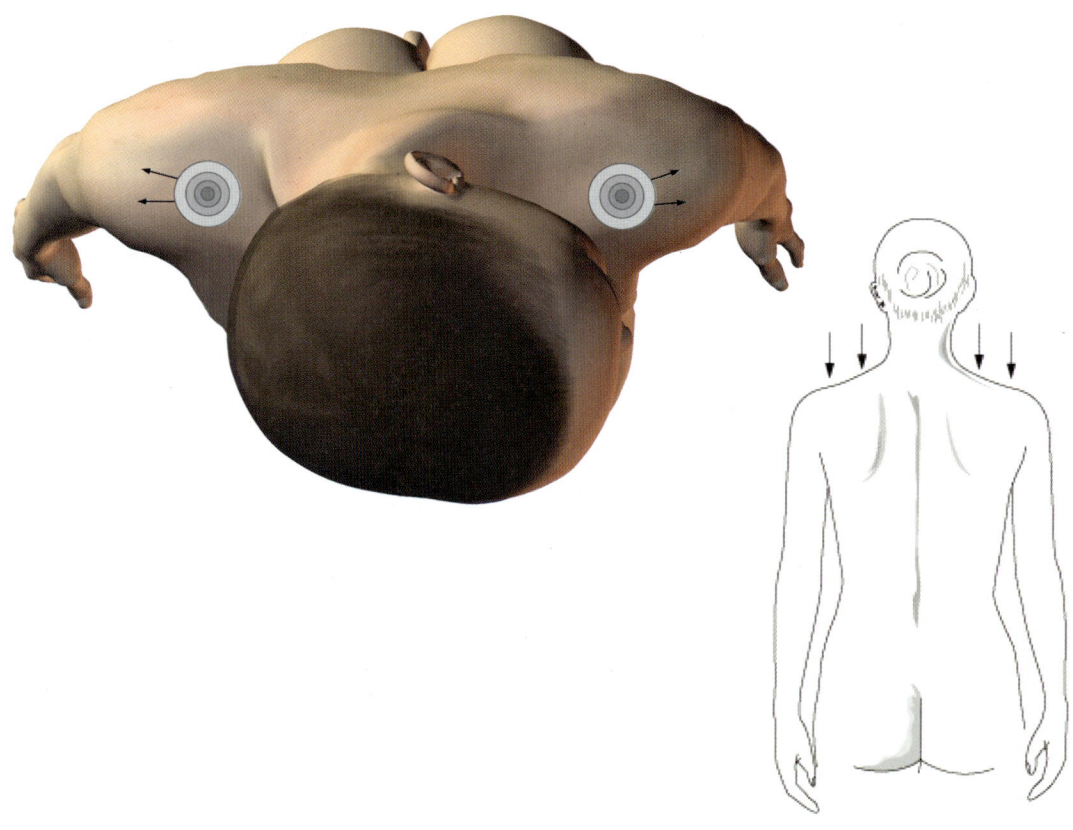

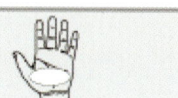

# How to Motion

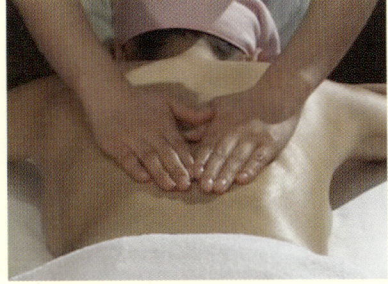
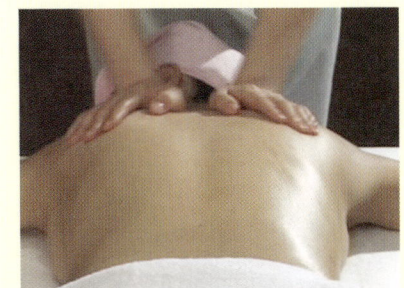
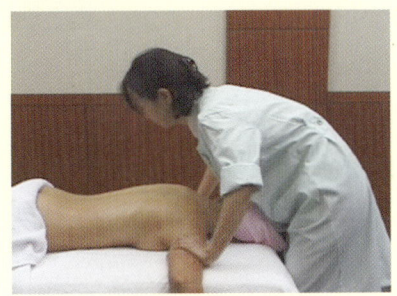

- 양손의 수근부위를 이용하여 양어깨를 번갈아 밀어주면서 양팔을 향해 쓸어내린다. 이 때, 고개를 옆으로 돌리게 한다.
- 시술자의 한 쪽 다리를 뒤로 하고 체중을 실어서 밀어준다.
- 3회 반복한다.

관리 전 긴장감을 줄인다.
관리를 받기 위한 자세를 바로 잡아준다.

## 등관리 3단계 등 전체 쓸어주기

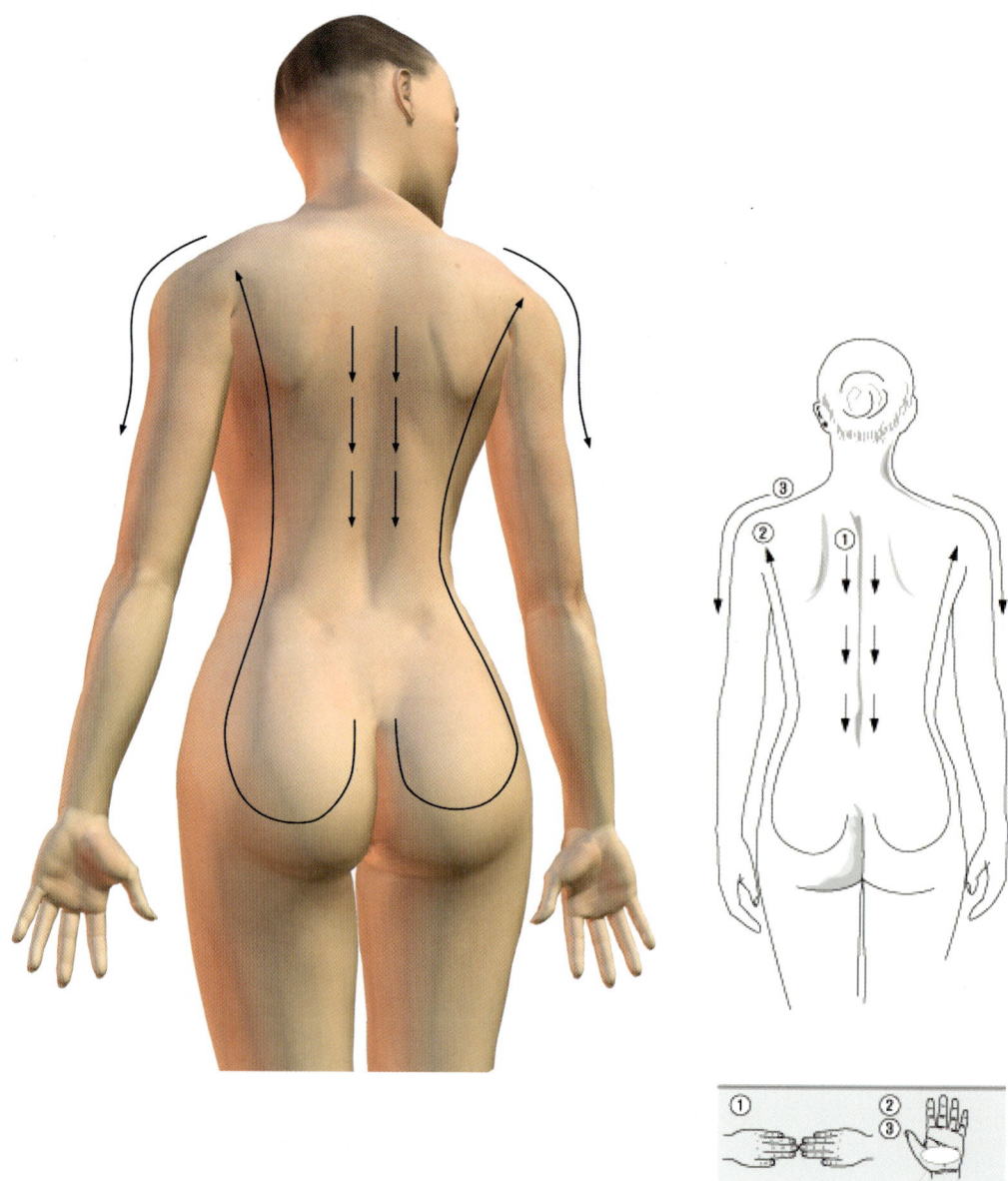

## How to Motion

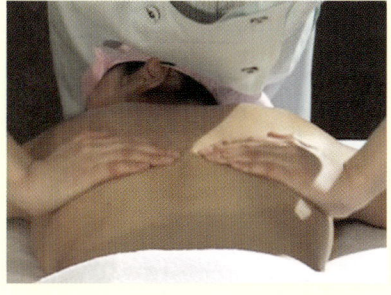
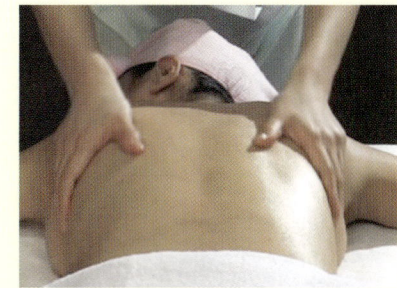
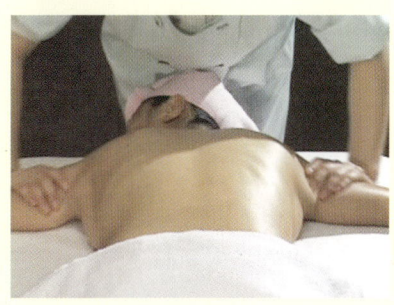

- 수장사지를 이용하여 손끝을 맞닿게 한 다음, 양어깨에서 둔부를 향하여 쓸어내린다.
- 둔부를 감싸듯이 하여 옆구리를 따라 올라온 후 양팔로 쓸어내린다.
- 손바닥 전체를 피부에 밀착하여 쓸어준다.
- 3회 반복한다.

등부위에 분포된 경락의 소통을 원활히 한다.

## 등관리 4단계
# 독맥 쓸어내리고 장강 압하기

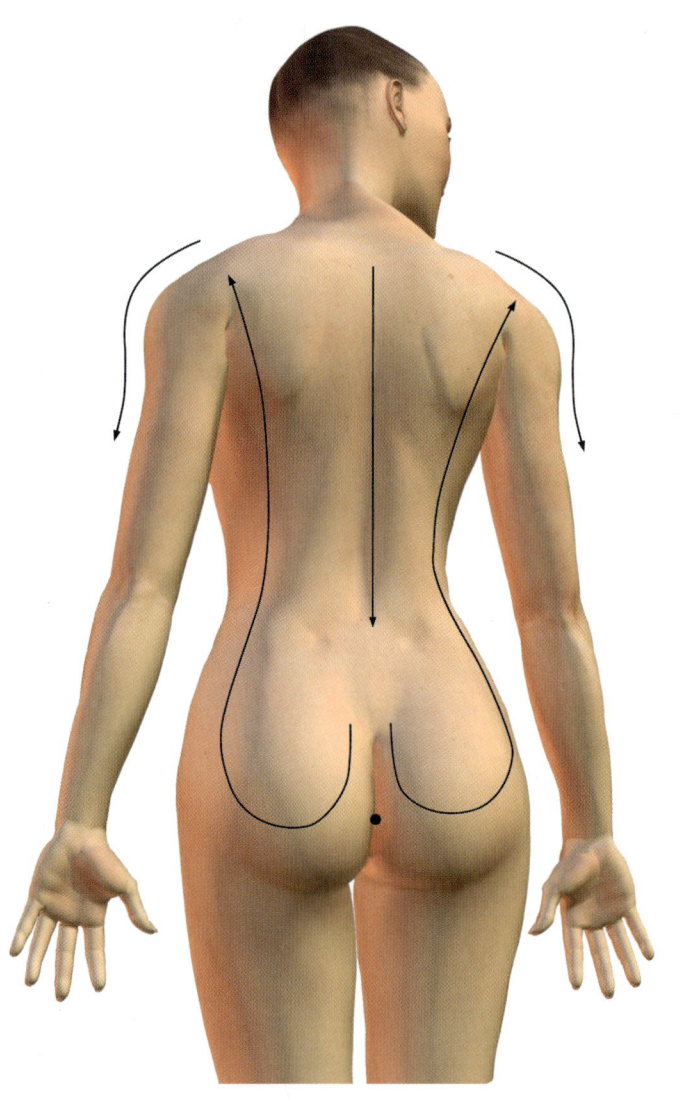
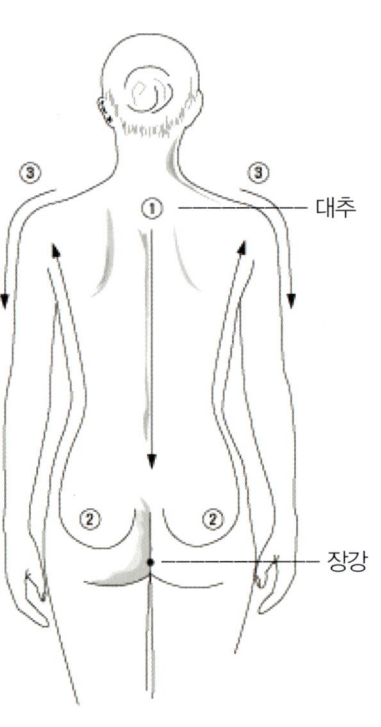
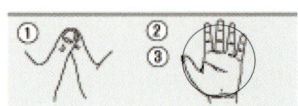

## How to Motion

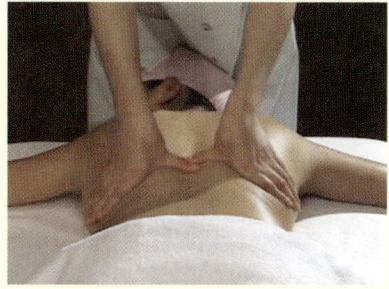
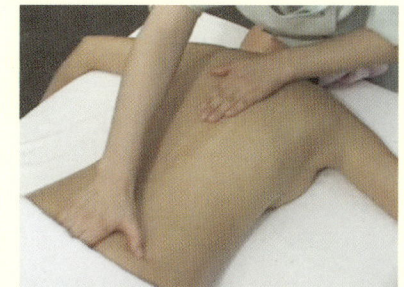
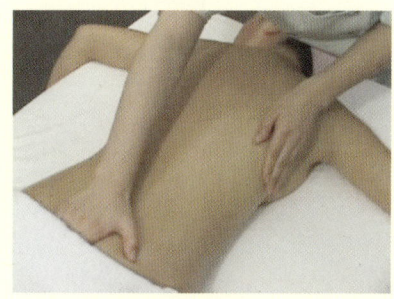

- 대추부위에 양손의 모지복을 엇갈려 대고 독맥을 따라서 흉추 12번 정도까지 쓸어내린다.
- 수장사지를 이용하여 양손을 번갈아가며 독맥부위를 위에서 아래로 천천히 3회 쓸어내린다.
- 독맥을 쓸어내린 후, 한 손의 중지복을 이용하여 장강을 지압한다.
- 장강을 지압함과 동시에 피술자 스스로 항문에 힘을 주도록 한다.(괄약근의 수축)
- 양손으로 둔부를 돌아 옆구리를 따라 올라온 후 양팔로 쓸어내린다.
- 3회 반복한다.

괄약근의 늘어짐을 방지한다.

## 등관리 5단계
# 독맥 지그재그로 쓸어주고 장강 압하기

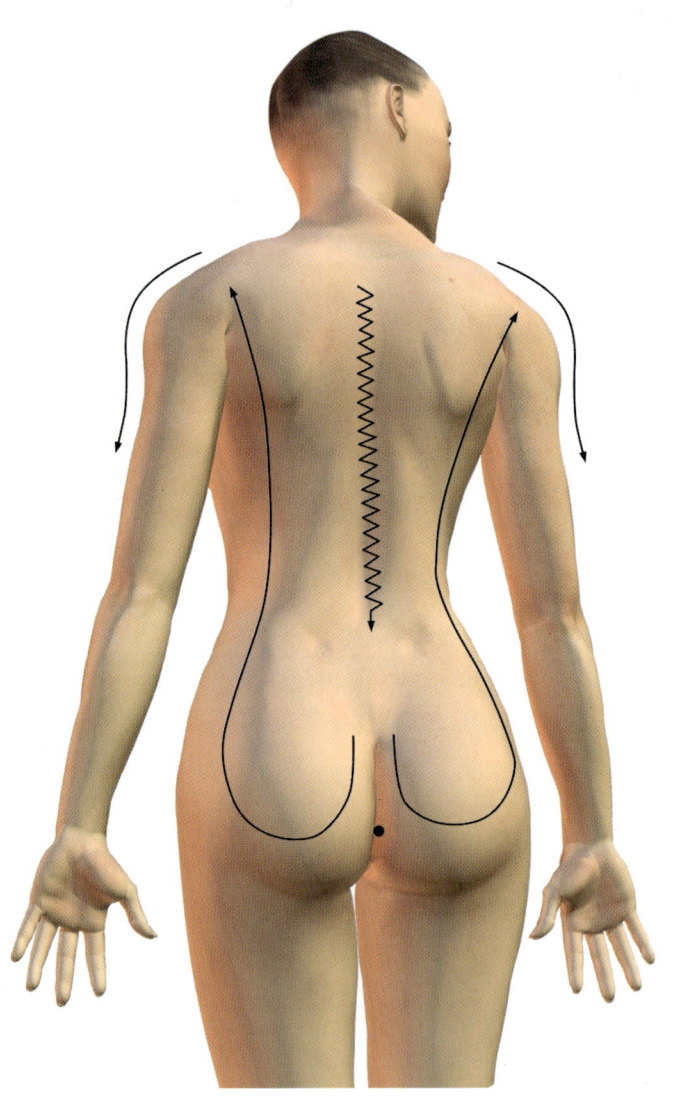
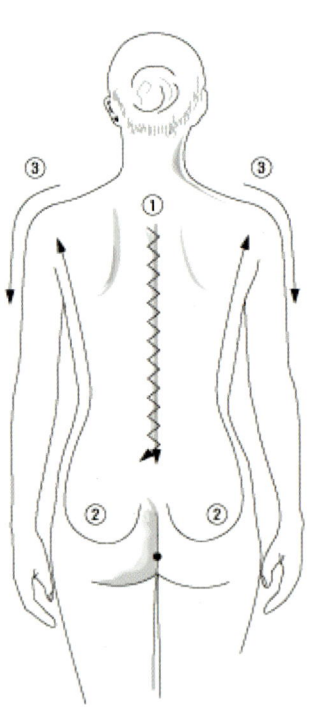

## How to Motion

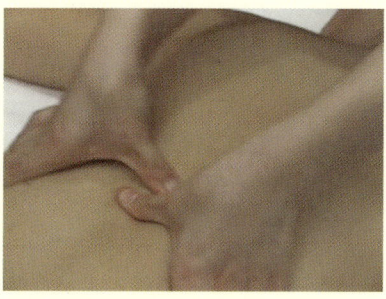 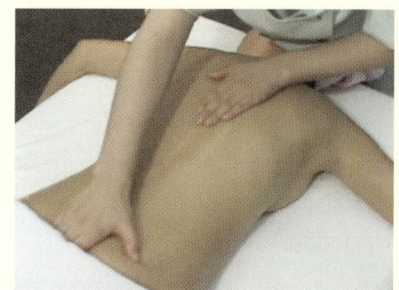

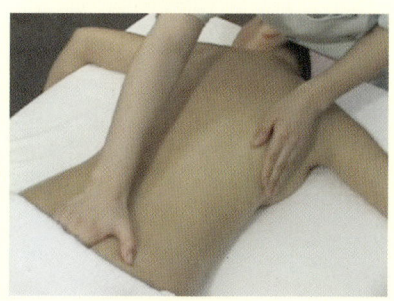

- 대추부위 아래에서부터 양손의 모지복을 이용하여 독맥을 따라 흉추 12번 정도까지 지그재그로 쓸어준다.
- 수장사지를 이용하여 양손을 번갈아가며 독맥부위를 위에서 아래로 천천히 3회 쓸어내린다.
- 독맥을 쓸어내린 후, 한 손의 중지복을 이용하여 장강을 지압한다.
- 장강을 지압함과 동시에 피술자 스스로 항문에 힘을 주도록 한다.
  (괄약근의 수축)
- 양손으로 둔부를 돌아 옆구리를 따라 올라온 후 양팔로 쓸어내린다.
- 3회 반복한다.

괄약근의 늘어짐을 방지한다.
척추 주변의 경직을 방지한다.

등관리 **6**단계

## 방광1선 쓸어주고 회양 압하기

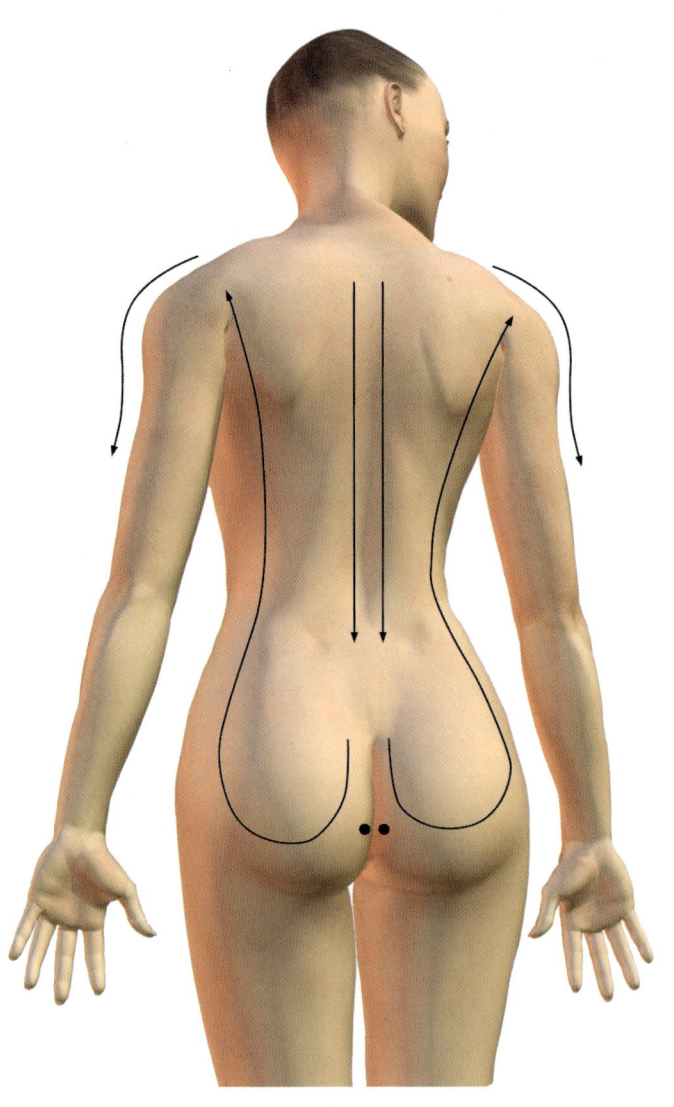
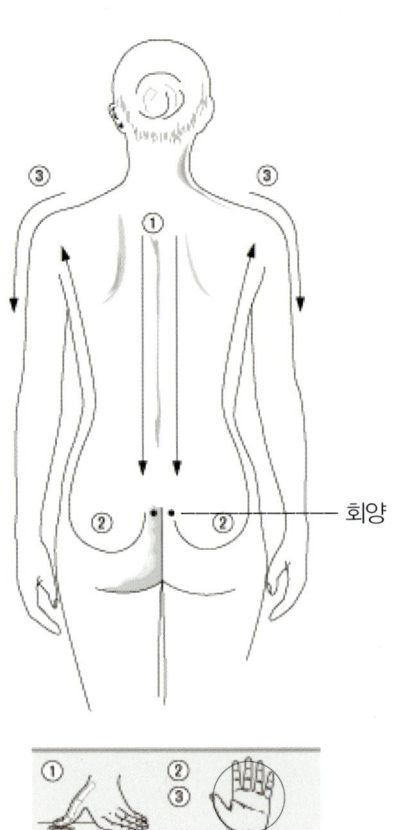

회양

## How to Motion

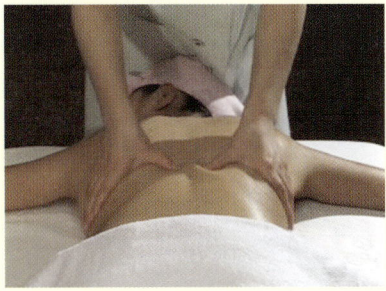
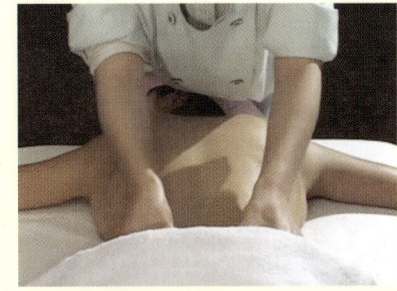
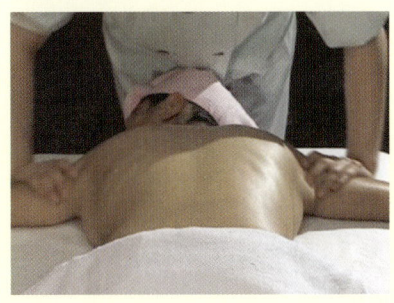

- 양손의 모지복을 이용하여 방광1선을 따라 회양까지 쓸어내린 후 회양을 압한다.
- 양손으로 둔부를 돌아 옆구리를 따라 올라온 후 양팔로 쓸어내린다.
- 3회 반복한다.

양의 기운을 쓸어내림으로써 얼굴이 붉어짐을 방지한다.
신체의 균형을 바르게 한다.

등관리 **7**단계

# 방광1선에서 옆구리로 쓸어내리기

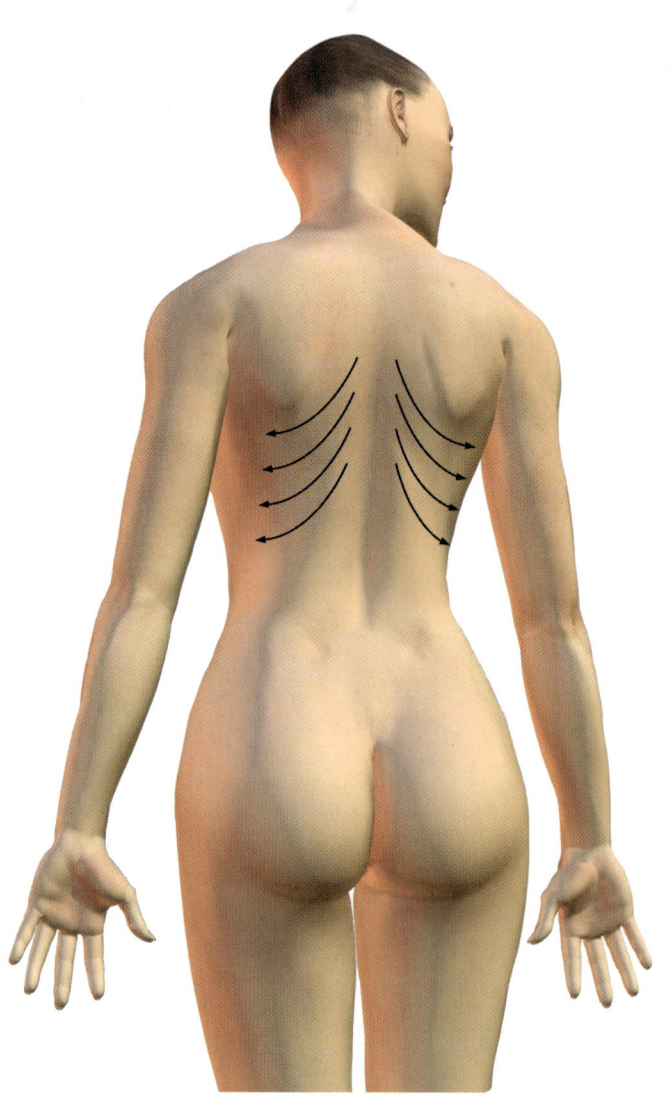

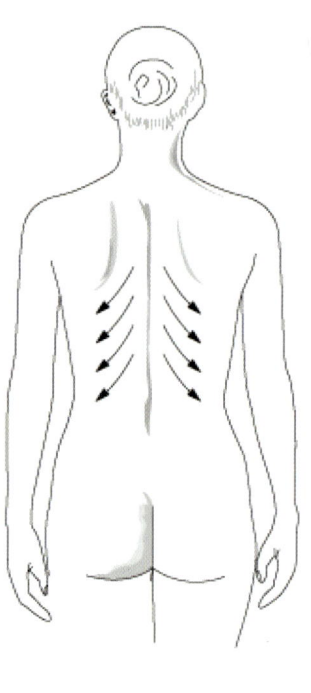

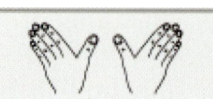

## How to Motion

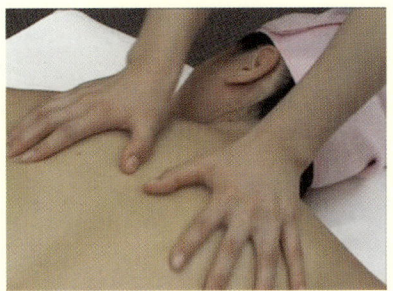
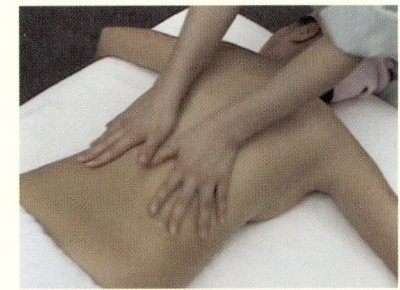
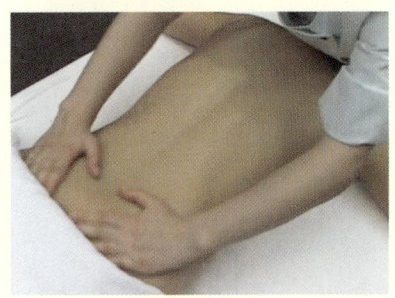

- 양손가락을 벌린 후 사지복을 이용하여 사선으로 쓸어내린다.
- 늑골 사이사이를 쓸어준다.
- 늑골을 쓸어준 후 양손으로 둔부를 돌아 옆구리를 따라 올라온 후 양팔로 쓸어내린다.
- 3회 반복한다.

늑골 사이의 경결을 방지한다.

등의 군살을 제거한다.

등관리 **8**단계

# 견갑골 쓸어주고 시술자 위치 이동하기

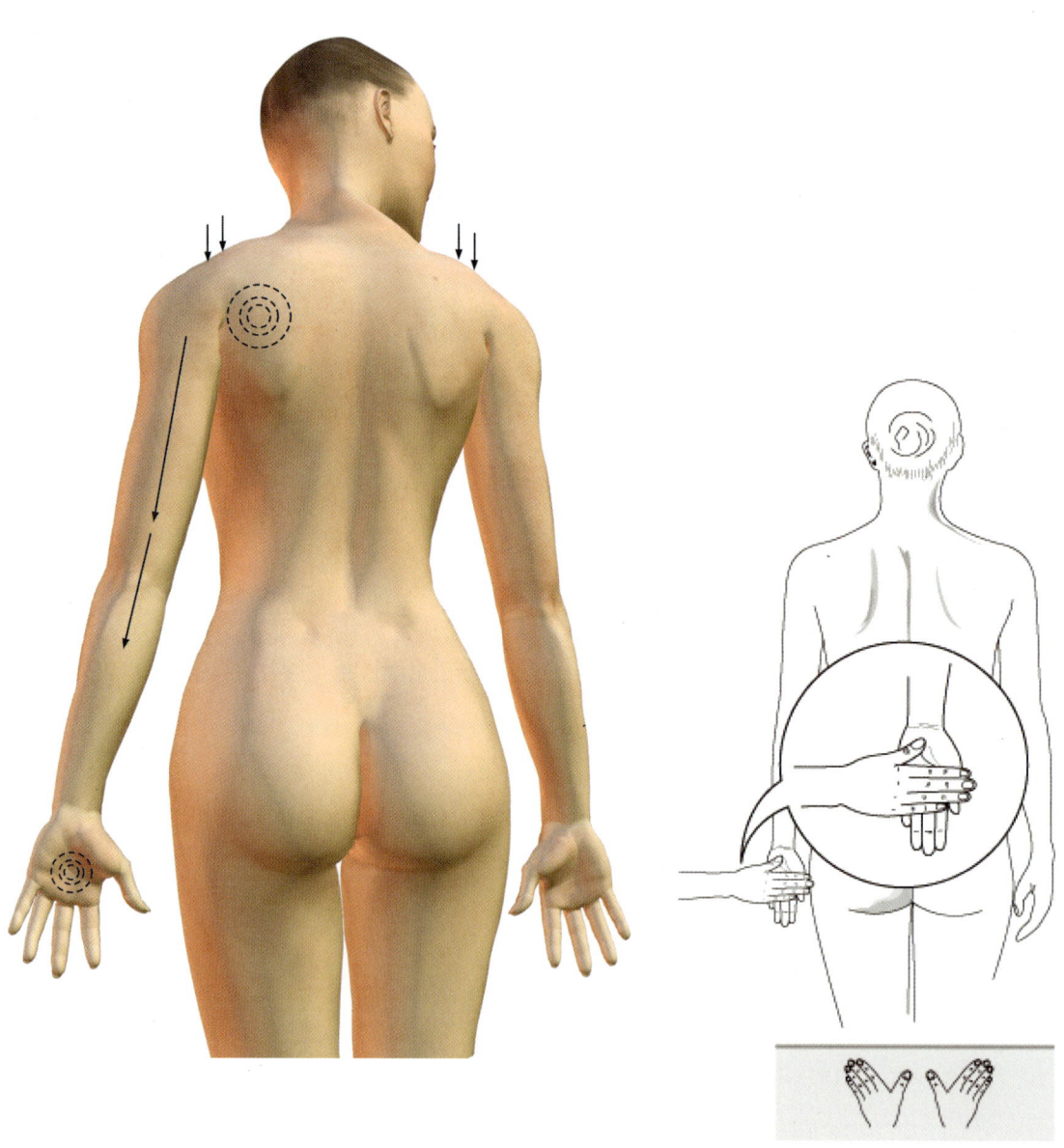

## How to Motion

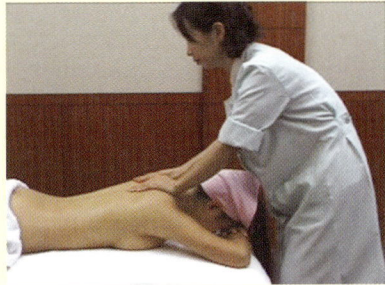
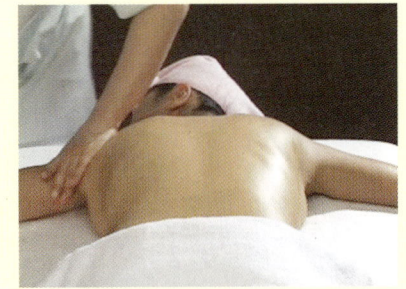
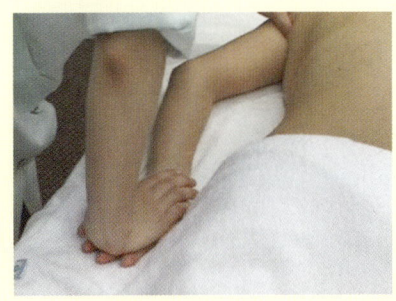

- 양손의 수근부위를 이용하여 양어깨를 번갈아 밀어 준다.
- 양손으로 피술자의 한쪽 견갑부위를 번갈아 쓸어주고 팔을 따라 쓸어내리면서 자리를 이동한다.
- 손바닥까지 이동한 후 한 손의 수장사지로 피술자의 손바닥을 장압하고, 다른 한 손은 견갑부위에 대어 다음 동작을 준비한다.
- 위치 이동 후에는 피술자의 머리를 향하여 선다.
- 1회만 한다.

세밀한 관리를 위하여 위치를 변경한다.

등관리 **9**단계

## 견갑부 훑어주기

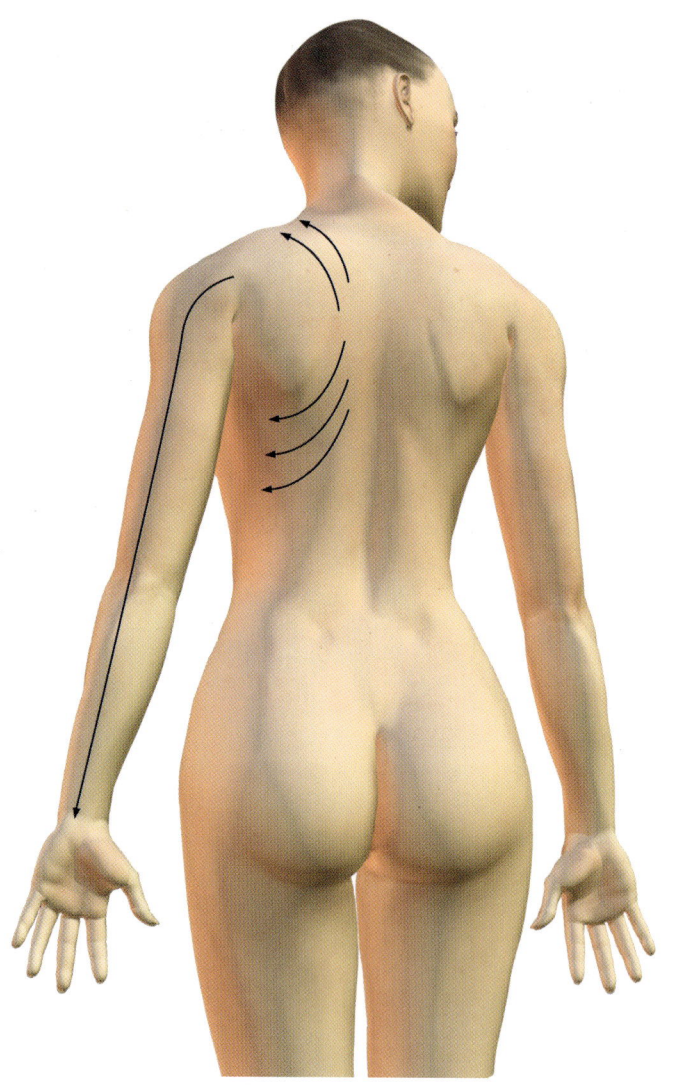
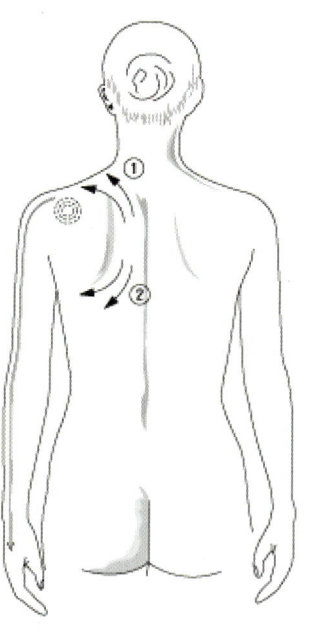
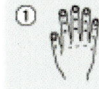
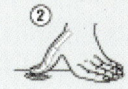

## How to Motion

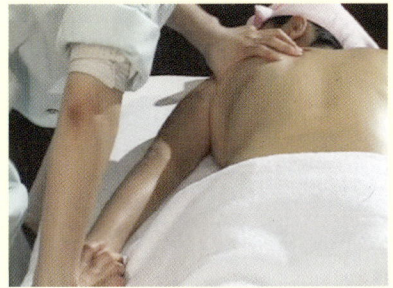 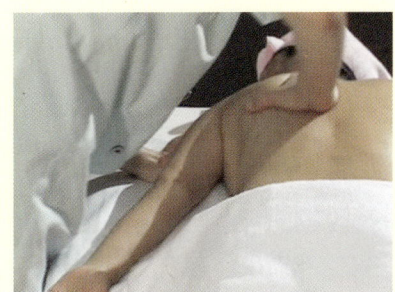

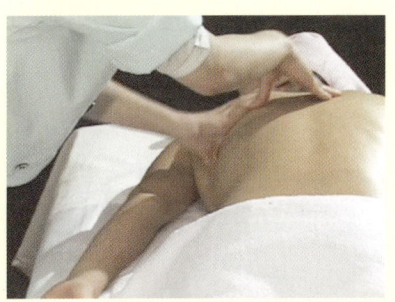

- 사지복을 이용하여 견갑골 상단을 6회 쓸어준 후 삼지복을 이용하여 중부 부위를 들어준다.(피술자의 왼편에 있는 경우에는 오른손으로 손바닥을 장압하고 왼손으로 견갑부위를 풀어준다)
- (피술자의 왼편에 있는 경우) 왼손으로 중부 부위를 들어 준 후, 손바닥을 장압하고 있던 오른손을 이용하여 견갑골을 어깨로 향하여 6회 쓸어 올린다.
- 양손의 모지복을 이용하여 견갑골의 중간부터 하단을 향하여 번갈아 쓸어내린다.
- 양손의 수장사지로 견갑부에서 손바닥까지 쓸어내린다.
- 3회 반복한다.

어깨의 긴장감을 완화한다.
군살을 제거한다.

등관리 **10**단계

# 견갑부 장압하기

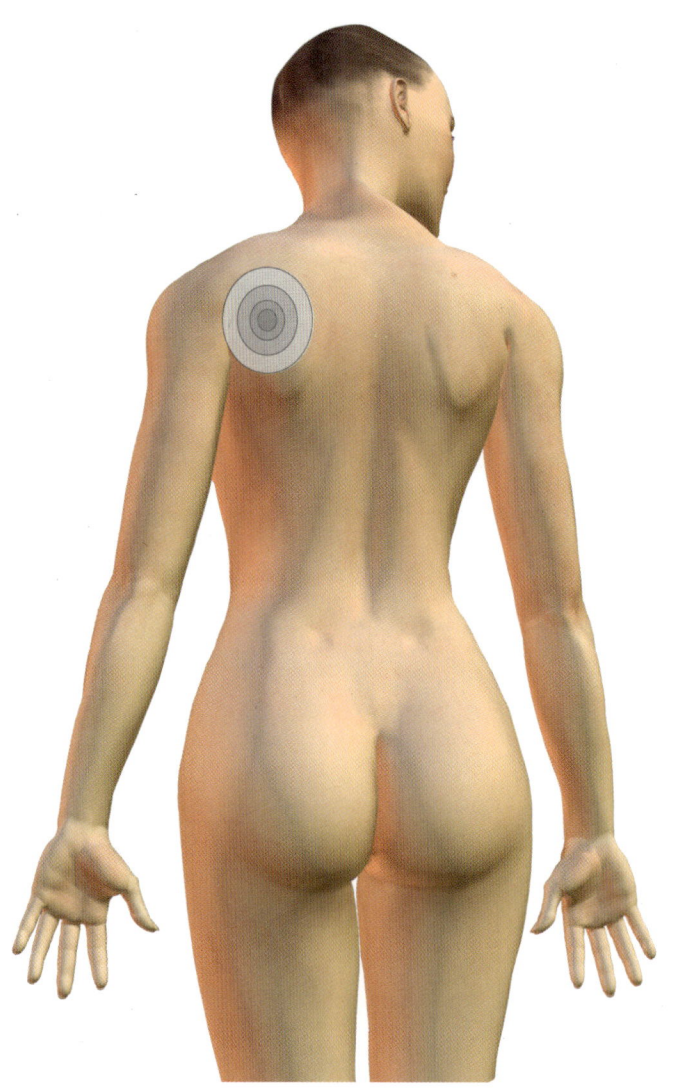
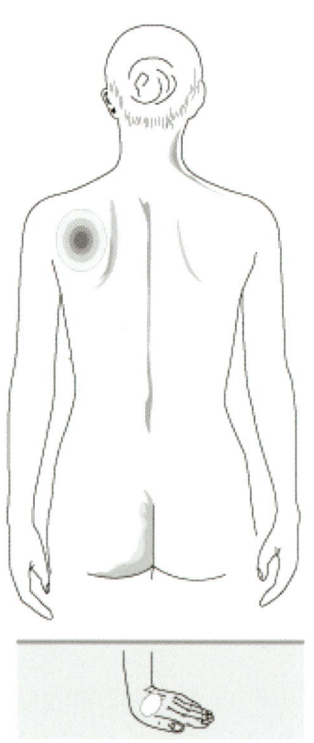

## How to Motion

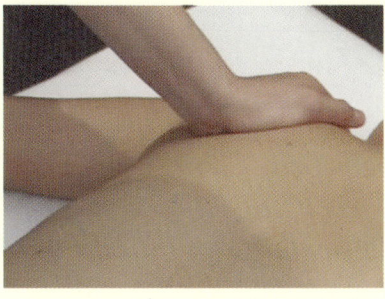
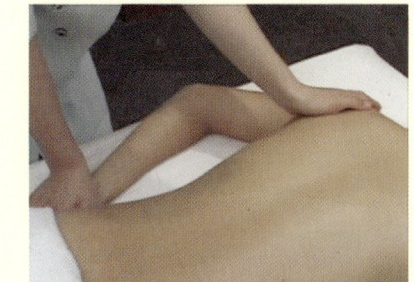
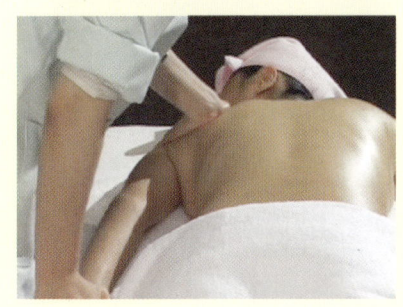

- (피술자의 왼편에 있는 경우) 오른손으로 피술자의 왼손을 장압하고, 왼손의 수근부위를 이용하여 견갑부의 천종 부위를 장압한다.
- 장압할 때에는 수직압으로 누르지 않고 3회에 걸쳐서 비스듬히 지압한다.
- 2회만 반복한다.

어깨의 긴장감을 완화한다.
어깨선을 아름답게 한다.

등관리 **11**단계 **소장경락 쓸어주기**

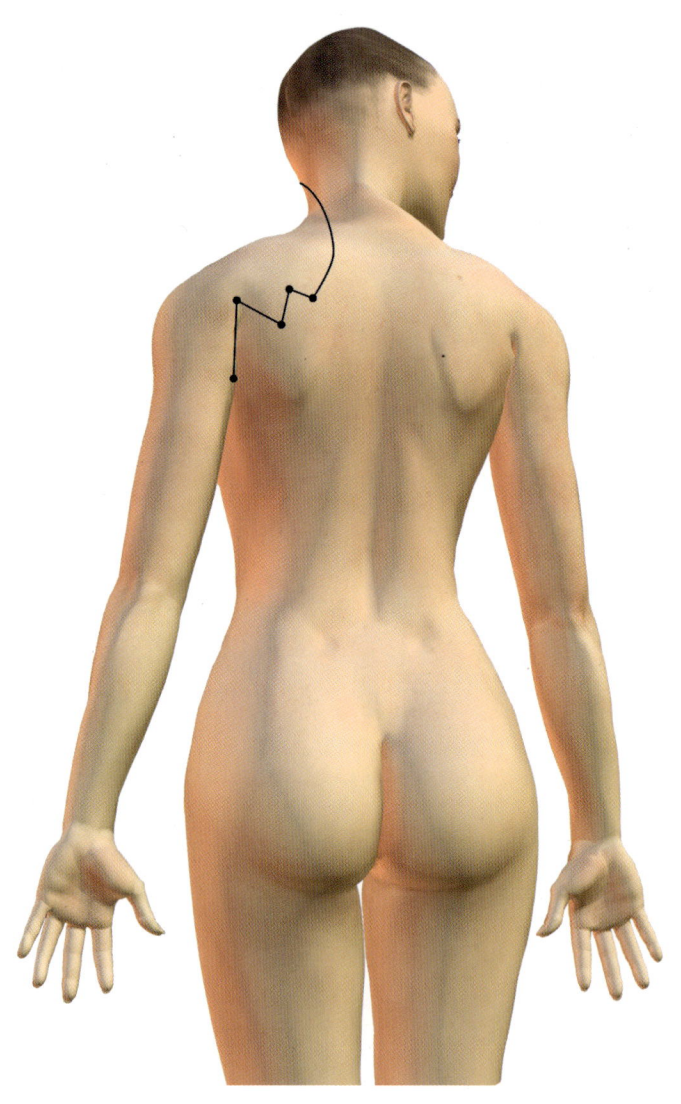

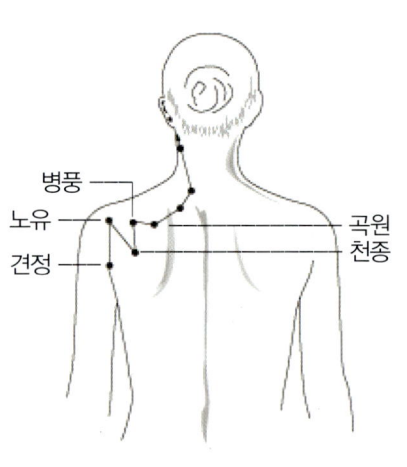

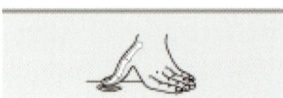

# How to Motion

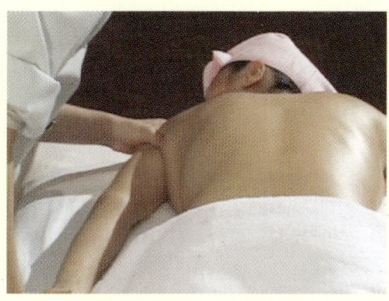
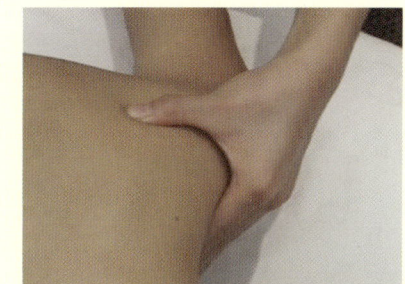
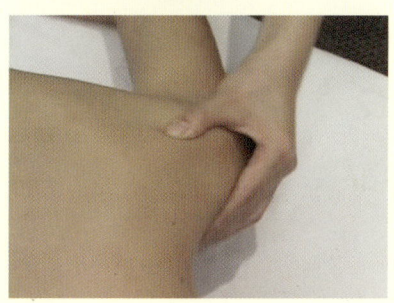

- (피술자의 왼편에 있는 경우) 왼손으로 소장경락의 견정, 노유, 천종, 병풍, 곡원을 지압하면서 이동한 후 호구부위를 이용하여 목을 따라 쓸어 올린다.
- 이 때에 압은 너무 강하게 하지 않는다.
- 다른 손으로는 손바닥을 장압한다.
- 3회 반복한다.

소장경의 소통을 원활히 한다.
어깨의 군살을 제거한다.

등관리 **12**단계

## 견갑부위 3등분하여 팔 꺾어주기

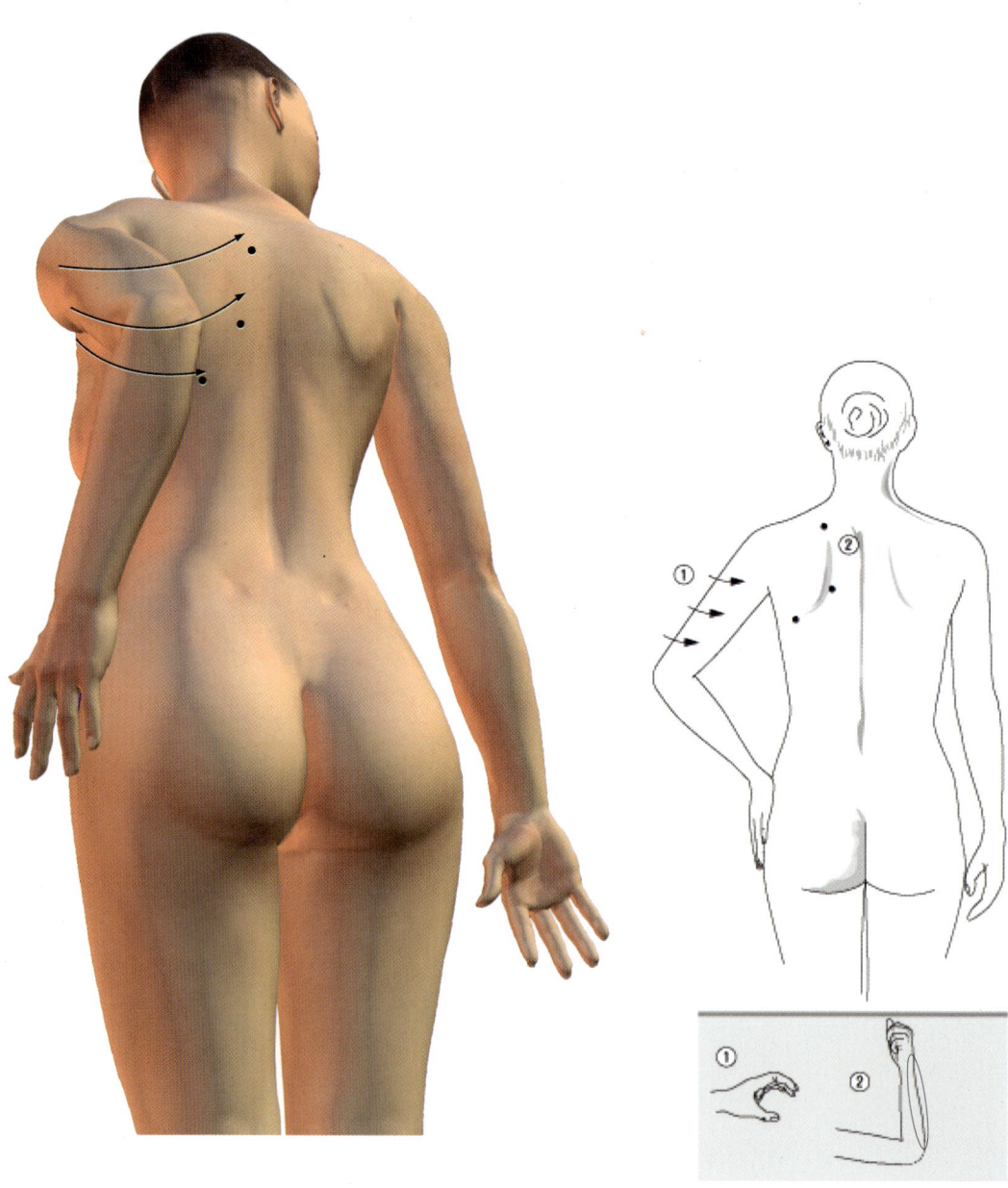

68

# How to Motion

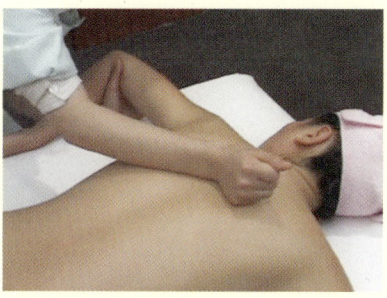
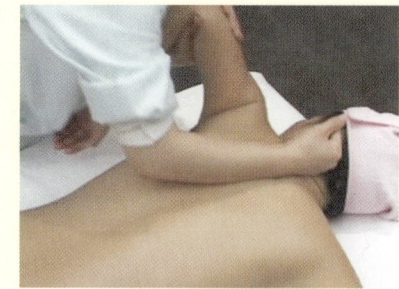
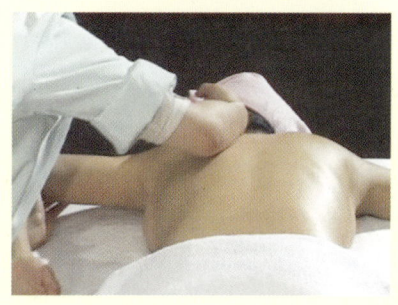

- 견갑골을 하단에서부터 3등분한다.
- (피술자의 왼편에 있는 경우) 하단에서부터 오른쪽 척부를 이용하여 견갑 하단에 댄 후 왼손의 호구부위를 이용해 주관절부위를 잡아준 후 팔을 꺾어준다.
- 견갑골 하단을 향하여 한 번 꺾어주고, 척부를 2/3 정도 이동한 후 또 다시 꺾어주고, 마지막으로 상부로 이동하여 꺾어준다.
- 팔을 꺾어주고 난 후 펴 줄 때에는 완전히 팔을 내린 후 다시 들어서 꺾는다.
- 3회 반복한다.

견갑부의 경직을 방지한다.
견갑골 사이의 군살을 제거한다.

## 등관리 13단계
# 방광1선을 지과부위로 굴려주기

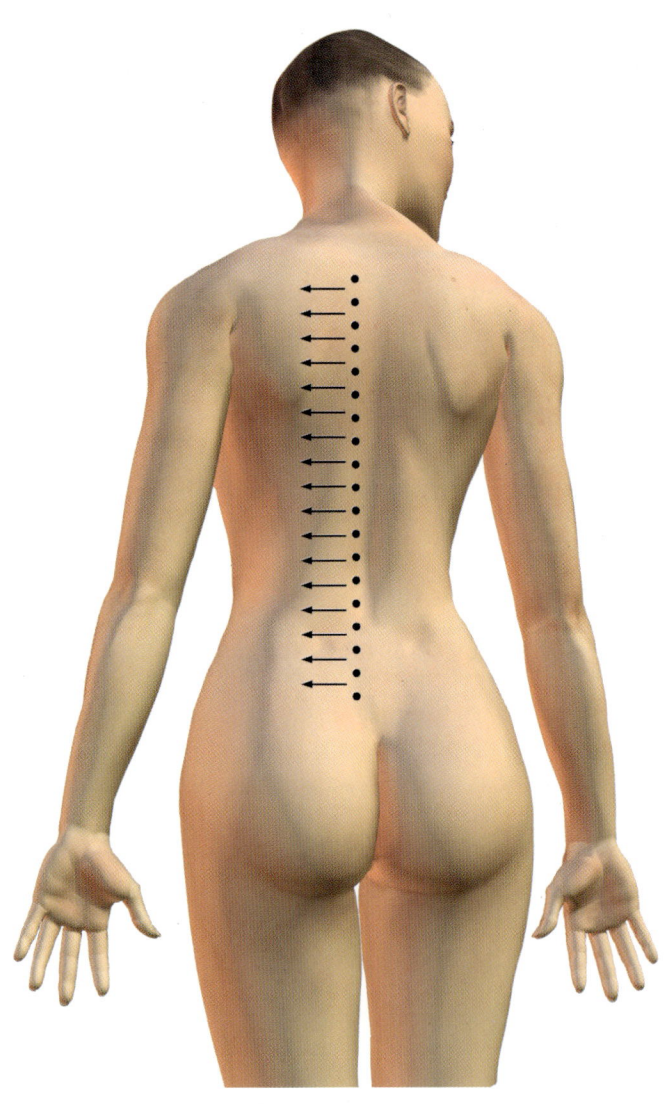
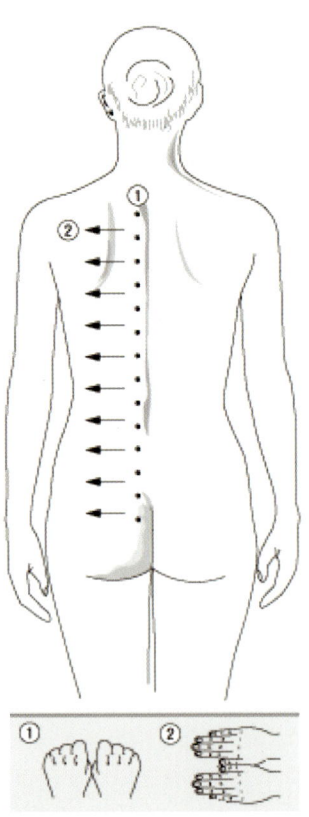

## How to Motion

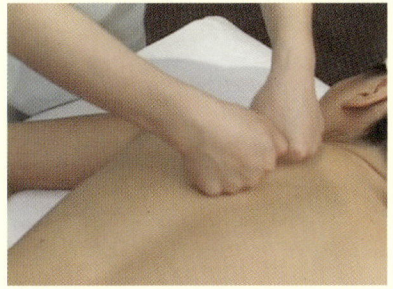
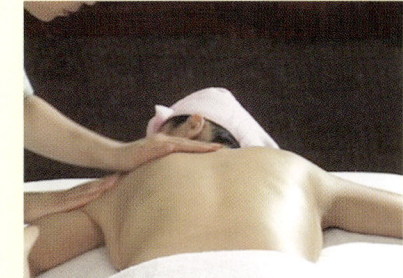
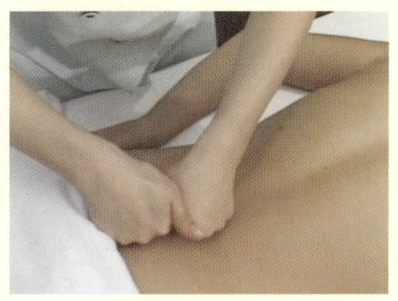

- 피술자 옆구리를 향하여 선다.
- 양손의 지과부위를 이용하여 방광1선에 대고 굴려주면서 압을 한다.
- 3회 굴려준 후, 수장사지를 이용하여 번갈아가며 옆구리를 3회 쓸어내린다.
- 척주 상단에서 둔부까지 등 전체를 대략 5등분하여 진행한다.
- 전체를 3회 반복한다.

배수혈의 경결을 방지한다.
등의 라인을 아름답게 한다.

등관리 **14**단계

# 방광1선 비벼주기

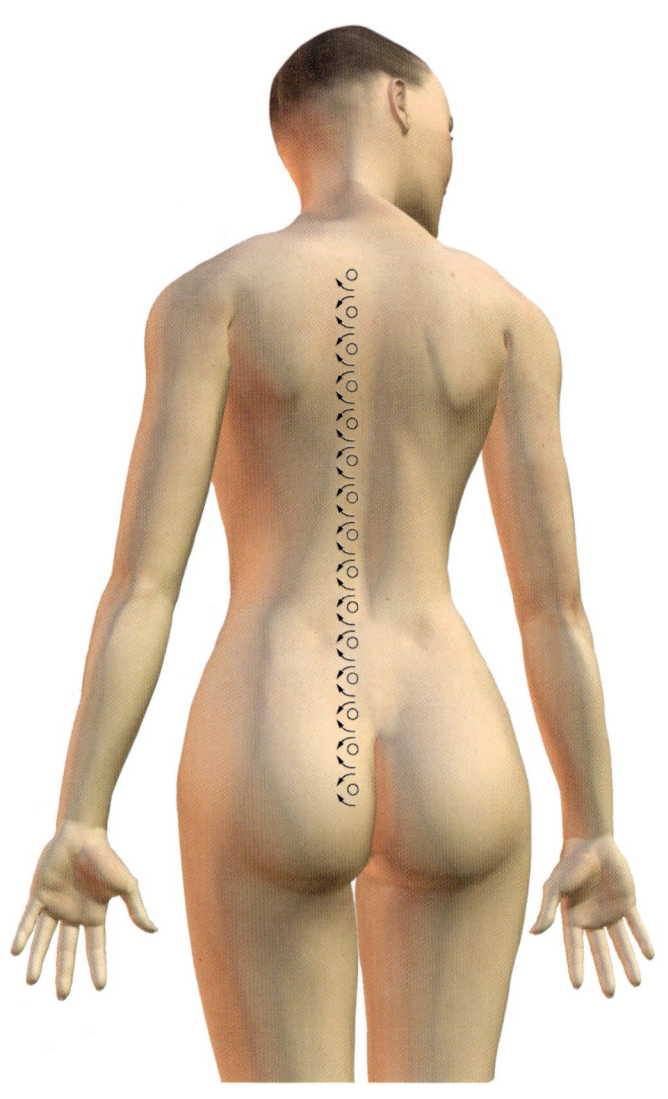
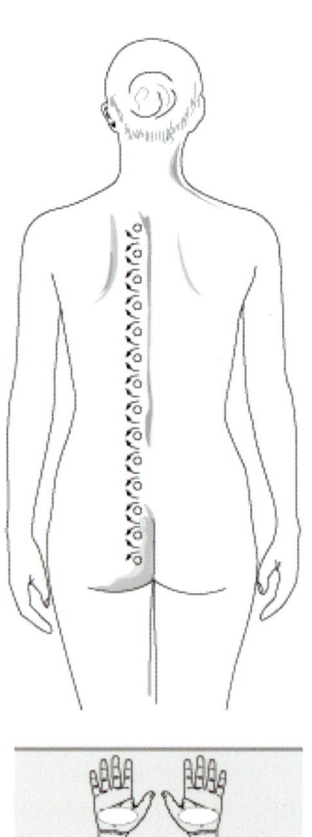

## How to Motion

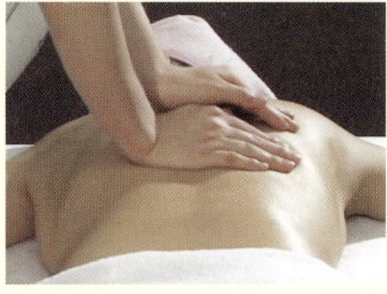
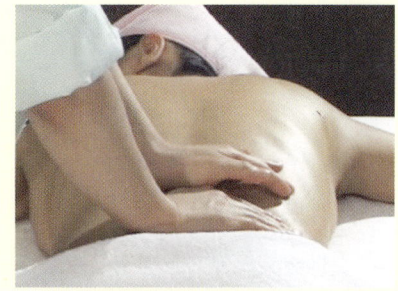
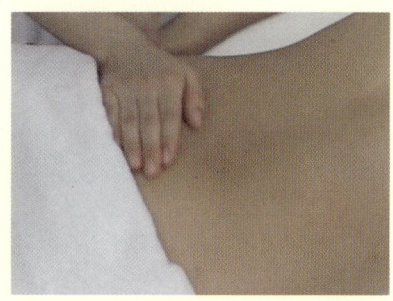

- 양손의 수근부위를 이용하여 척주 상단에서 둔부까지 번갈아 가면서 방광1선을 비벼준다.
- 둔부까지 내려 온 후에는 수장사지를 이용하여 번갈아가며 옆부분을 쓸어내린다.
- 체중을 실어서 약간 무게감 있게 한다.
- 3회 반복한다.

배수혈의 경결을 방지한다.
등의 라인을 아름답게 한다.

# 등관리 15단계

## 양손으로 방광1선 압하기

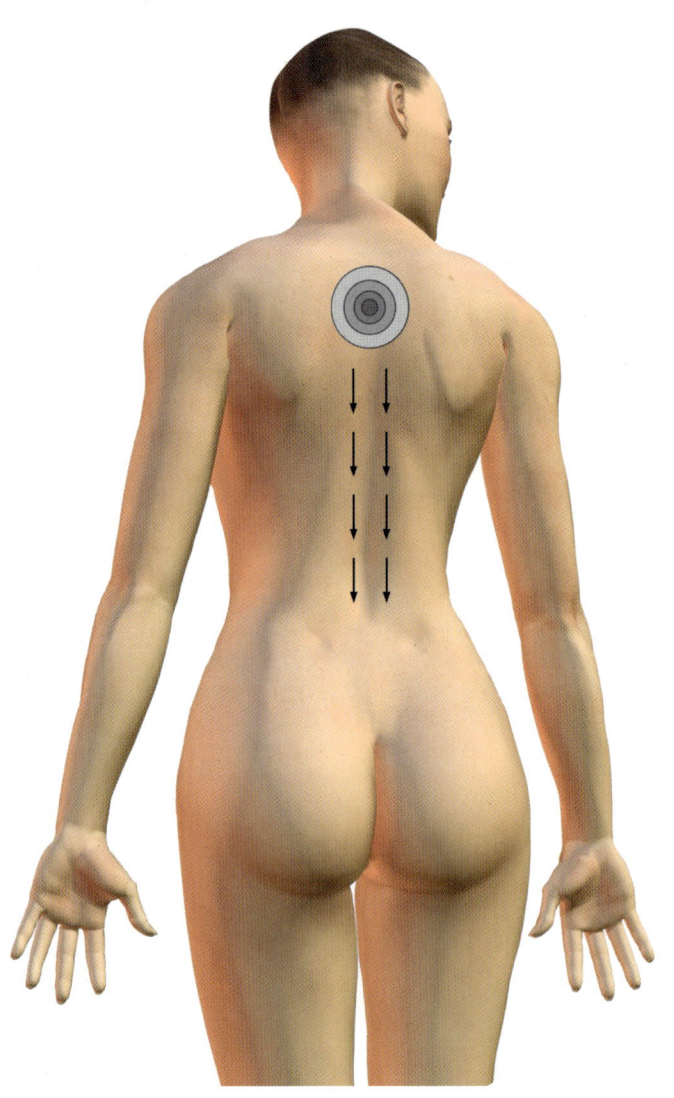
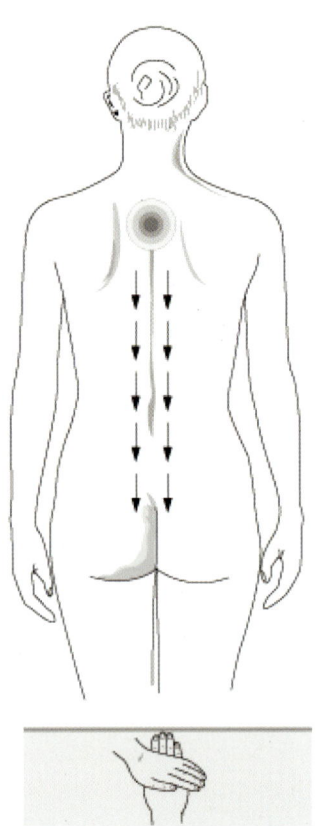

## How to Motion

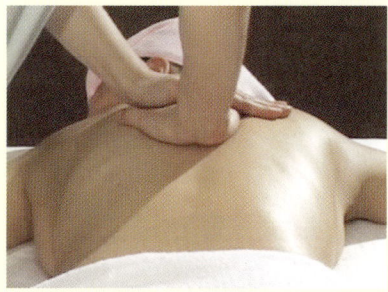
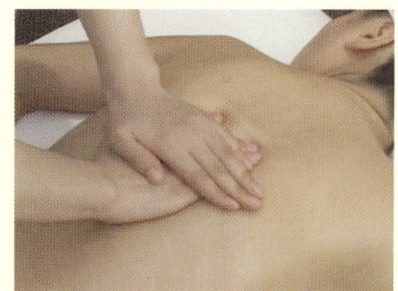
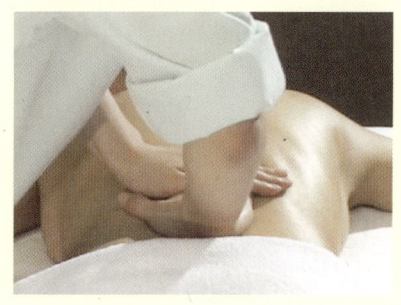

- (피술자의 왼편에 있는 경우) 오른손의 2, 3지를 벌려 척주를 감싸 듯 누르고, 다른 손으로 그 위를 +자 모양으로 포개어 얹는다.
- 아래에 있는 손은 등의 위, 아래로 비벼주며, 동시에 위에 얹어진 손은 수직으로 압한다.
- 척주의 상부에서 시작하여 대략 흉추 12번까지 5등분하여 압한다.
- 3회 반복한다.

척추의 휘어짐을 방지한다.
등의 라인을 아름답게 한다.

등관리 **16**단계

## 주첨으로 방광1선 쓸어주기

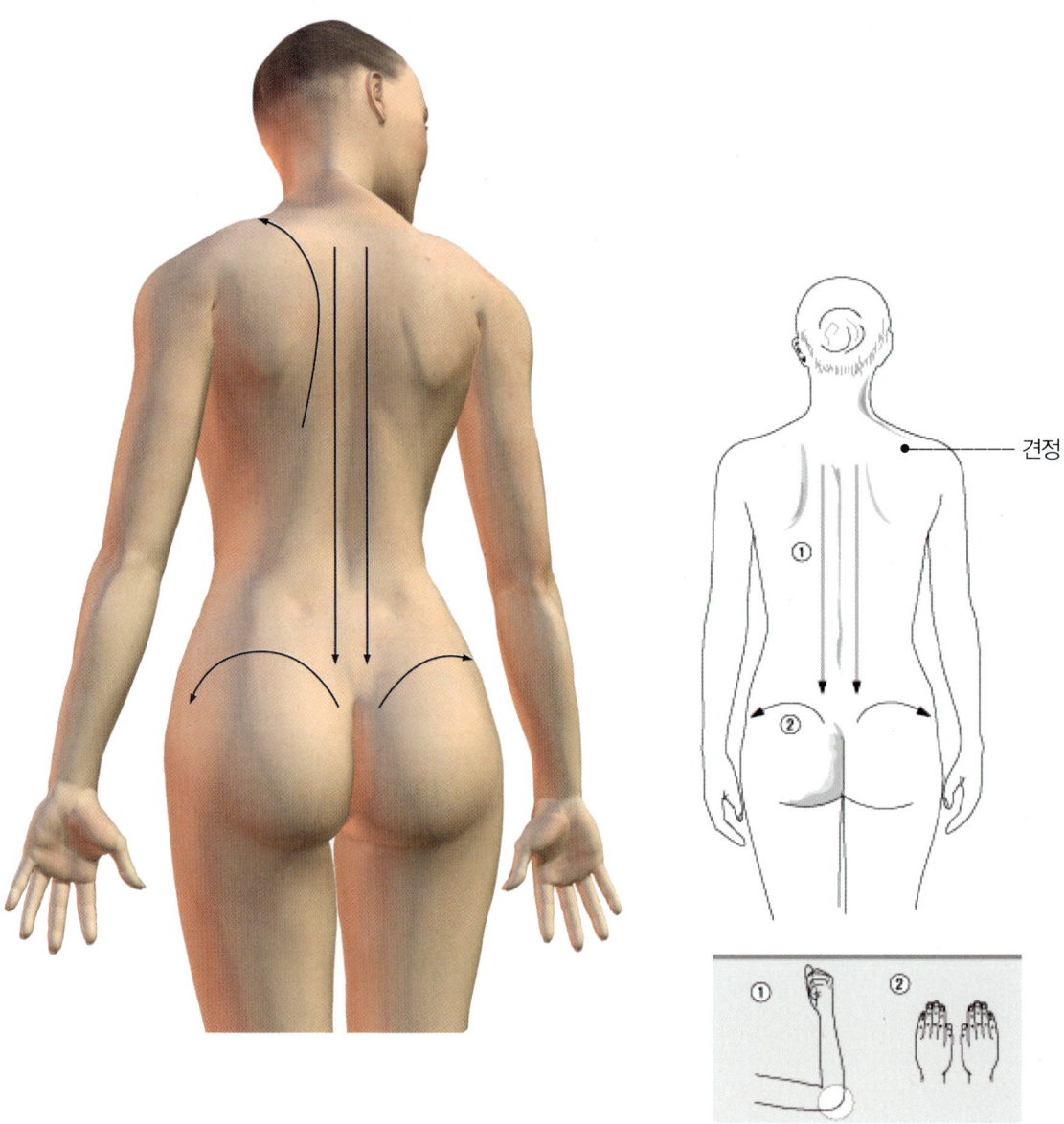

견정

## How to Motion

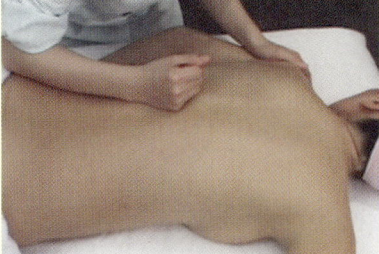
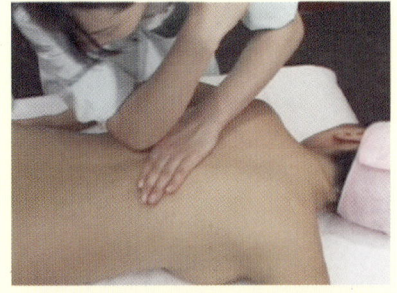
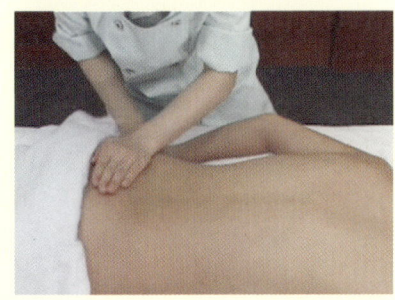

- (피술자의 왼편에 있는 경우) 오른손의 척부를 이용하여 방광1선을 역방향(아래에서 견정까지) 3회 쓸어 올린 다음, 척주 상단에서 팔을 세운다.
- 오른팔을 세웠다면, 그 하단을 왼손의 호구부위로 고정하여 둔부를 향해 밀어 내려준다.
- 둔부까지 내린 후 수장사지를 이용하여 옆부분을 번갈아가며 쓸어내린다.
- 3회 반복한다.

배수혈의 경결을 방지한다.
등의 라인을 아름답게 한다.

## 등관리 17단계

# 척부로 쓸어주기

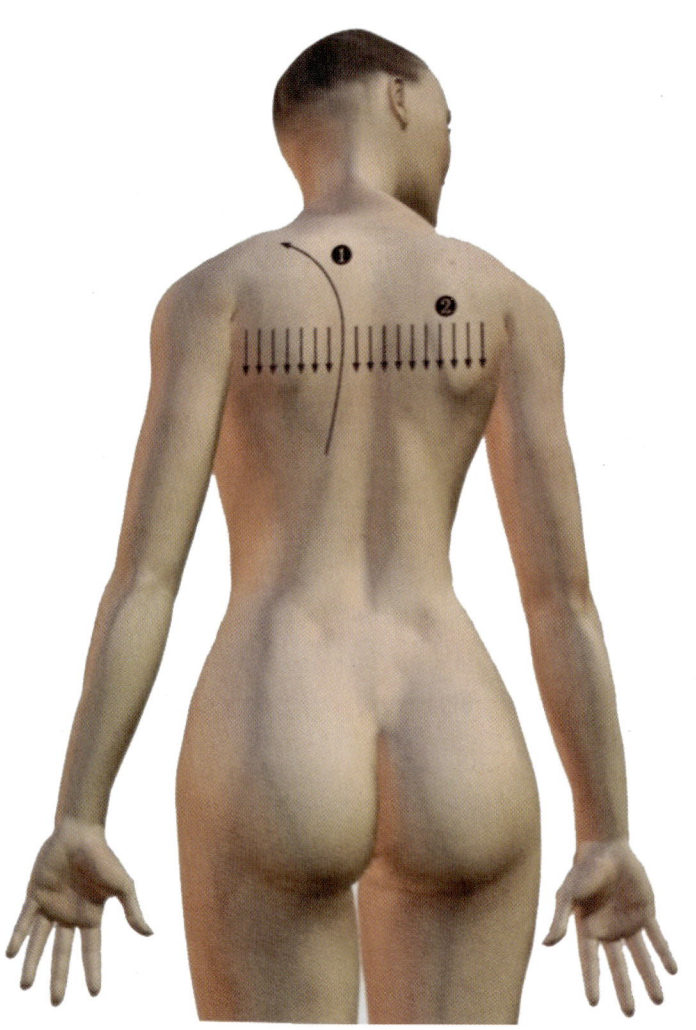
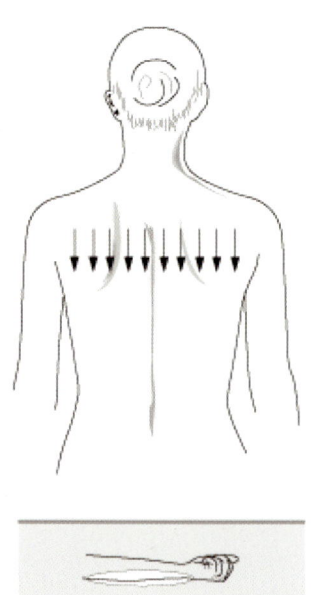

## How to Motion

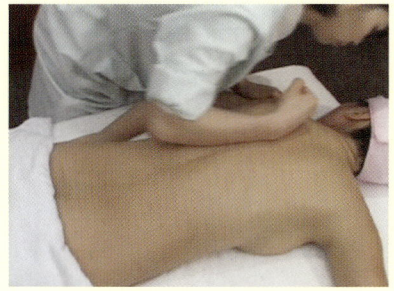
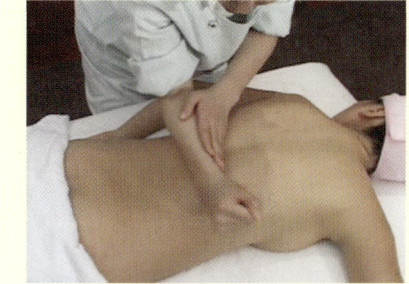
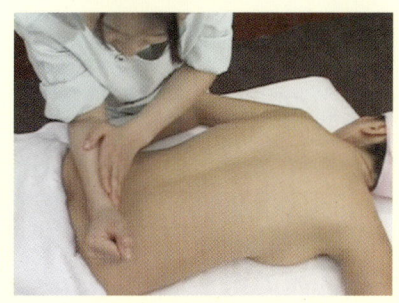

- (피술자의 왼편에 있는 경우) 오른손의 척부를 이용하여 방광1선을 역방향(아래에서 견정까지) 3회 쓸어 올린 다음, 척주상단에서 팔을 눕힌다.
- 오른손의 척부를 피술자 등의 상단에 걸쳐 대고 왼손으로 오른손의 팔을 잡는다.
- 등을 3등분으로 나누어 쓸어내린다.
- 전체 3회를 반복하되 처음에는 3회 쓸어올리고 등을 3등분하여 척부로 쓸어내리고, 두 번째는 2회 쓸어올리고 등을 2등분하여 척부로 쓸어내리며, 마지막에는 1회 쓸어올리고 등을 한번에 쓸어내린다.

등 전체의 긴장감을 푼다.
등의 곡선을 아름답게 한다.

## 등관리 18단계

# 척부로 늘려주기

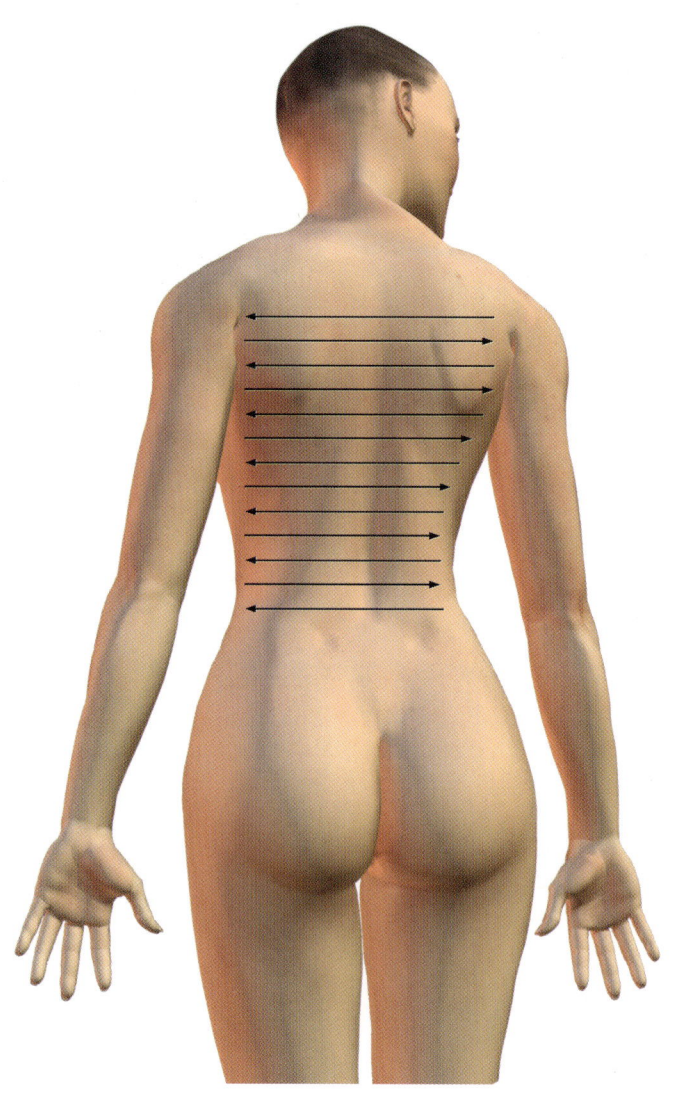

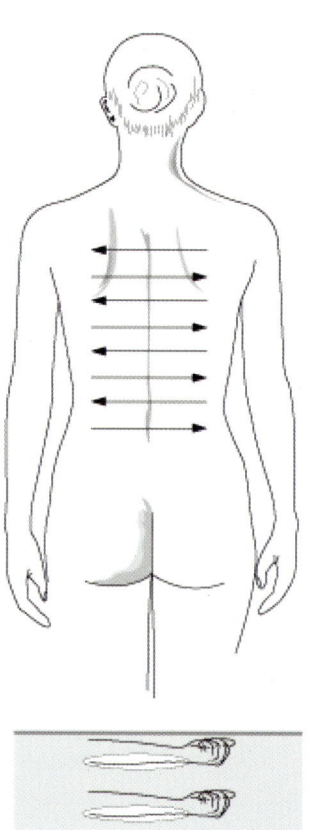

## How to Motion

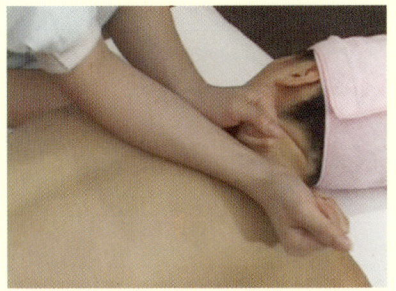
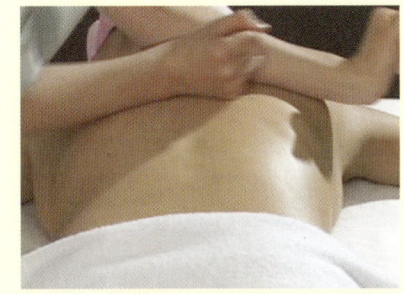
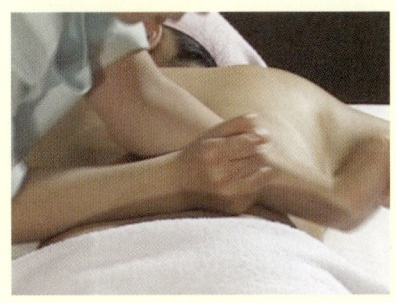

- 양팔의 척부를 척주 상단에 나란히 대고, 양팔을 교차하면서 둔부를 향하여 이동한다.
- 팔을 비틀듯이 지그재그 모양으로 등 전체를 늘려준다.
- 3회 반복한다.

등 전체의 긴장감을 푼다.
등의 곡선을 아름답게 한다.

등관리 **19**단계

# 후상장골릉 굴려주기

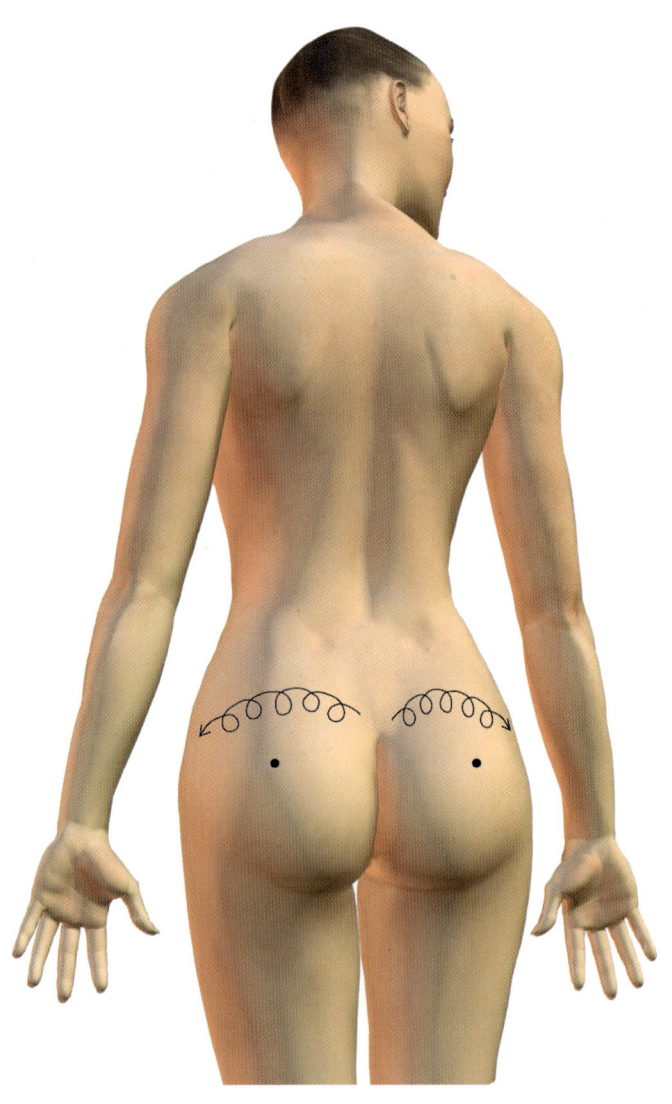
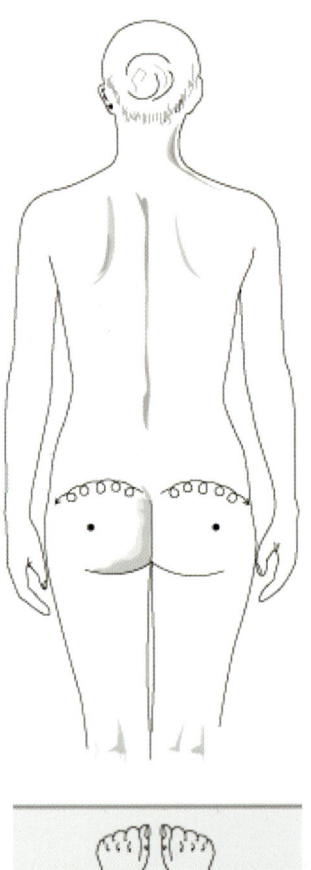

## How to Motion

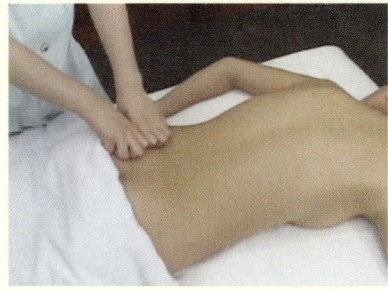 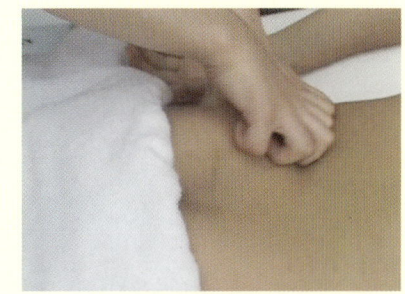

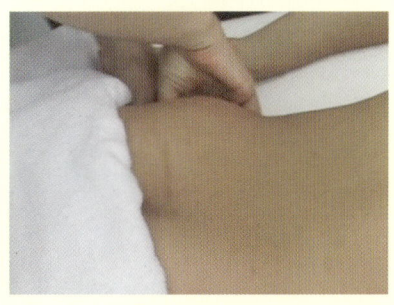

- 양손의 모지복을 환도부위에 고정시키고, 지과부위를 이용하여 후상장골릉을 따라 굴려준다.
- 이 때 지과부위를 이용하되 손가락 하나하나를 움직여 주면서 이동한다.
- 장강부위에서 시작하여 대맥을 향하여 굴려준다.
- 3회 반복한다.

하초의 기운을 강화시킨다.
둔부의 라인을 아름답게 한다.

등관리 20단계

## 요안부위 굴려주기

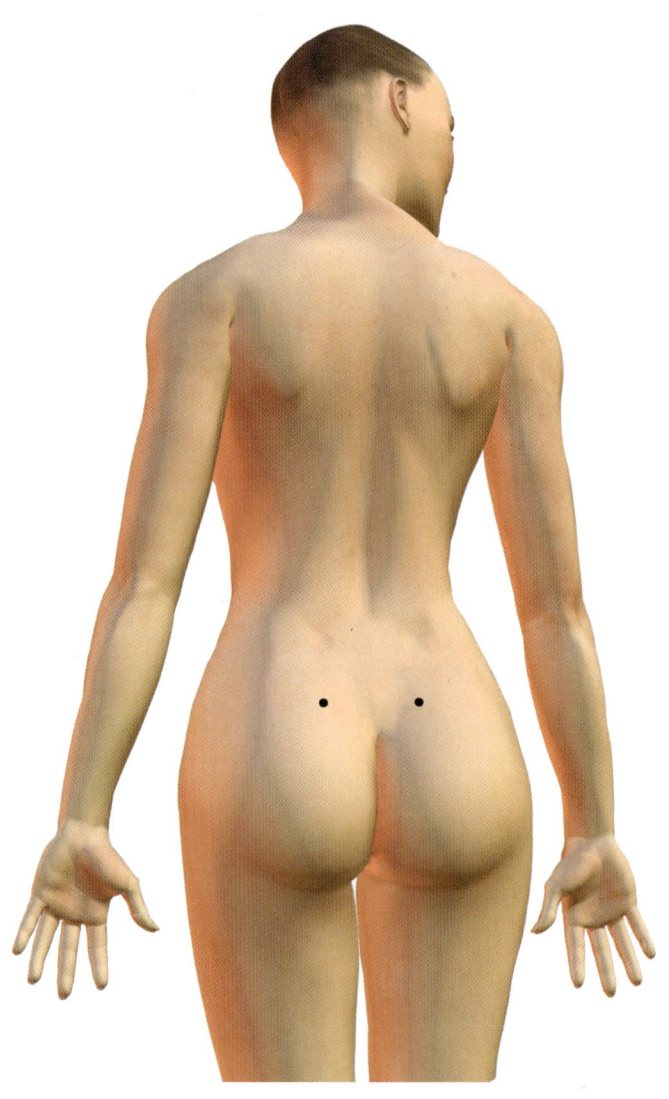
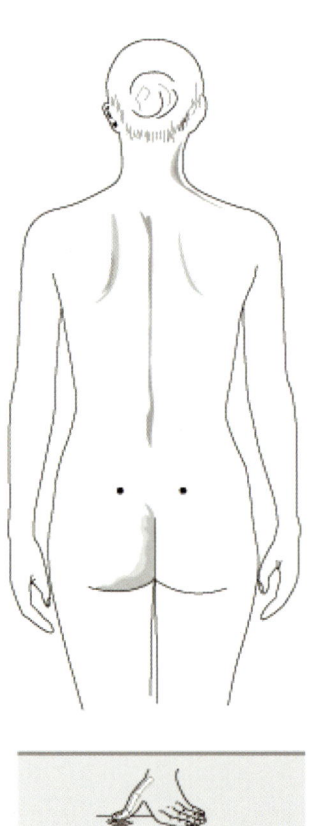

## How to Motion

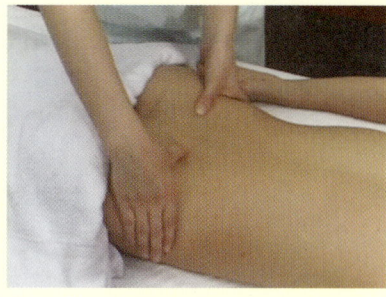
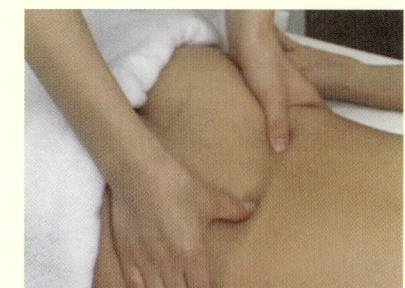
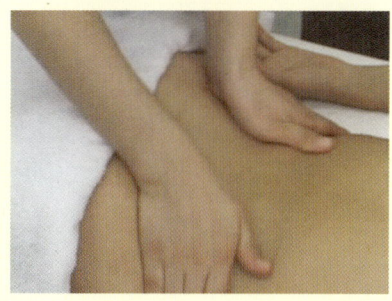

- 양손의 모지복을 요안 부위에 대고 지압한다.
- 모지침을 이용해도 좋으며, 6회 지압 후에는 양손의 수장사지를 이용하여 대맥을 향해 쓸어내린다.

허리의 기운을 강화한다.
천골 부위의 검어짐을 방지한다.
둔부의 라인을 아름답게 한다.

등관리 **21**단계

# 팔료혈부위를 소지측으로 마찰하기

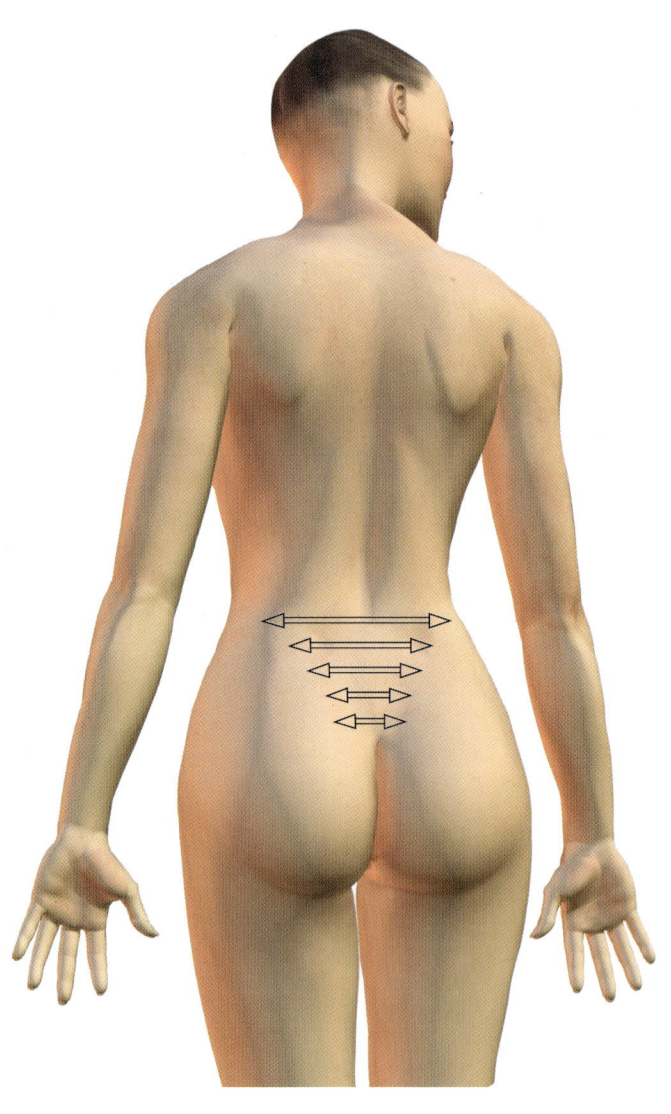
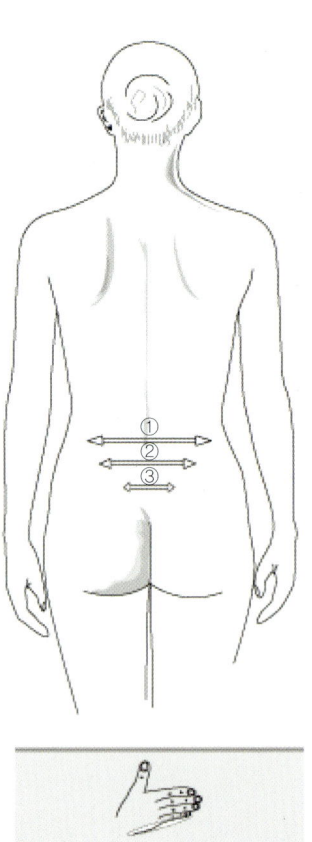

## How to Motion

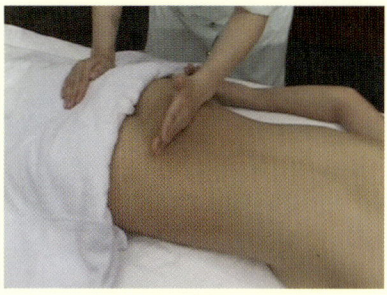
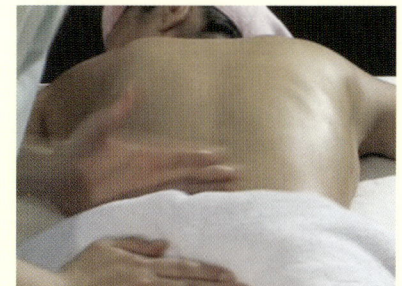
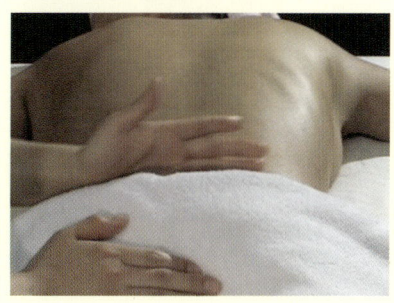

- (피술자의 왼편에 있는 경우) 왼손을 이용하여 손바닥이 둔부를 향하도록 하여, 소지 측을 이용한다.
- 팔료혈 부위를 3부분으로 나누어 장강을 향해 내려갈수록 짧고 강하게 마찰한다.
- 3회 반복한다.
- 이 때 반대손은 둔부를 가볍게 고정시킨다.

허리의 기운을 강화한다.
천골부위의 검어짐을 방지한다.

## 등관리 22단계
# 게걸음으로 쓸어주기

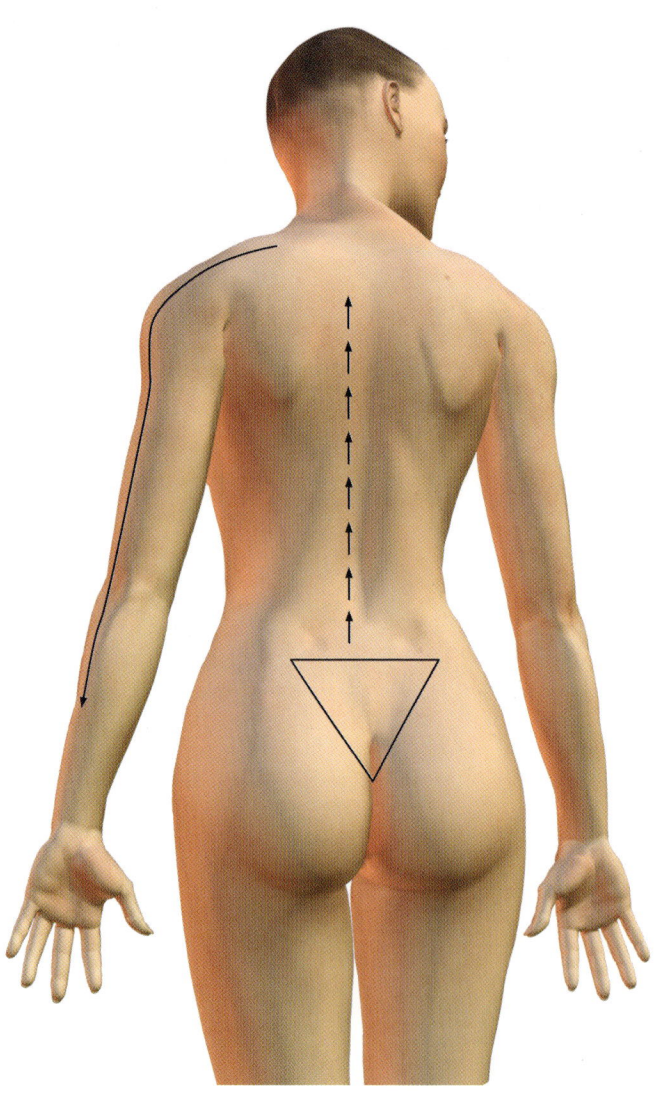
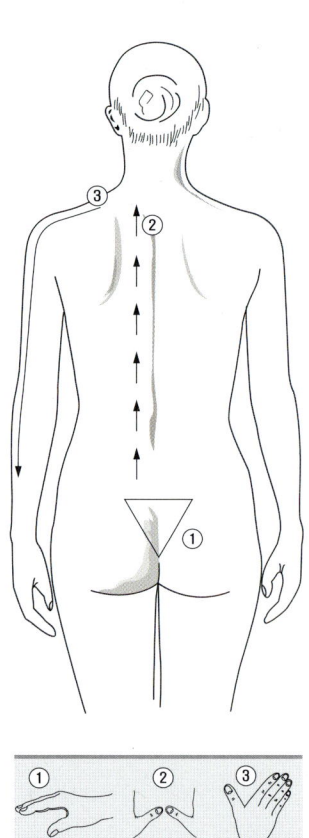

# How to Motion

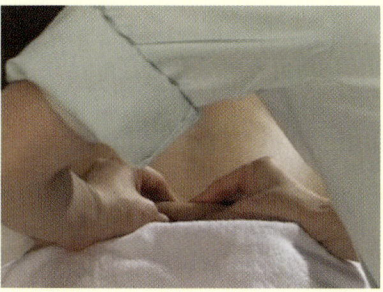
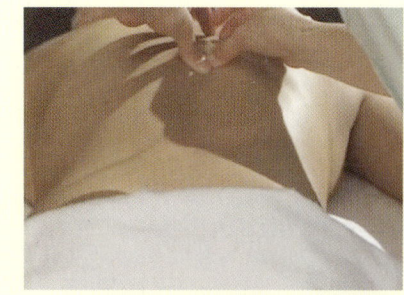
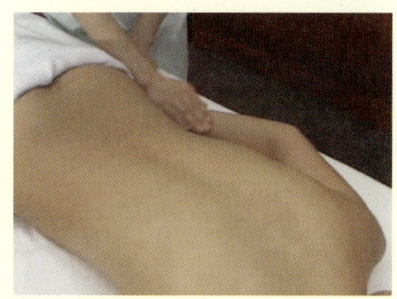

- 팔료혈(천골)부위를 엄지와 검지로 집어준다.
- 모지복을 아래에서 받쳐주면서 나머지 4지로는 게걸음하여 올라간다.
- 시술자의 위치와 가까운 방광1선을 게걸음으로 올라간 후 견갑부위에서는 수장사지로 쓸어서 팔을 따라 손바닥까지 이동한다.
- 팔료혈 부위를 엄지와 검지로 집어주는 대신 양손의 지과부위로 마찰하는 것도 좋다.

등관리에 있어 대부분의 동작이 양경을 아래로 내려준 동작이었다면 이 부분의 동작은 역방향으로 주행시킴으로써 한 쪽으로 편승될 수 있는 기운을 조절한다. 게걸음 모양으로 보이는 사지복보다는 밑에 받치고 있는 모지복의 동작에 집중하여 동작을 행한다.

이 동작이 끝난 후 어깨부위를 가볍게 풀어주듯이 잡아주면서 반대쪽으로 이동한다. 이동한 후에는 등관리 9단계 견갑부 훑어주기부터 이 동작까지 차례로 관리한다.

## 등관리 23단계

# 수장사지로 등 전체 쓸어주기

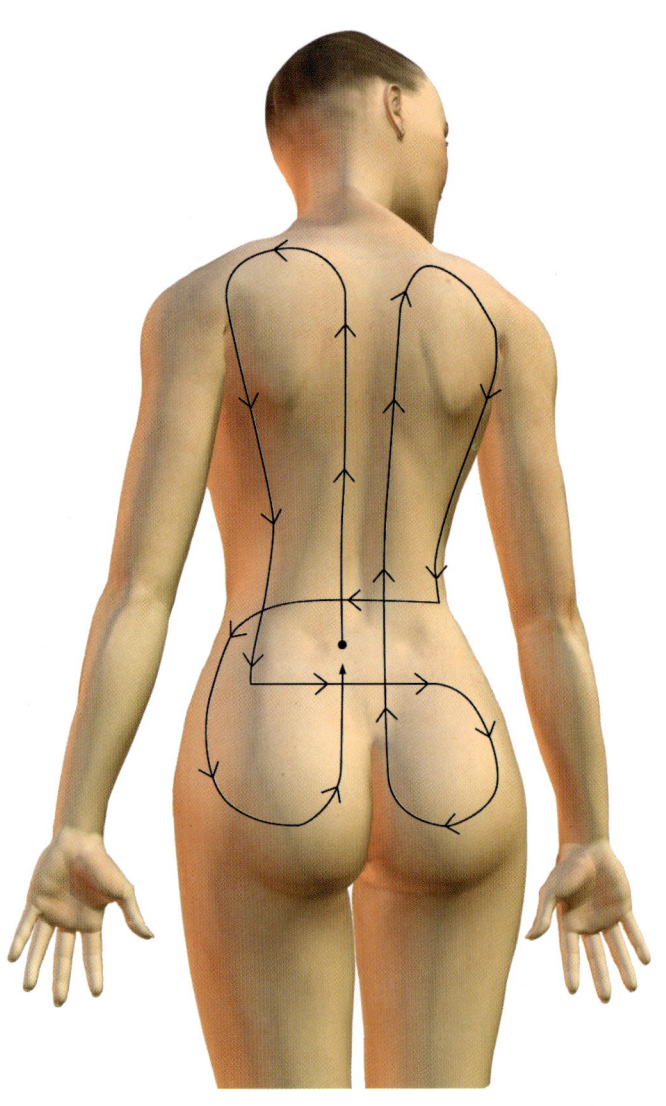
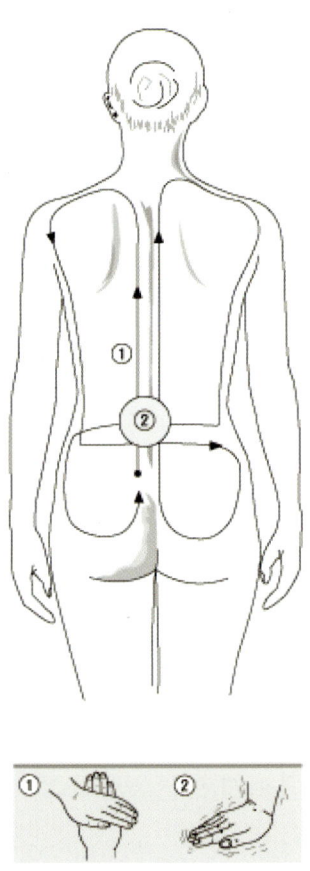

## How to Motion

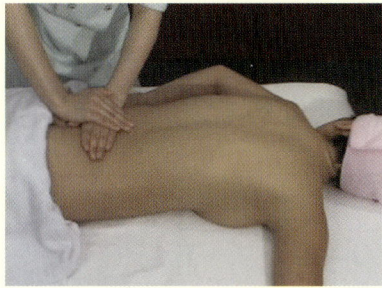 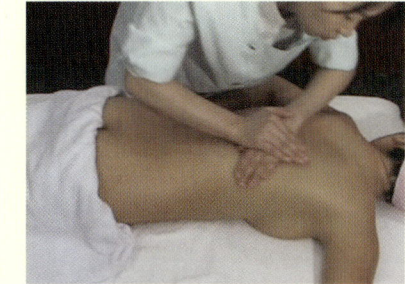

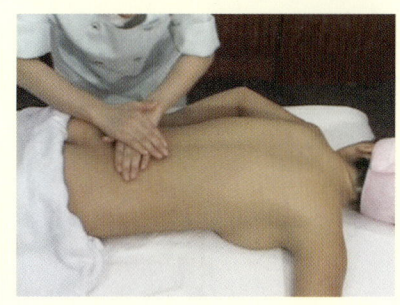

- 양손을 +자 모양으로 교차하여 포갠 다음, 명문에 댄다.
- 아래 손의 수근부위를 이용하여 시술자의 가까운 방광1선을 따라 쓸어 올려준 다음 어깨를 감싸고 옆구리를 따라 내려와 허리를 교차하여 반대쪽 둔부를 감싸 돌아 그대로 반대쪽 방광1선을 따라 척주 상단까지 올라간 후 시술자의 반대쪽 어깨를 감싸고 옆구리를 따라 내려와 허리를 교차한 다음 둔부를 감싸 올라와 명문까지 이동하는 동작을 3회 반복한다.
- 3회 반복한 후에는 명문에서 진동법을 해준다.

등관리의 마지막 동작이다.
전체의 기운을 조절한다.

# HOLISTIC

## MERIDIAN

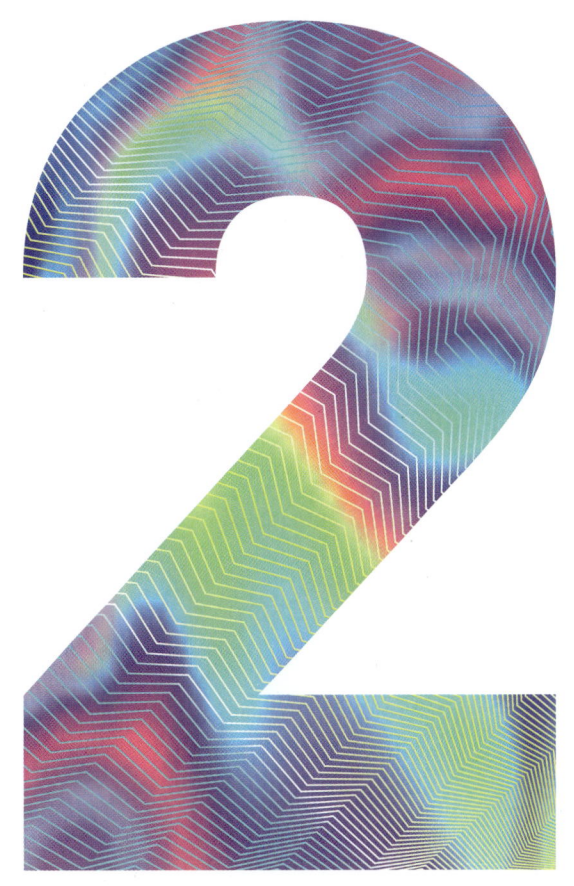

# 다리관리 (뒷면)

# 2  다리관리(뒷면)

### 1) 의의

다리에는 족삼양경과 족삼음경이 흐른다. 일반적 관리에 있어서 다리관리는 다리의 곡선을 중심으로 생각하기 쉬우나, 다리의 모양과 형태는 경락계통의 변이를 예측하는 부위로도 의의가 있다. 예컨대 대퇴부 외측(外)의 경결은 담경이, 대퇴부 후면은 방광경, 안쪽 복사뼈는 신경(腎經)이 허벅지 내측은 비경이 지배하며, 이러한 부위에 이상이 있으면, 다리 이외의 부위에서도 변이가 나타날 수 있으며 해당 경락과 관련된 부위의 미용적 변이가 출현할 수 있다.

### 2) 유의점

다리의 형태와 특징에 따라서 경락의 변이를 발견하기도 한다. 혈해부위라든가, 대퇴부 외측은 특히 유의해 볼 필요가 있다. 둔부 이하 부위에 경결이나 위중부위의 뭉침도 유의해 보아야 한다.

① 수장사지를 이용하여 다리를 쓸어 줄 때에는 용천이 있는 다리의 끝부분까지 쓸어주어야 한다. 발목까지만 쓸어주게 되면 경기의 흐름이 차단된다.
② 혈해나 위중 부위 등 경결이 있는 부위에 처음부터 강한 압을 줄 때에는 멍이 들 우려가 있으므로 유의한다.
③ 다리관리시 다리의 뒷부분에서 유의할 경락은 방광경과 담경이다.

### 3) 관리포인트

다리는 그 부위에 따라 굵기가 일정하지가 않으므로 얇은 곳의 밀착감이 다소 떨어질 수가 있다. 다리의 곡선을 감안하여 밀착감에 유의 한다. 밀착감이 없으면 피술자에게 좋은 느낌을 전달할 수 없으며 '득기'가 이루어지지 않는다.

① '퍼올려주기'를 할 때에는 모지와 2지에 힘을 주지 않는다.
호구부위를 이용하며, 모지와 2지를 부드럽게 밀착시킨다. 또한 퍼올리기는 승부혈의 끝까지 퍼 올려준 후 안으로 쓸어내릴 때에는 내측 손(오른쪽 다리를 할 때에는 왼 손, 왼쪽 다리는 오른 손이 된다)의 수장사지와 외측 손의 수근 부위에 힘을 주어 밀착 시킨다.
② 혈해부위는 압통이 느껴지는 부위이므로 호구부위와 수장사지를 이용하여 부드럽게 풀어주어야 하지만 지속적으로 반복 실시하여 경결이나 뭉침이 해소되도록 한다.
③ 위중 부위나 혈해부위는 호구부위를 이용하여 풀어주거나 수근부위를 이용하여 굴려준다.

### 4) 주요동작
압하기, 비벼주기, 쓸어주기, 밀어주기, 비틀어주기, 퍼올리기, 원그리기

### 5) 주요경락
방광경, 담경, 비경

### 6) 주요수혈
위중, 합양, 승근, 승산, 곤륜, 신맥, 슬양관, 양릉천, 현종, 혈해, 음릉천, 삼음교, 상구

### 7) 수기보사
굴림보사, 유주보사

다리관리 뒷면 **1**단계

# 오일 바르기

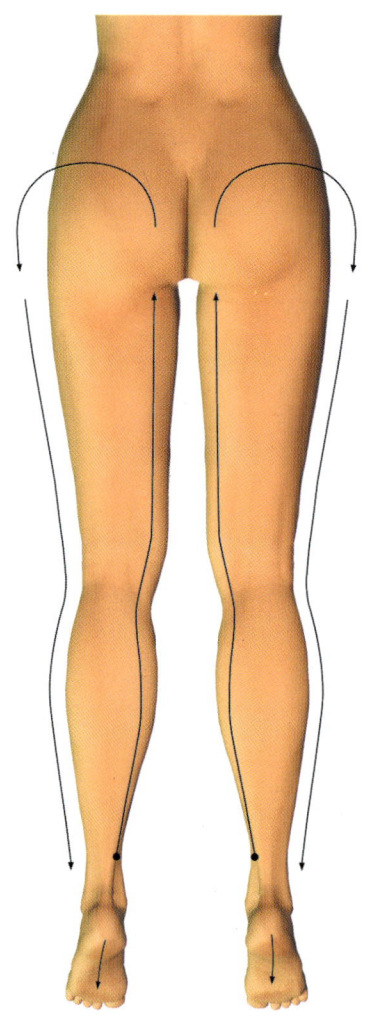

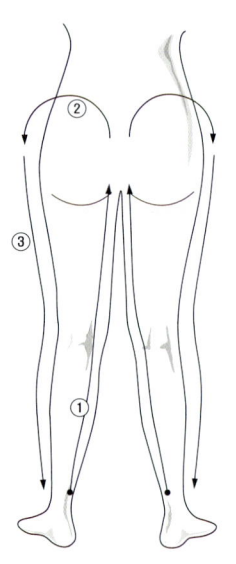

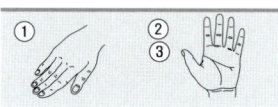

## How to Motion

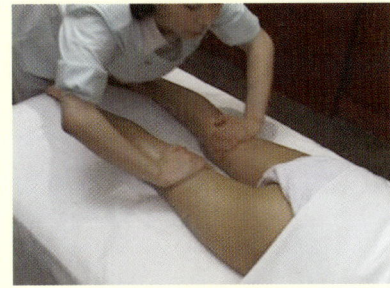 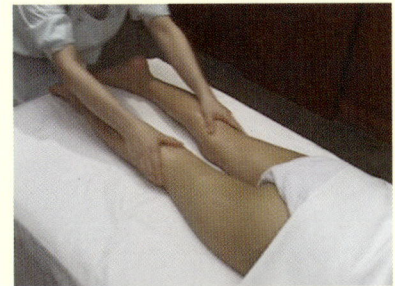

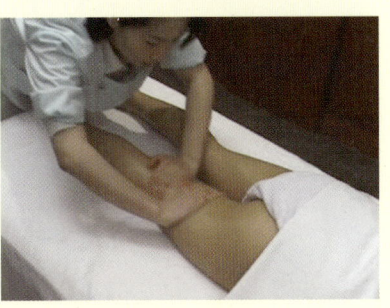

- 적당량의 오일을 덜어낸 후 손바닥에서 오일의 온도를 조절한 후 다리 전체에 3부분으로 나누어 찍어 펴 바른다.
- 양쪽 다리 전체를 펴 바르고, 한 쪽 다리씩 나누어 다시 한번 골고루 펴 바른다.
- 너무 많은 양을 바르지 않도록 한다.

마사지 하기에 쾌적한 상태를 만든다.

## 다리관리 뒷면 2단계 — 전체 쓸어주기

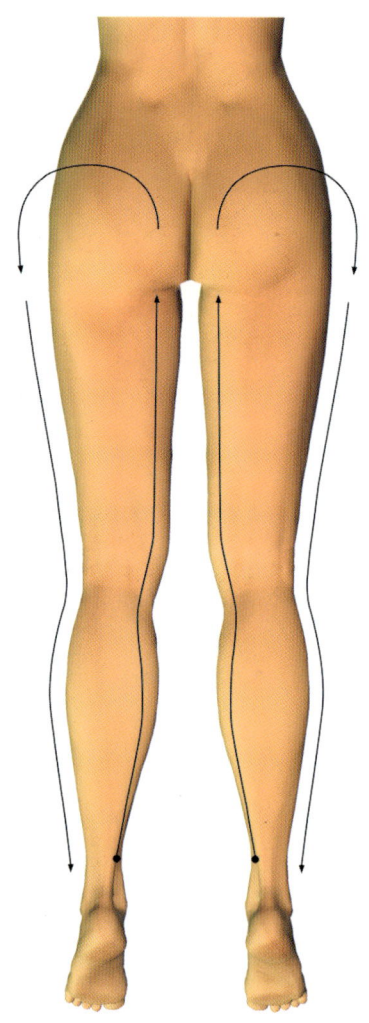
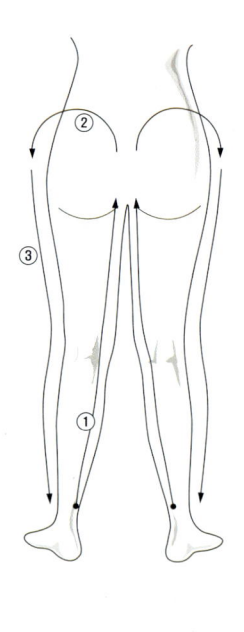
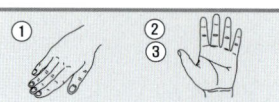

## How to Motion

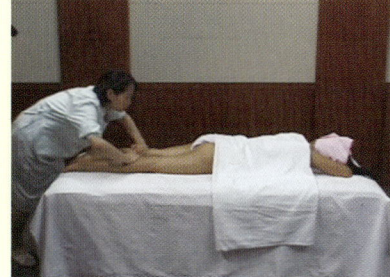
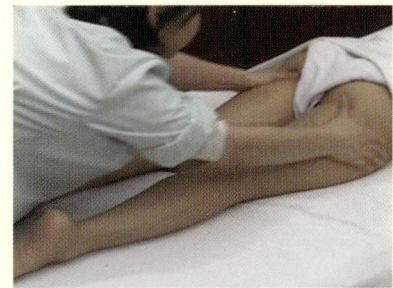
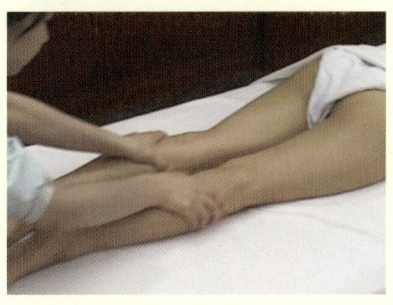

- 양손을 삼음교 부위에 대고 음경락을 따라 올라간 후, 후상장골릉을 돌아 양경락으로 내려온다.
- 발끝까지 내려 온 다음, 수근부위로 발바닥을 쓸어주고, 지과부위로 다시 한번 쓸어 준다.
- 3회 반복한다.

## 다리관리 뒷면 3단계 삼음교 굴려주고 원 그리기

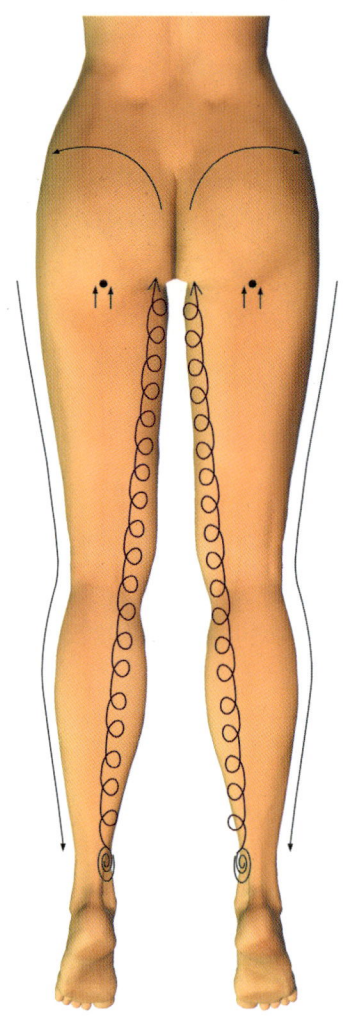

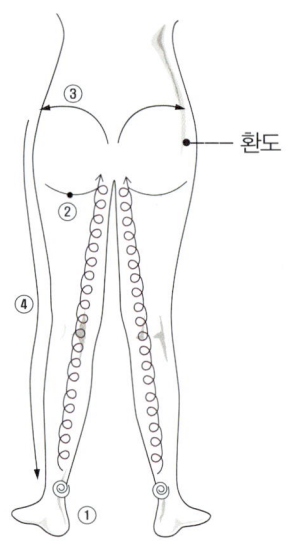

환도

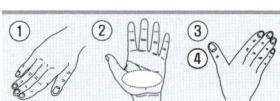

# How to Motion

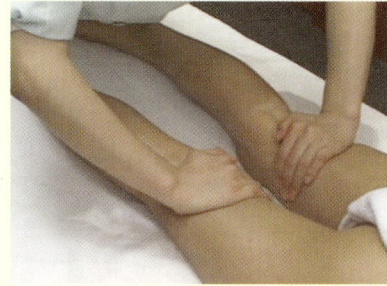
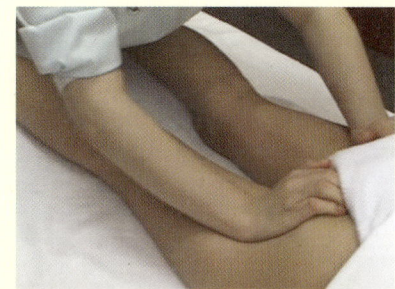
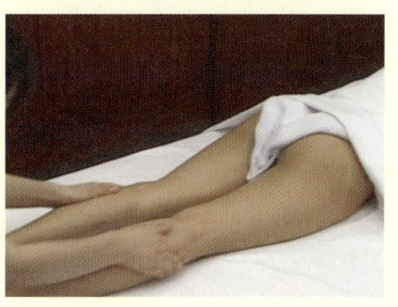

- 양손을 삼음교 부위에 대고 원을 3회 그려준 후, 음경락을 따라 원을 그리며 올라간다.
- 대퇴부 안쪽 끝까지 올라간 다음, 수근부위를 이용하여 승부를 강하게 밀어 올린다.
- 사지복으로 후상장골릉을 훑어준 다음, 환도부위를 압하고 양경락을 따라 내려온다.
- 발끝까지 내려 온 다음, 수근부위로 발바닥을 쓸어주고, 지과부위로 다시 한번 쓸어준다.
- 3회 반복한다.

하지의 기혈순환을 조화롭게 한다.
둔부의 늘어짐을 예방한다.

## 다리관리 뒷면 4단계 전체 쓸어주기

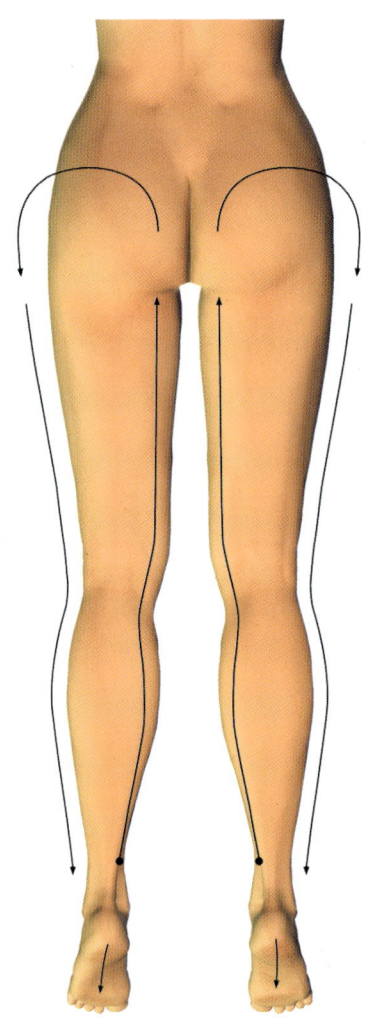
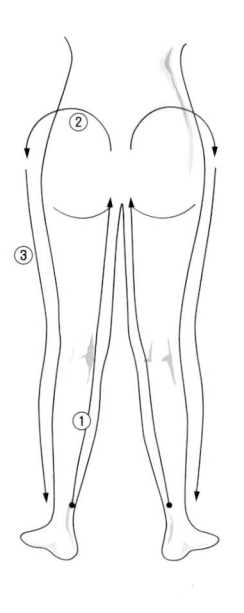
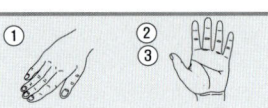

## How to Motion

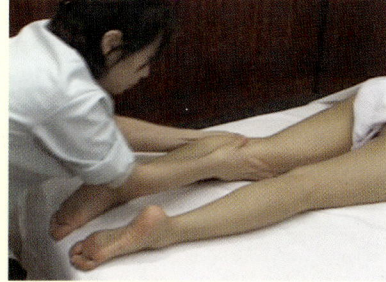 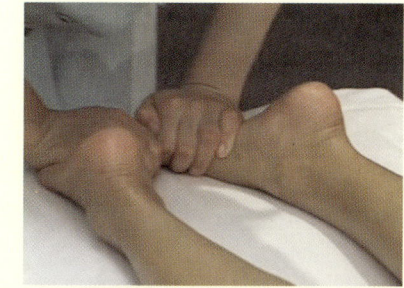

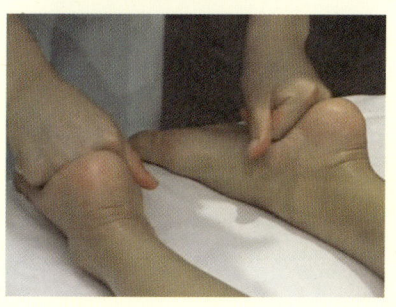

- 양손을 삼음교 부위에 대고 음경락을 따라 올라간 후, 후상 장골릉을 돌아 양경락으로 내려온다.
- 발끝까지 내려 온 다음, 수근부위로 발바닥을 쓸어주고, 지과부위로 다시 한번 쓸어 준다.
- 3회 반복한다.

## 다리관리 뒷면 5단계 — 한 쪽 다리 전체 쓸어주기

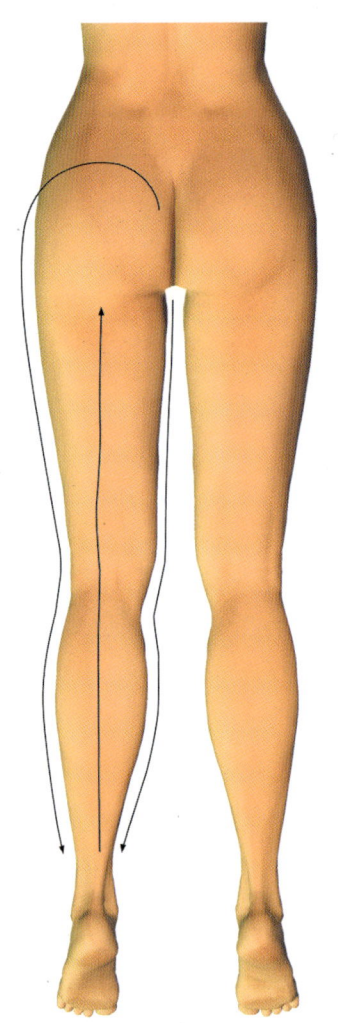
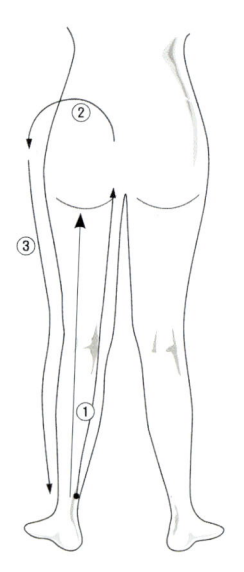
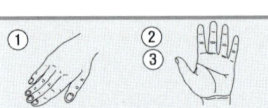

## How to Motion

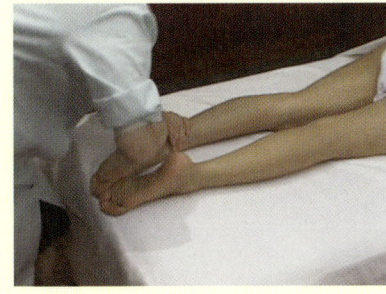 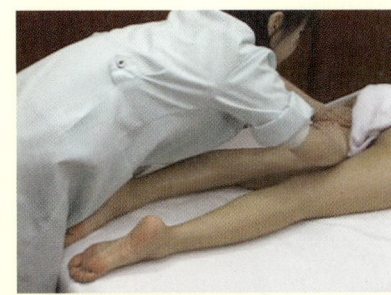

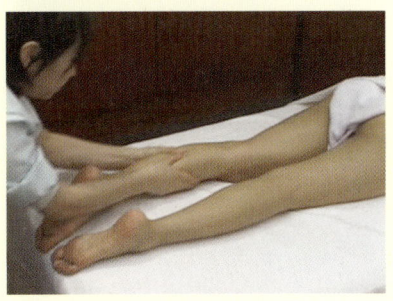

- (피술자의 왼쪽다리를 관리할 경우) 양손을 위·아래로 하여 다리 전체를 쓸어 올린 후 왼손은 둔부를 돌아 다리 양측으로 쓸어내린다. 이 때 시술자의 왼손이 오른손 위에서 시작해 둔부를 자연스럽에 감싸 돌아올 수 있도록 한다.
- 둔부를 돌 때에는 후상장골능까지 훑어준다.
- 3회 반복한다.

다리관리 뒷면 **6**단계

# 호구부위를 이용하여 퍼 올리기

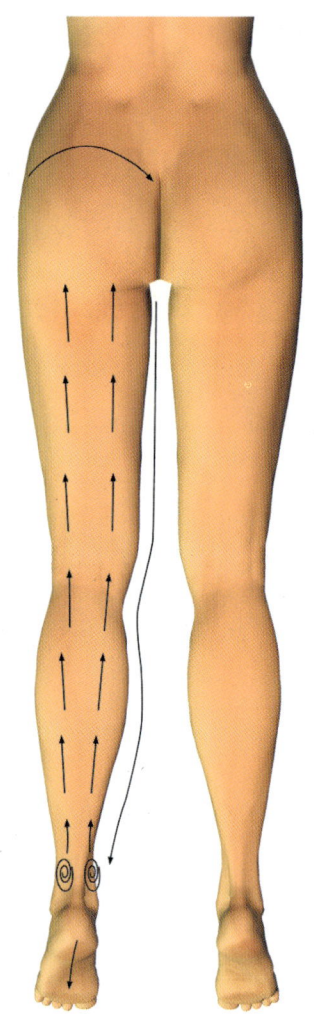
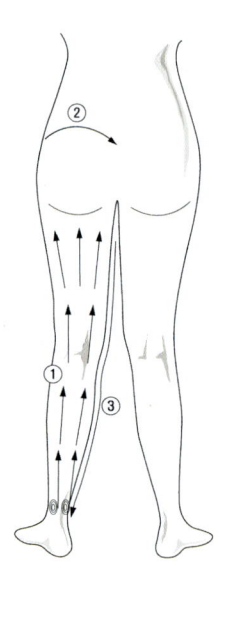

# How to Motion

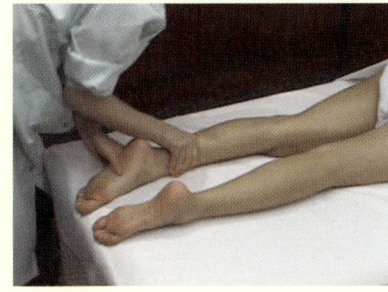
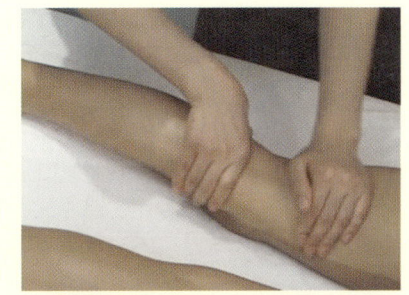
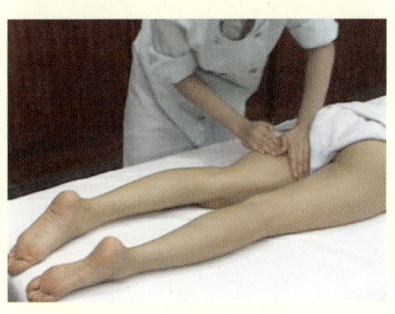

- (피술자의 왼쪽다리를 관리할 경우) 오른손의 호구부위를 발목 부위에 밀착시킨 후 삼음교를 제자리에서 6회 퍼 올려준다.
- 삼음교를 아래에서 위를 향하여 퍼 올리기를 한 후, 삼음교에서부터 오른손으로 퍼 올리고 왼손의 수장사지를 이용하여 다시 쓸어 올리면서 대퇴부 부위를 향해 이동한다.
- 대퇴부 끝까지 쓸어준 후 오른손은 대퇴부 내측을 받쳐주고, 왼손의 수근부위를 이용하여 강하게 비틀어 준 다음 음경락을 따라 발을 향해 가볍게 내려온다.
- 발목까지 내려온 후 발바닥을 수근부위로 압한다.
- 3회 반복한다.

다리의 부종이나 순환장애를 개선시킨다.
발목의 굵어짐을 개선한다.

## 다리관리 뒷면 7단계

## 부채살 모양으로 쓸어올리기

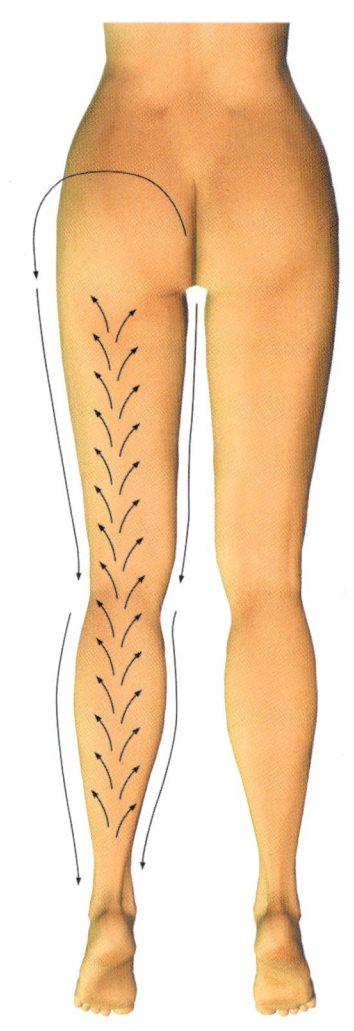
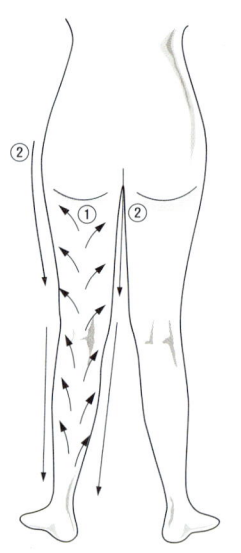
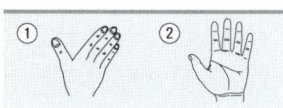

## How to Motion

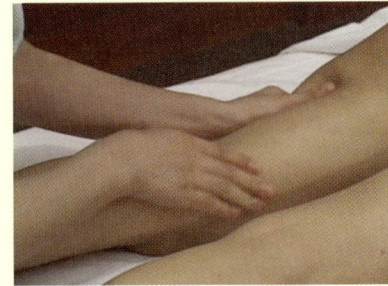
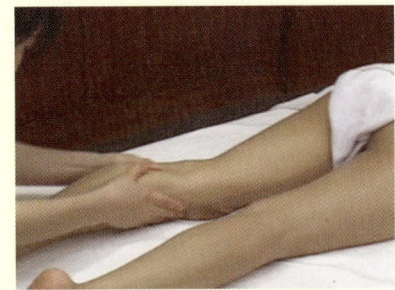
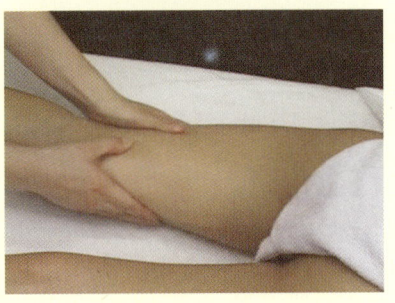

- 양손의 모지구를 이용하여 번갈아 가며 부채살 모양으로 아래에서 위로 쓸어준다.
- 대퇴부 끝까지 올라간 후 둔부를 돌아 발을 향해 내려오는데, 이 때 양손을 밀착시켜 발끝까지 쓸어내린다.
- 3회를 반복하게 되는데, 3회째는 발끝으로 쓸어내리지 않고 오금부위까지만 쓸어내린다.

다리의 부종을 예방한다.
다리를 가볍게 하고 다리의 굵어짐을 개선한다.

## 다리관리 뒷면 8단계

# 승부로 쓸어올리기

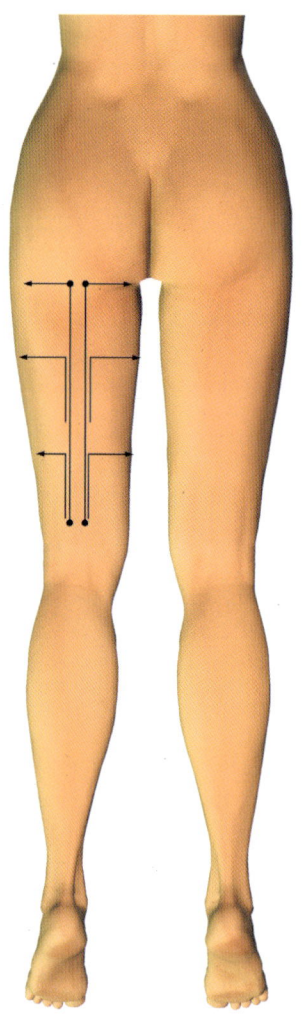
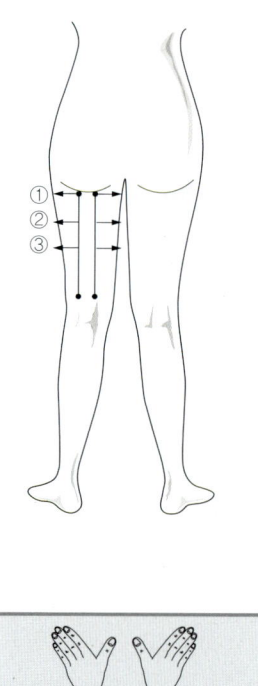

## How to Motion

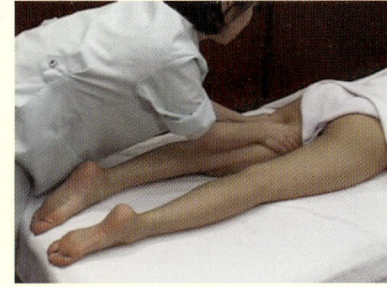
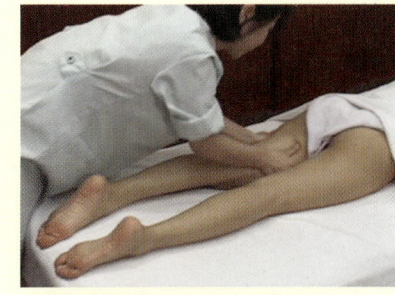
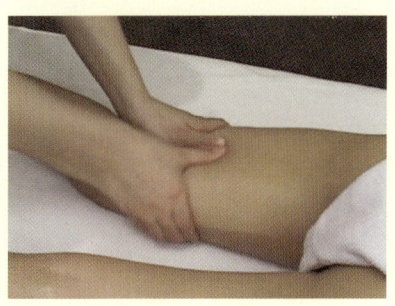

- 양손의 모지구를 모아서 승부까지 쓸어 올린 다음, 양옆으로 쓸어내리고 다시 오금 부위를 향해 내려온다.
- 3회 반복하는데 처음에는 승부까지 쓸어 올리고, 두 번째는 2/3 정도, 세 번째는 1/3 정도로 하여 쓸어준다.

대퇴부의 경결을 풀어준다.
대퇴부의 비대를 개선한다.

다리관리 뒷면 **9**단계

# 혈해부위 풀기

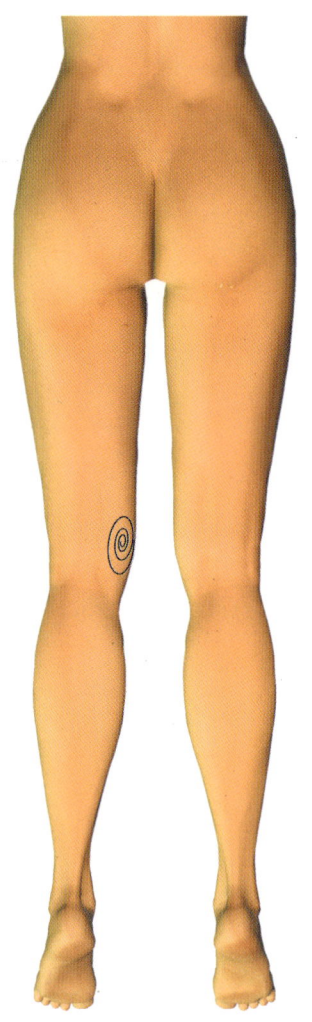
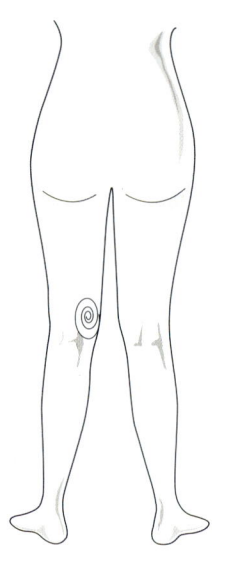
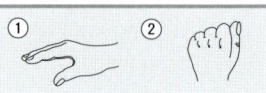

## How to Motion

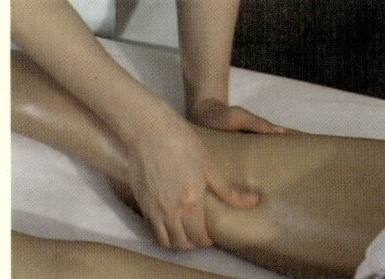
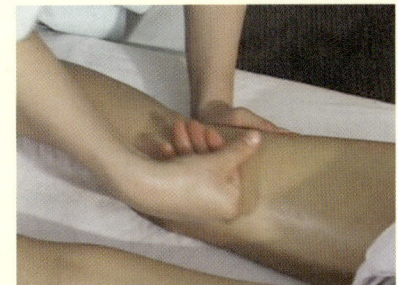
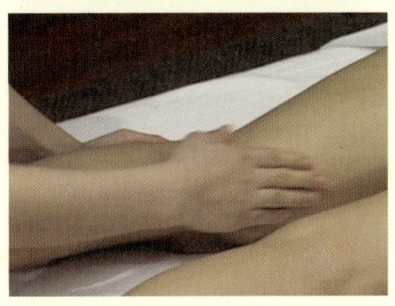

- 호구를 이용하여 혈해 부위를 풀어준다.
- 혈해 부위를 다시 지과면을 이용하여 풀어준다.
- 강하지 않으면서 부드럽게 하여 지속적으로 반복한다.

습(濕)에 의한 비만과 과식으로 인한 비만을 해소한다.
대퇴부 내측의 비대를 개선한다.

다리관리 뒷면 **10**단계

## 대퇴부 비틀어주기

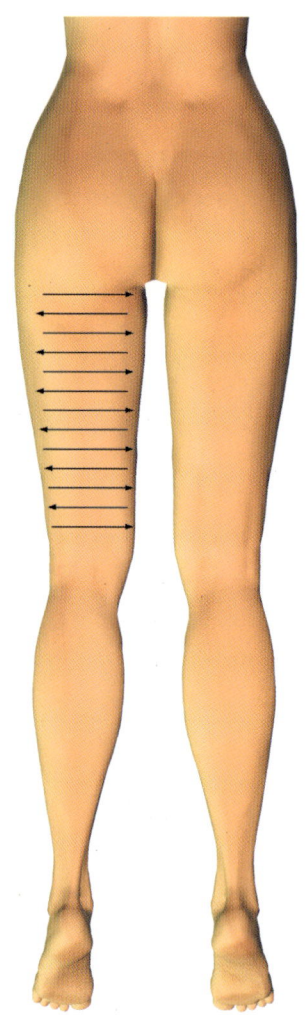

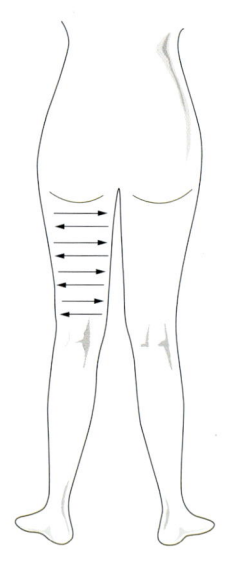

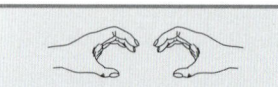

## How to Motion

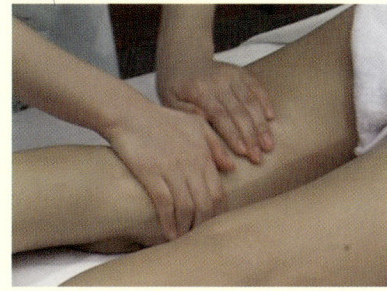 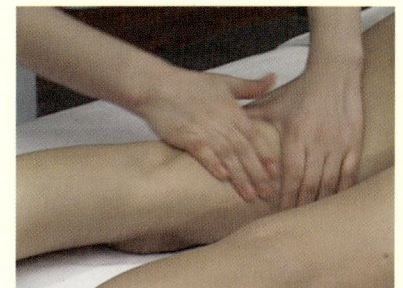

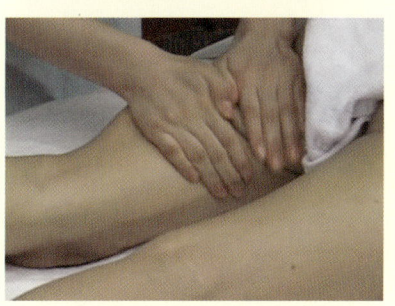

- 양손의 수근부위를 이용하여 대퇴부 안쪽을 비틀어 주듯이 짜준다.
- 오금부위에서 위·아래로 이동하면서 짜준다.
- 3회 반복한다.

대퇴부 비대를 개선한다.
둔부의 늘어짐을 개선한다.

다리관리 뒷면 **11**단계

## 음경락으로 쓸어주기

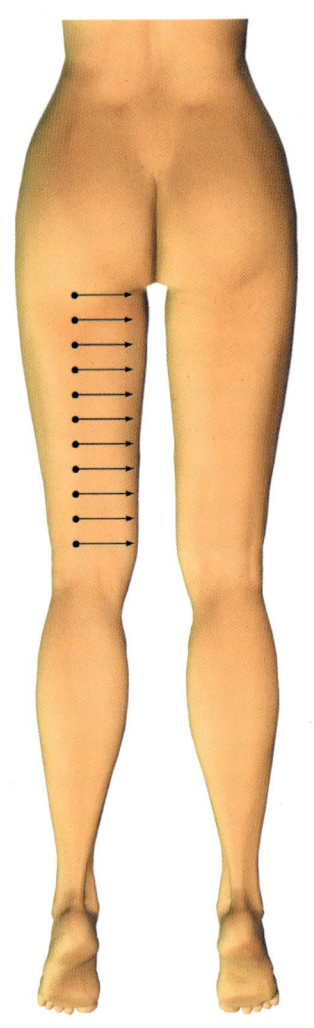

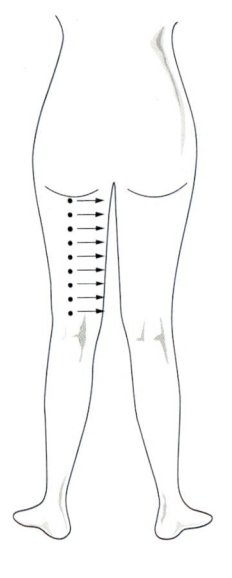

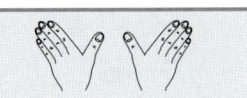

## How to Motion

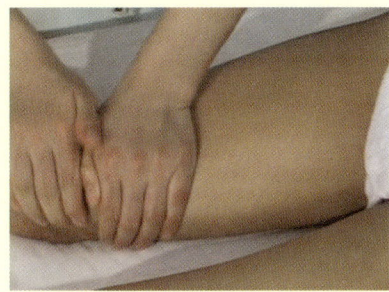 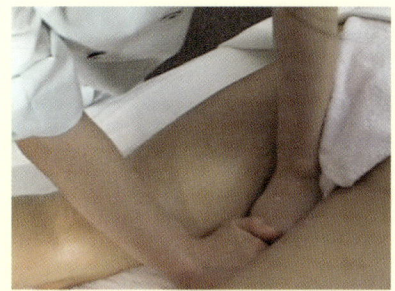

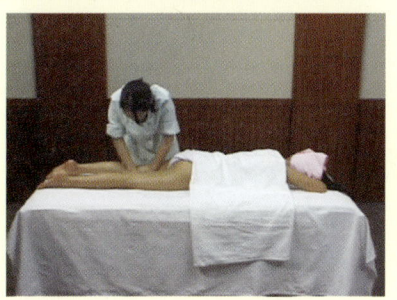

- 양손의 수근 부위를 나란히 하여 힘있게 대퇴부의 내측으로 쓸어준다.
- 아래에서 위로 이동하면서 진행한다.
- 3회 반복한다.

신경·간경·비경을 강화한다.
대퇴부 내측의 비대를 개선한다.

다리관리 뒷면 **12**단계

# 음경락으로 올려주기

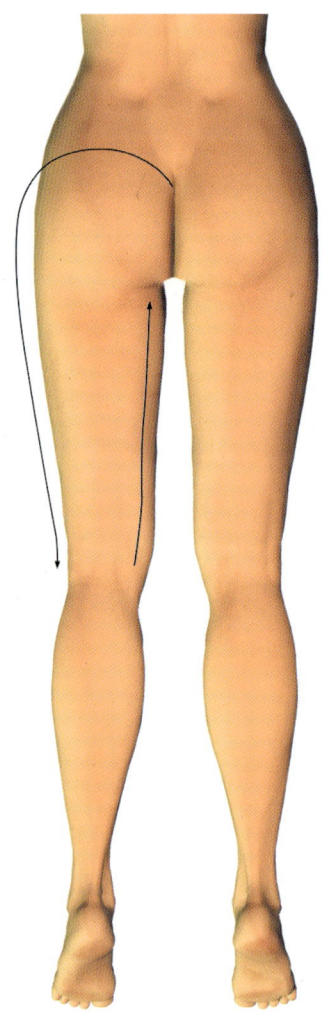

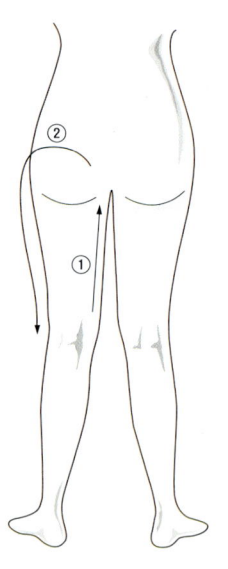

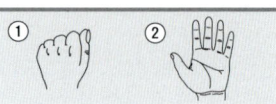

# How to Motion

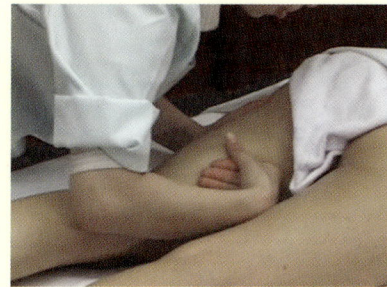 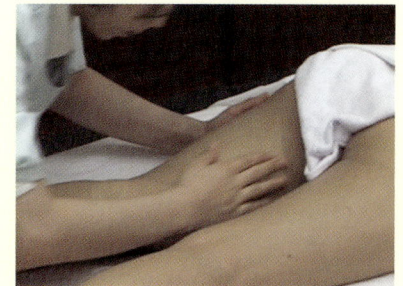

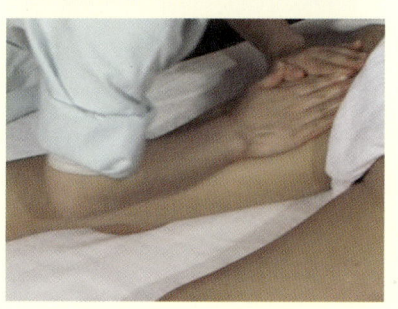

- 대퇴부 내측의 신경·간경·비경이 지나가는 부위를 지과면을 이용하여 아래에서 위로 3회 쓸어 올려 준다.
- 전체 3회를 반복하는데, 3회째는 지과면을 이용하여 쓸어올린 후 후상장골능을 돌아서 양경락으로 발을 향해 강하게 쓸어내린다.
- 올려줄 때는 천천히 지과면을 이용하여 올려주고, 내려올 때에는 수장사지를 이용하여 빠르게 내려준다.

음경과 양경의 균형을 유지한다.
피부에 탄력을 부여한다.

다리관리 뒷면 **13**단계

## 환도부위 압하기

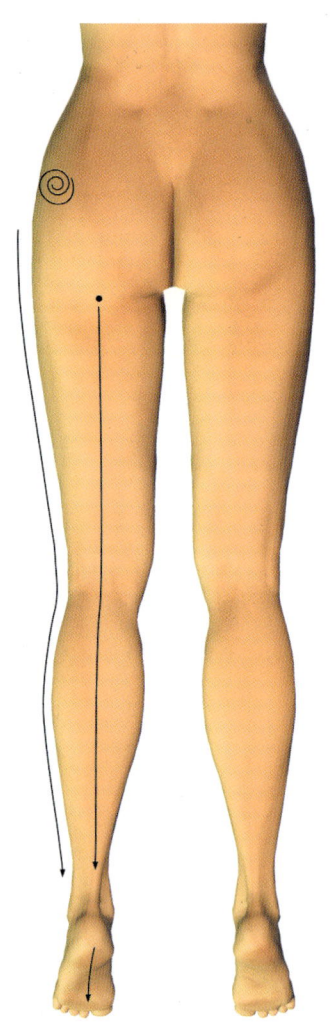

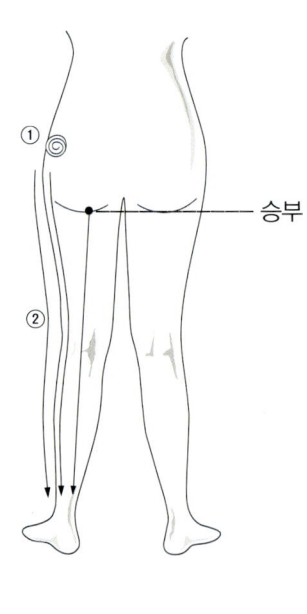

승부

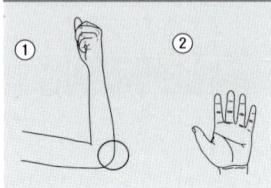

## How to Motion

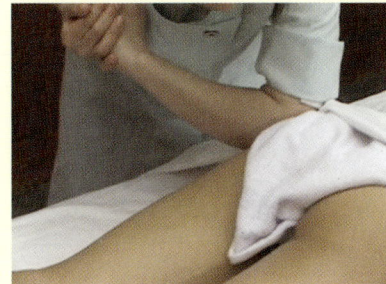 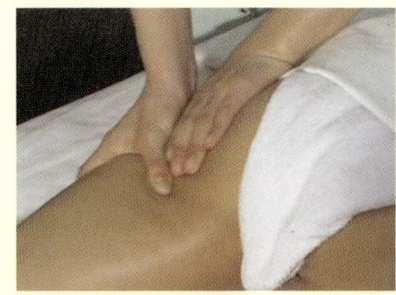

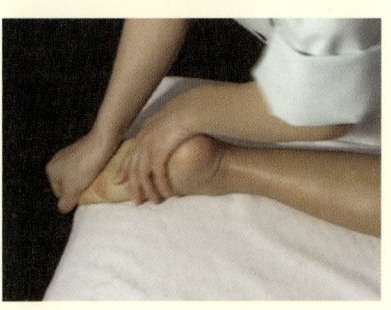

- 시술자는 피술자의 발을 향해 선다.
- (피술자의 왼쪽다리를 관리할 경우) 왼팔의 주첨을 이용하여 환도부위를 압한다.
- 6회 정도 압을 준 다음, 오른손의 모지복으로 승부를 압하고 왼손의 수장사지로 뒤에서 받쳐준 후 발바닥을 향해 쓸어내린다.
- 발바닥의 용천부위를 수근부위로 압하면서 발끝까지 쓸어준다.
- 전체 3회 반복한다.

담경과 방광경을 강화시킨다.
둔부의 늘어짐을 방지한다.

다리관리 뒷면 **14**단계

# 방광경락 쓸어내리기

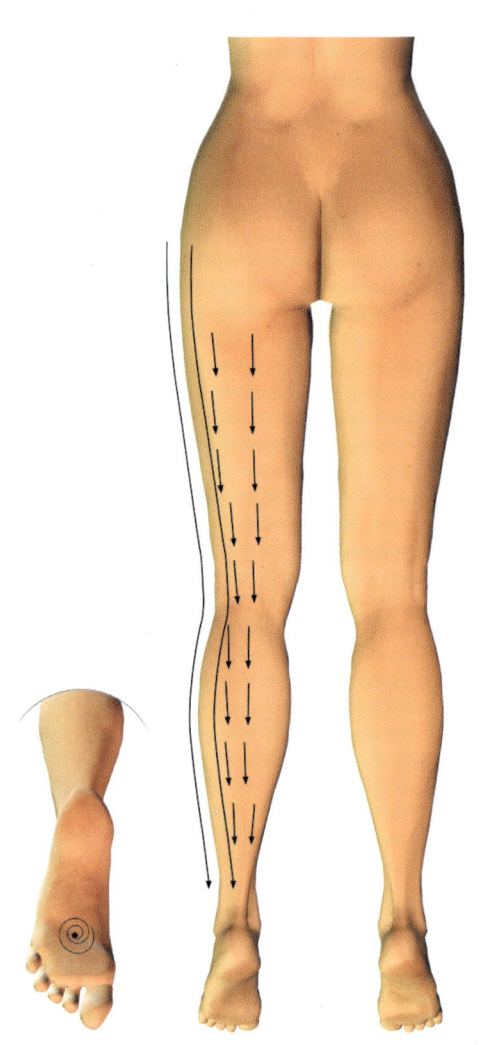
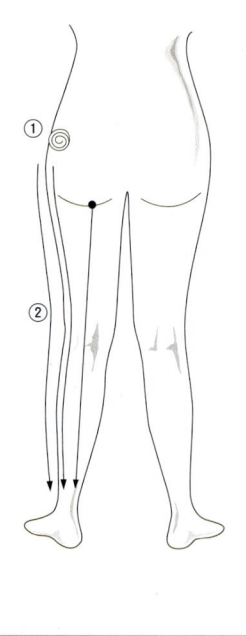
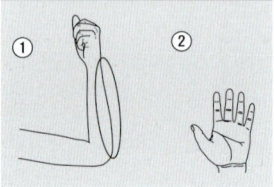

## How to Motion

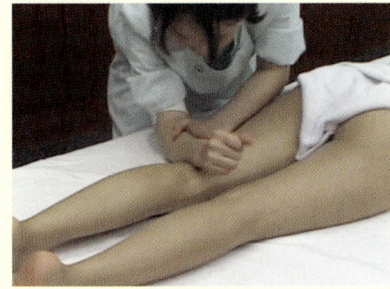 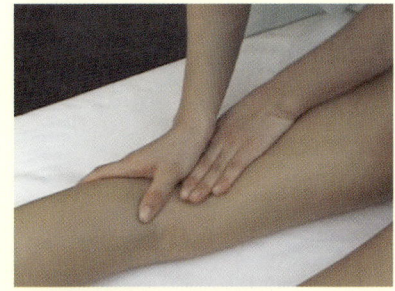

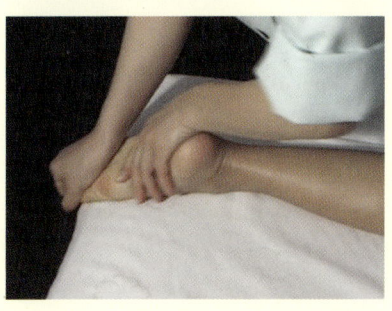

- (피술자의 왼쪽다리를 관리할 경우) 오른팔의 척부를 이용하여 대퇴부의 방광경과 담경이 지나가는 부위를 동시에 쓸어내린다. 이 때, 반대손은 하완부위를 잡고 밀어준다.
- 대퇴부 부위를 6회 쓸어 내린후, 오른손의 모지복으로 승부를 압하고 왼손의 수장사지로 뒤에서 받쳐준 후 발바닥을 향해 쓸어내린다.
- 발바닥의 용천부위를 수근부위로 압하면서 발끝까지 쓸어준다.
- 3회 반복한다.

방광경과 담경을 강화한다.
대퇴부 외측의 비만을 해소한다.

다리관리 뒷면 **15**단계

## 다리세워 쓸어주기

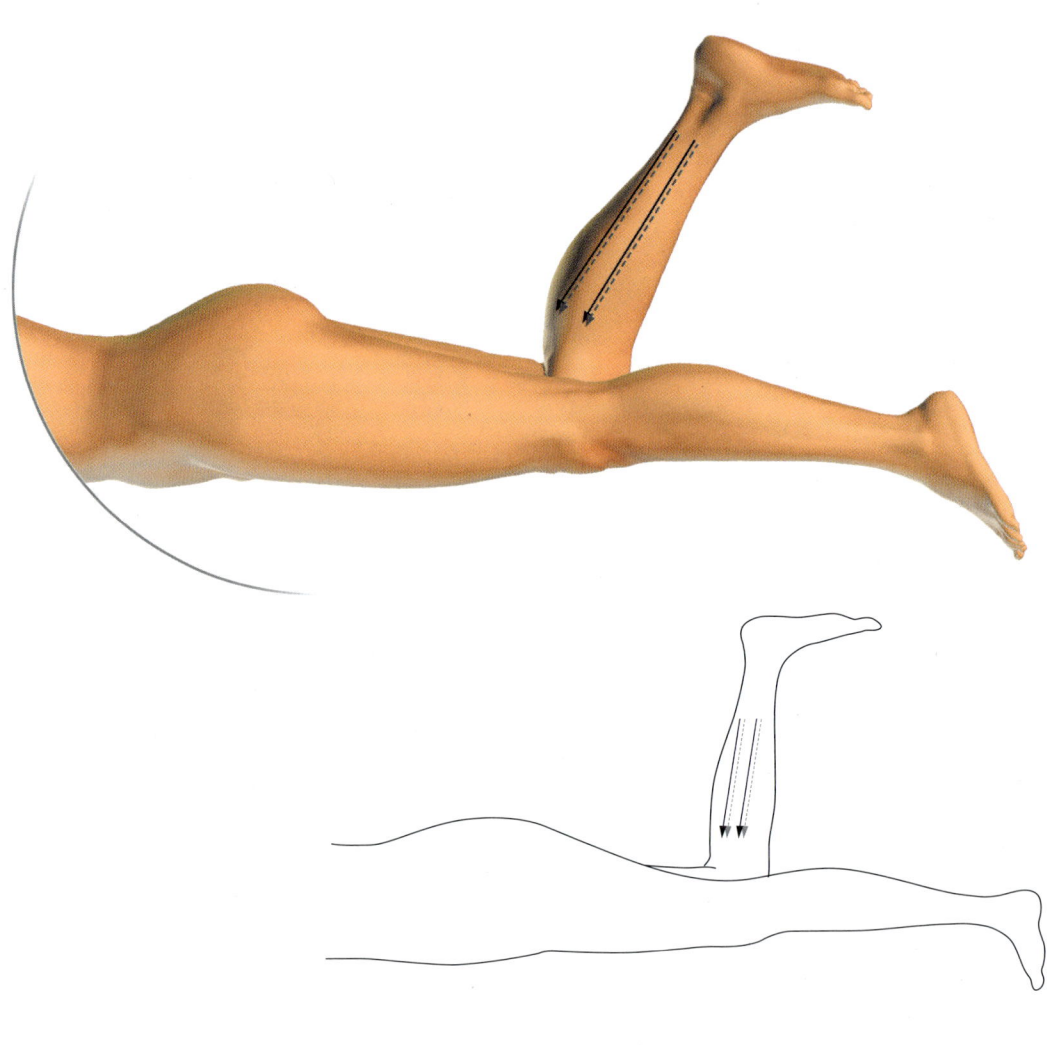

## How to Motion

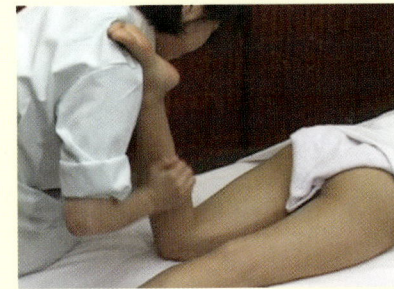
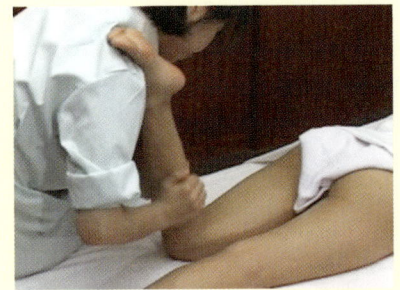
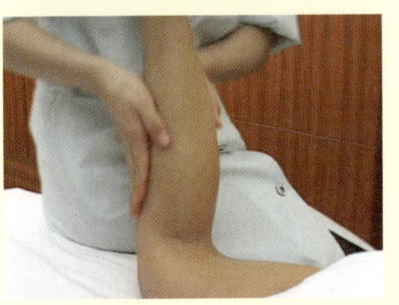

- 시술자는 침대에 가볍게 걸터 앉는다.
- 피술자의 다리를 세워 시술자의 어깨에 살짝 기대게 한다.
- 양손의 사지복을 이용하여 종아리 부위를 가볍게 쓸어 내려준다.
- 6회 쓸어 내려준 후 손목을 돌려 종아리를 감싸면서 발끝까지 쓸어내린다.
- 3회 반복한다.

다리의 부종을 개선한다.
발목의 굵어짐을 개선한다.

## 다리관리 뒷면 **16**단계
# 발 뒷꿈치 짜주기

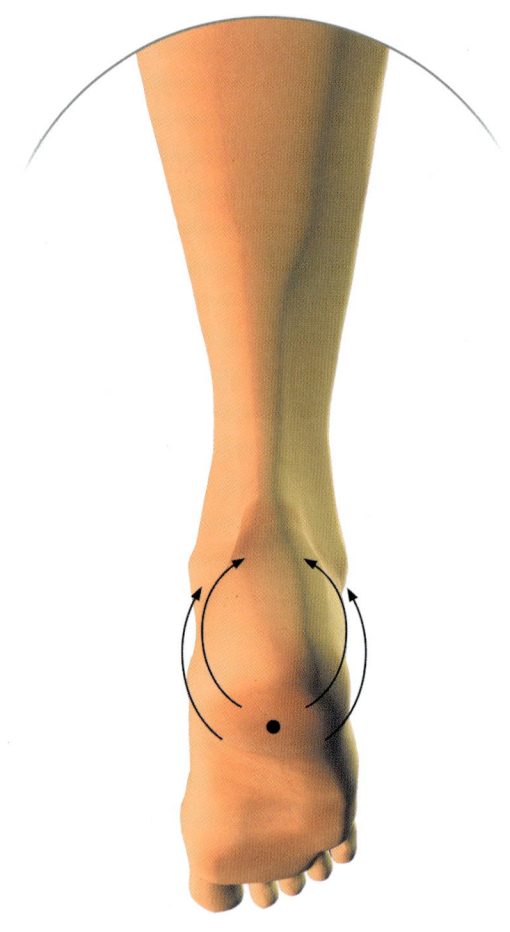
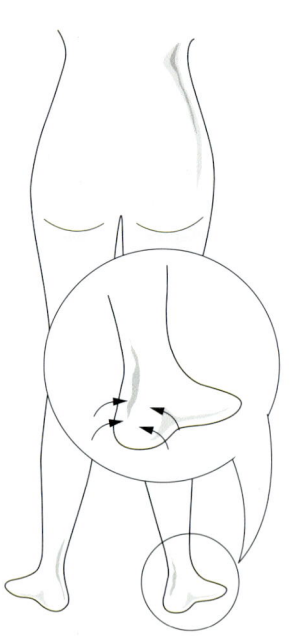
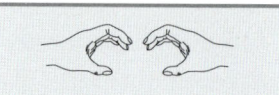

## How to Motion

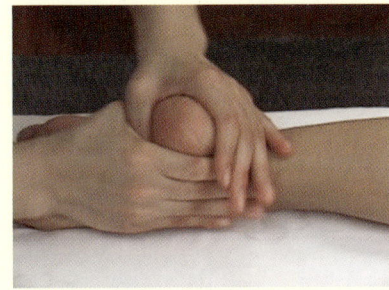 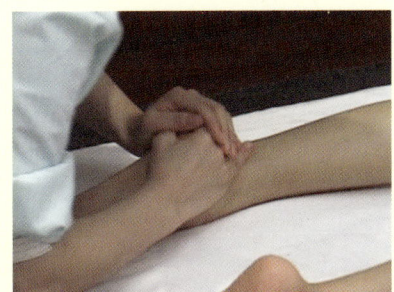

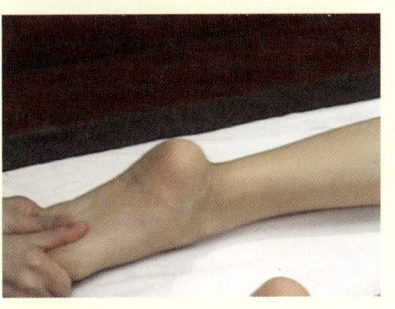

- 호구부위를 이용하여 발 뒤꿈치를 고정한 후 수장사지로 짜준다.
- 짜줄 때에는 두 손을 동시에 압하고, 동시에 힘을 뺀다.
- 동작이 끝난 후 양손으로 발을 감싸 발끝까지 쓸어내린다.
- 3회 반복한다.

신경(腎經)을 강화시킨다.
다리의 부종을 개선한다.

다리관리 뒷면 **17**단계

# 용천부위 압하기

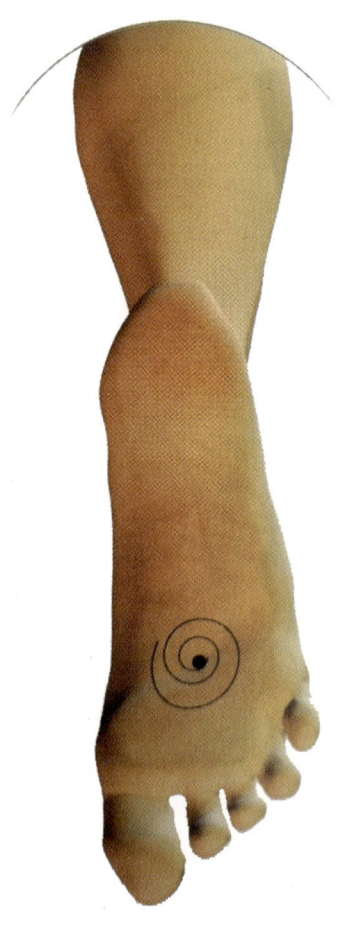
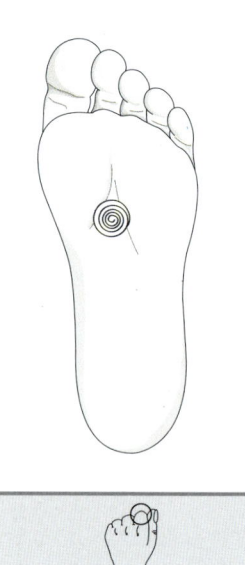

## How to Motion

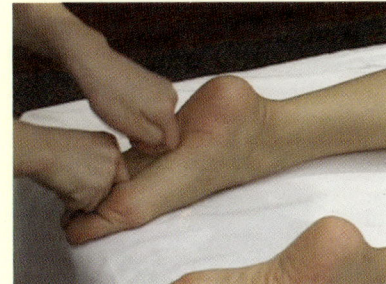 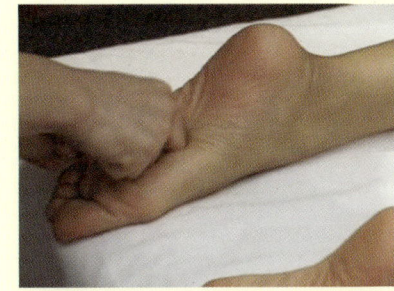

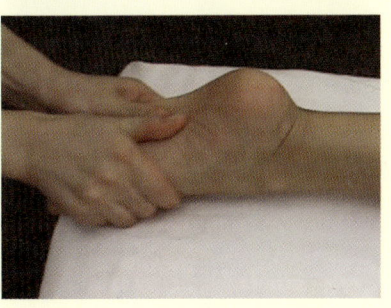

- 양손 검지의 지과부위를 이용하여 용천부위를 번갈아 가며 압한다.
- 6회 정도 압한 후 양손으로 발을 감싸 발끝까지 쓸어준다.
- 3회 반복한다.

신경(腎經)을 강화한다.
피부 노화를 예방한다.

다리관리 뒷면 **18**단계

## 족내외과 굴려주기

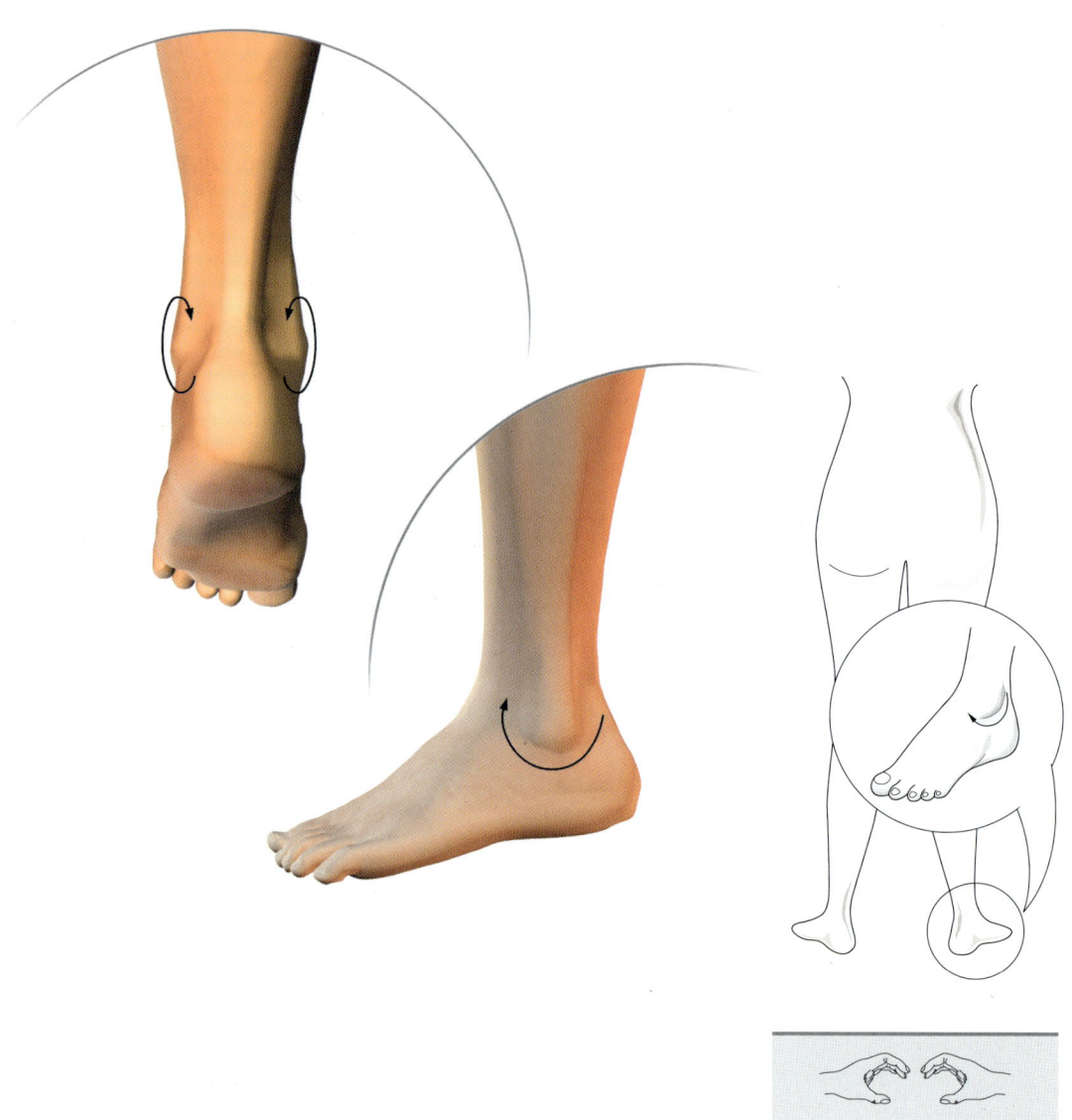

## How to Motion

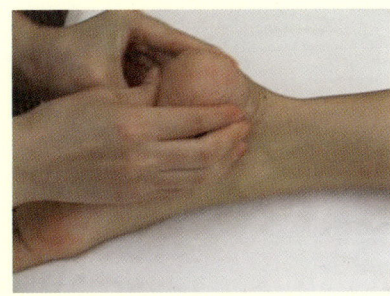
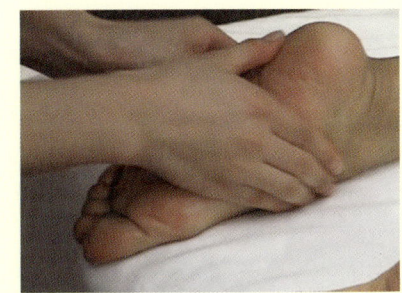
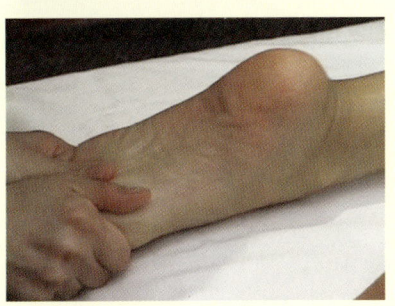

- 양손의 사지복을 이용하여 족내외과 부위를 원을 그리듯이 굴려준다.
- 신경과 방광경의 유주방향에 따른다.
- 세 번씩 3회 반복한다.
- 동작이 끝난 후 양손으로 발을 감싸 발끝까지 쓸어준다.

난소의 기능을 개선한다.
신경과 방광경을 강화한다.
발목과 복사뼈 주변의 라인을 아름답게 한다.

다리관리 뒷면 **19**단계

## 아킬레스건 마찰하기

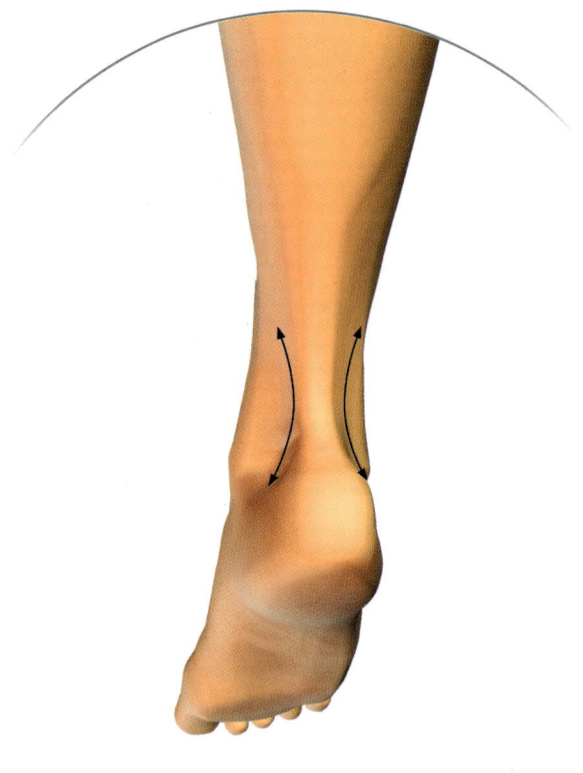
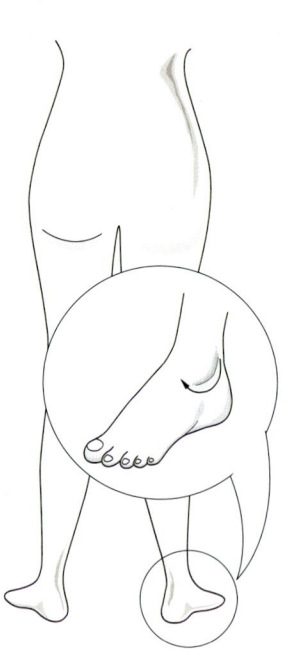
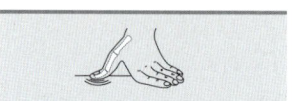

## How to Motion

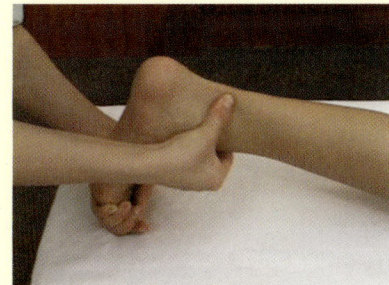 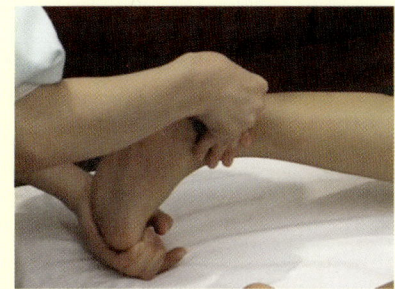

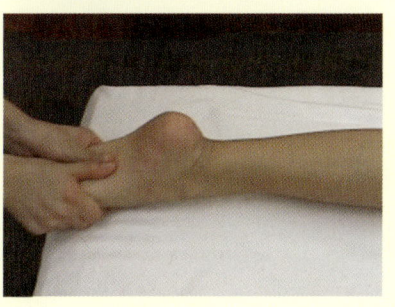

- 발 끝을 세운 후 한 손은 발 끝을 고정시키고, 다른 한 손의 모지복을 이용하여 아킬레스건의 부위의 태계혈과 곤륜혈을 마찰한다.
- 마찰 후 양손으로 발을 감싸 발 끝까지 쓸어내리며, 발을 자연스럽게 내려준다.

난소의 기능을 개선한다.
신경과 방광경을 강화한다.
피부 노화를 방지한다.

다리관리 뒷면 **20**단계 ## 비벼주기

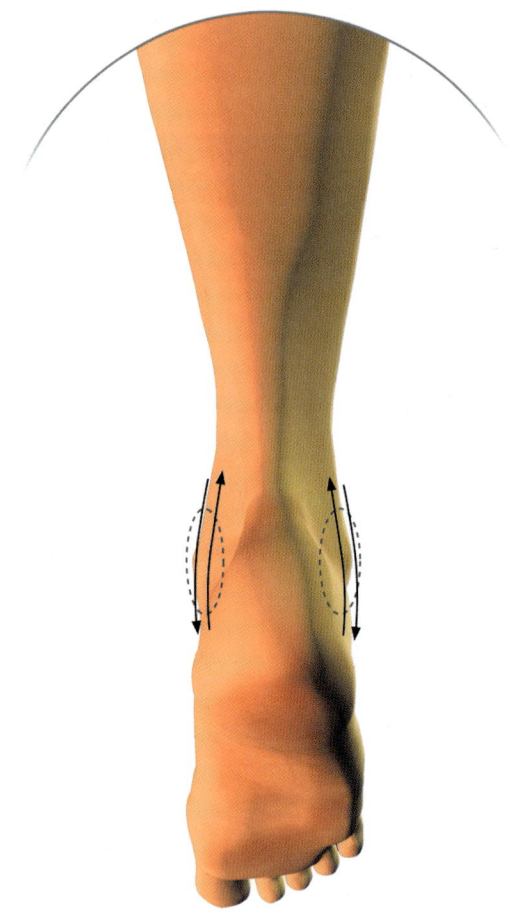

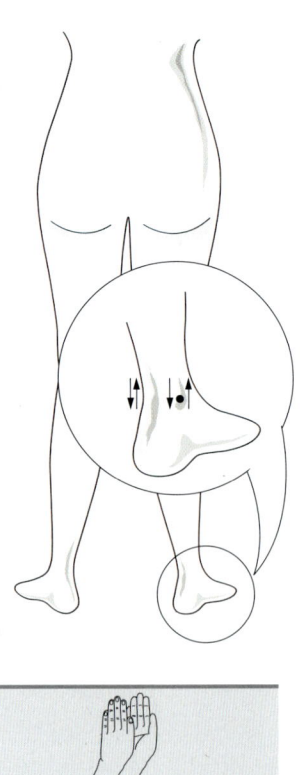

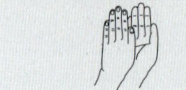

# How to Motion

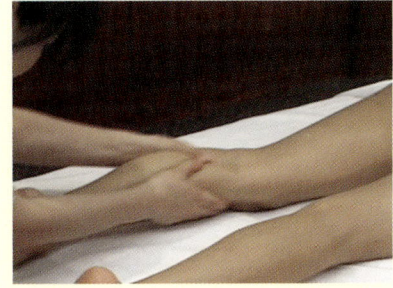 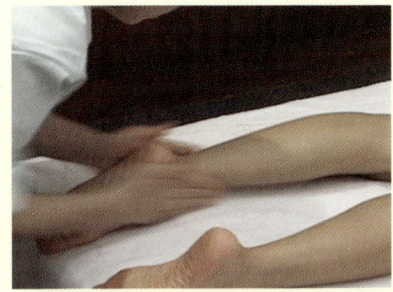

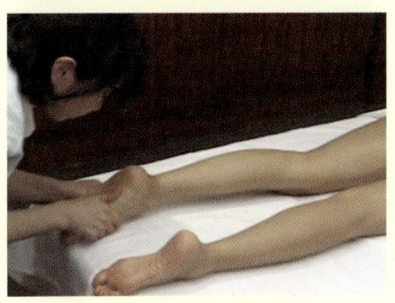

- 양손의 수장사지를 이용하여 다리 전체를 쓸어준 후 족내외과를 비벼준다.
- 열이 나도록 비벼준다.
- 비벼준 후 양손으로 발을 감싸 발 끝까지 쓸어준다.
- 3회 반복한다.

신경과 방광경을 강화한다.
난소기능을 개선한다.
피부의 노화를 방지한다.

다리관리 뒷면 **21**단계

# 전체 쓸어주기

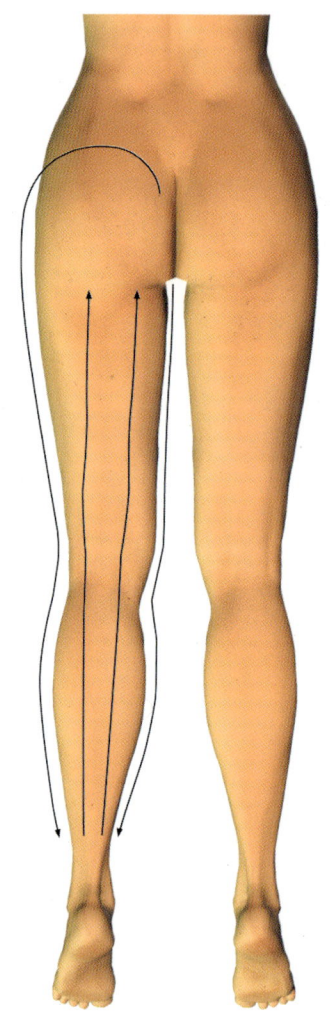
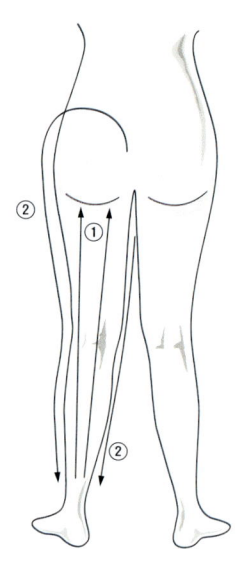
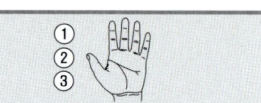

## How to Motion

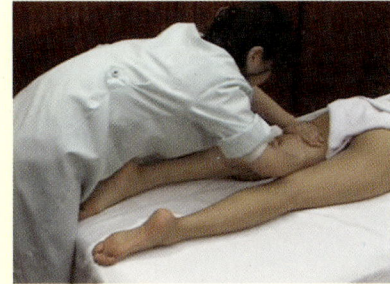 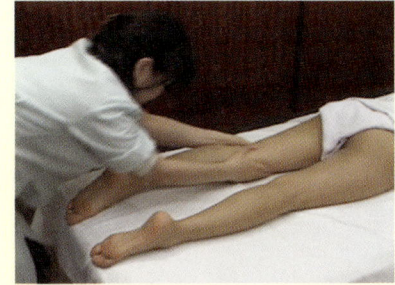

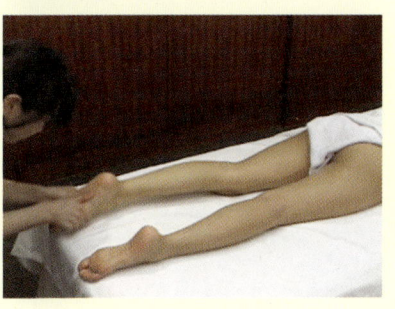

- (피술자의 왼쪽다리를 관리할 경우) 양손을 위·아래로 하여 다리 전체를 쓸어 올린 후 왼손은 둔부를 돌아 다리 양측으로 쓸어내린다. 이 때 시술자의 왼손이 오른손 위에서 시작해 둔부를 자연스럽에 감싸 돌아올 수 있도록 한다.
- 둔부를 돌 때에는 후상장골능까지 훑어준다.
- 3회 반복한다.

다리관리 뒷면의 마무리 동작이다.

# HOLISTIC

## MERIDIAN

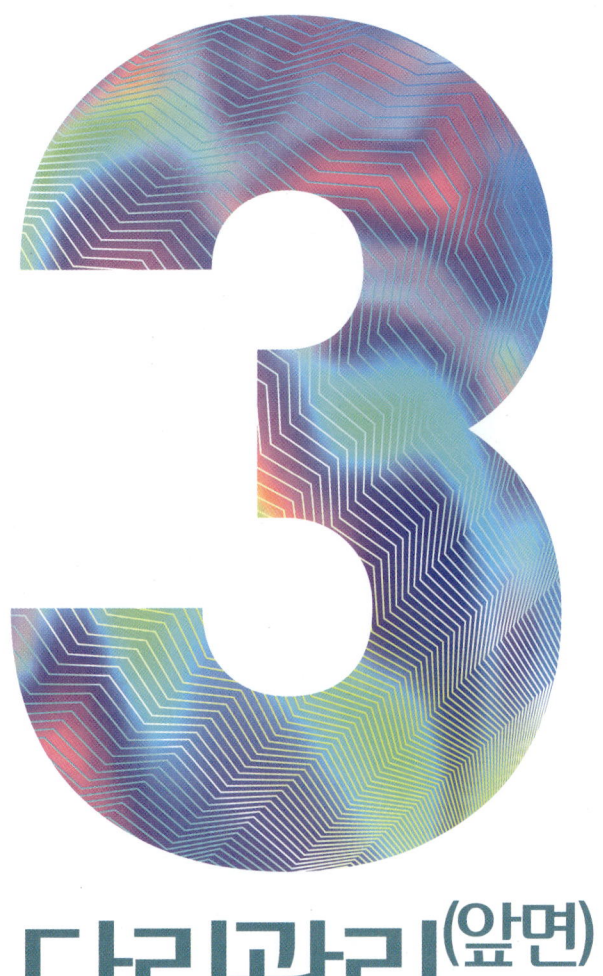

# 3
## 다리관리 (앞면)

# 3 다리관리(앞면)

## 1) 의의

다리는 여성의 각선미를 표현하는데 아주 중요한 부분이 된다. 각선미는 여성의 상징이며 허벅지의 비만(셀룰라이트성 비만)은 여성 호르몬과 관계가 깊다. 또한 다리의 앞부분을 흐르는 위경과 비경 및 신경을 관리함으로써 다리부위의 비만을 효과적으로 관리할 수 있다. 그러나 같은 위경의 문제일지라도 남성에게 허벅지 비만이 나타나는 예는 드물다. 그 원인은 셀룰라이트성 허벅지 비만은 주로 여성에게만 나타나기 때문이다.

## 2) 유의점

대퇴부를 쓸어줄 때에는 지과면을 이용해야 하는데 이 때에 지과면을 이용하지 않고 지과의 강한 부위를 이용한 경우에 피술자가 압통을 호소하거나 멍이 들 우려가 있다. 특히 이 부위는 위경이 흐르는 곳이므로 기육이 예민하며 멍이 들기 쉽다. 피술자의 압통여부를 확인하면서 고통을 느끼지 않는 수준의 압으로 관리한다.

① 족삼음경 쓸어주기(9단계)나 척부로 쓸어주기(10단계)를 할 때에는 음경락이 흐르는 부위이며 자극에 민감하므로 압을 강하게 하지 않는다.
② 위경락 쓸어주기(13단계)는 양경락이 흐르는 부위이므로 ①번에 비해 다소 압을 주어도 무방하나 피술자의 반응에 따라 압을 조절한다.

## 3) 관리포인트

다리에 부종이 심한 경우에는 경락의 유주에 따른 관리보다 음양의 변이로 먼저 해석하여 아래에서 위로 퍼올리는 동작(3단계와 4단계)를 여러번 반복하여 음의 기운을 끌어올리고 림프와 정맥의 순환을 돕는다. 그런 다음 다른 관리로 이동한다.
① 4단계에서 무릎을 모지복으로 지그재그로 비벼 줄 때에는 양 엄지와 교차할 때에

강한 힘을 준다. 무릎부위가 튀어나오는 것을 예방할 수 있다.

② 9단계에서 다리를 눕혀서 족삼음경을 쓸어줄 때에는 서혜부 깊이까지 쓸어준다. 허벅지뿐만 아니라 둔부의 늘어짐도 예방 및 개선할 수 있다.

③ 13단계 위경락 쓸어주기에서는 정강이 부위의 족삼리에서 해계까지를 모지복으로 강하게 압하며 쓸어준다. 종아리가 두꺼워지는 것을 막는다.

### 4) 주요동작
압하기, 비벼주기, 쓸어주기, 밀어주기, 비틀어주기, 퍼올리기, 원그리기

### 5) 주요경락
위경, 간경, 신경, 비경

### 6) 주요수혈
비관, 복토, 족삼리, 조구, 해계, 태계, 조해, 축빈, 음곡, 용천, 혈해, 음릉천, 삼음교, 여구, 중도, 태충, 중봉

### 7) 수기보사
유주보사

다리관리 앞면 **1**단계

# 오일 바르기

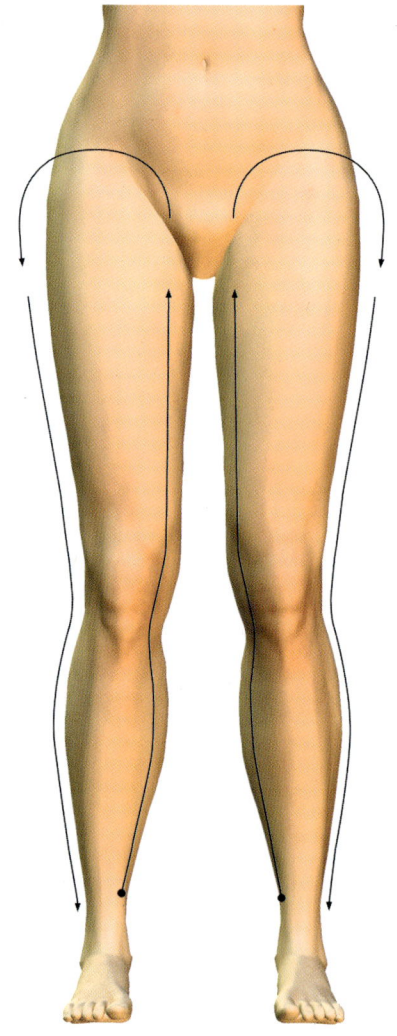
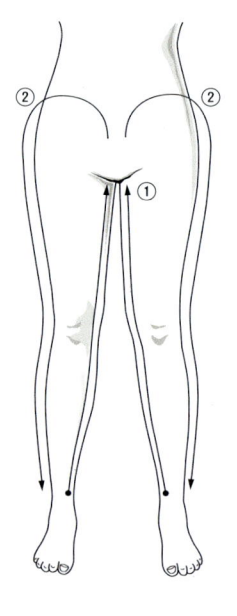
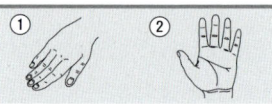

## How to Motion

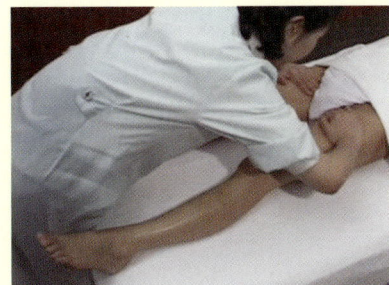 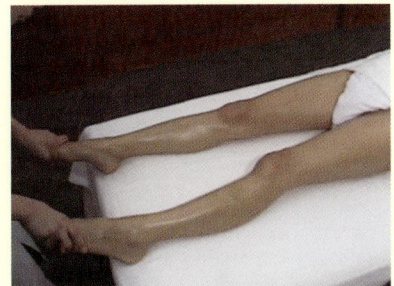

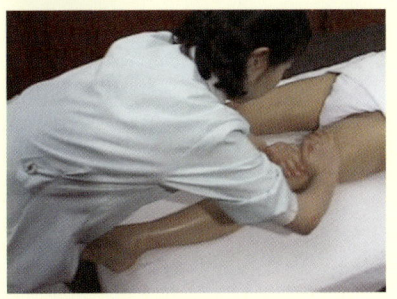

- 적당량의 오일을 덜어낸 후 손바닥에서 오일의 온도를 조절한 후 다리 전체에 3부분으로 나누어 찍어 펴 바른다.
- 양쪽 다리 전체를 펴 바르고, 한쪽 다리씩 나누어 다시 한번 골고루 펴 바른다.
- 너무 많은 양을 바르지 않도록 한다.

마사지 하기에 쾌적한 상태를 만든다.

다리관리 앞면 **2**단계

# 한쪽 전체 쓸어주기

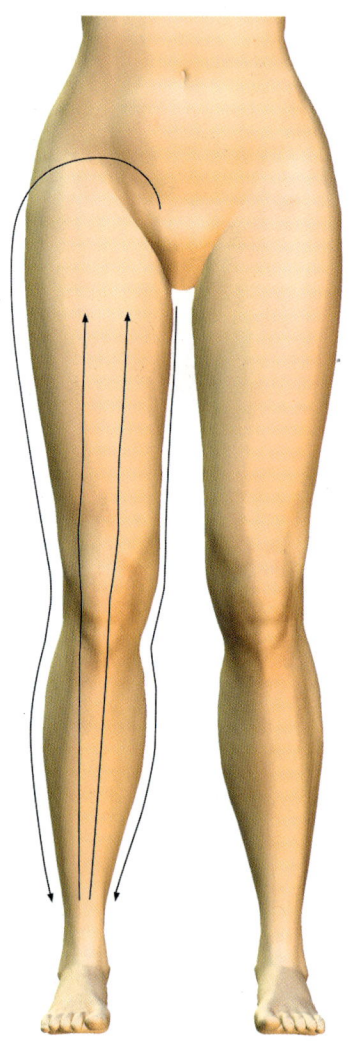
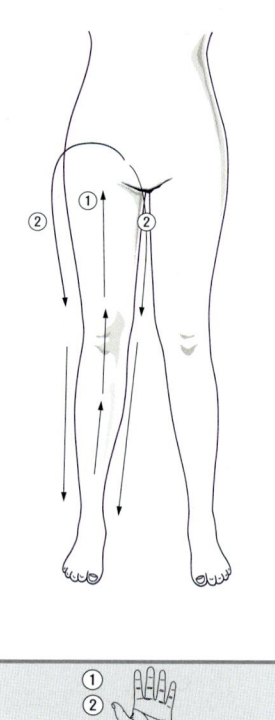

## How to Motion

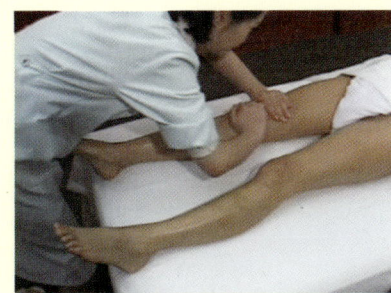 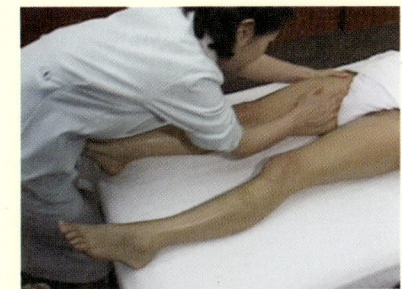

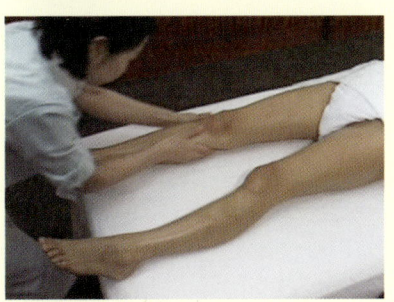

- (피술자의 오른쪽 다리를 관리할 경우) 양손을 위·아래로 하여 다리 전체를 쓸어 올린 후 특히 왼손은 대퇴부 밖으로 원을 크게 그리며 돌아 다리 양측으로 쓸어내린다. 이 때 시술자의 왼손이 오른손 위에서 시작한다.
- 돌아서 내려올 때는 발등을 쓰다듬으며, 발끝까지 쓸어내린다.
- 3회 반복한다.

다리 전체의 긴장감을 푼다.

## 다리관리 앞면 3단계

# 호구부위로 퍼 올리기기

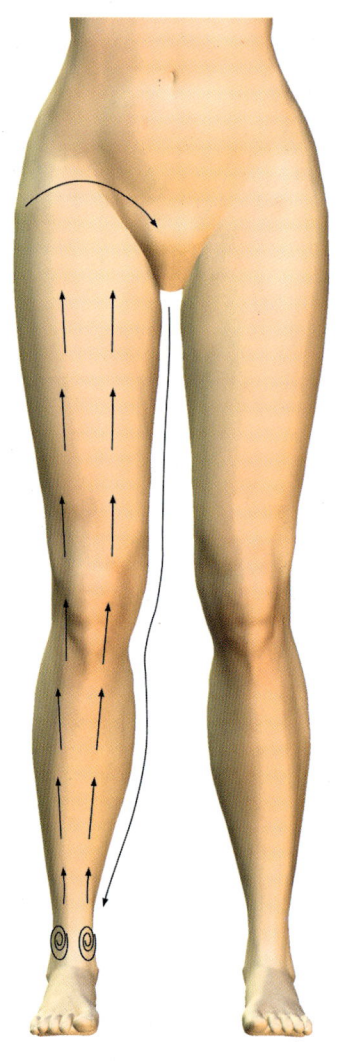
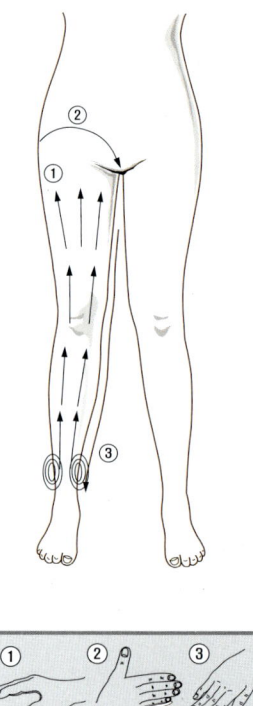

## How to Motion

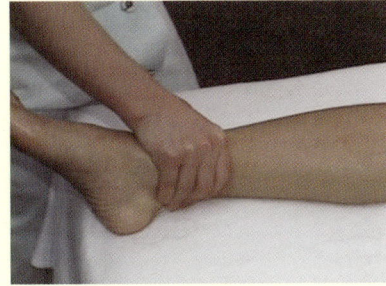 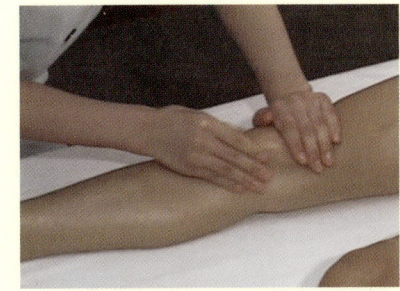

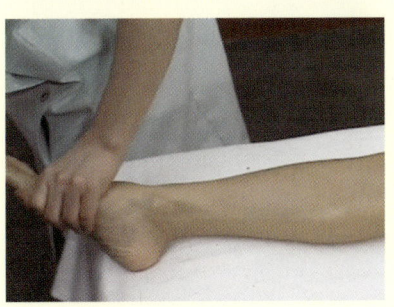

- (피술자의 오른쪽 다리를 관리할 경우) 오른손의 호구부위를 발목 부위에 밀착시키고 삼음교를 퍼 올려준다.(3회)
- 아래에서 위를 향하여 제자리에서 퍼 올리기를 한 다음, 다른 손의 수장사지를 이용하여 이동하면서 퍼 올린다.
- 대퇴부 끝까지 올라간 후에는 오른손으로 대퇴부 내측을 받쳐주면서 왼손의 수근부위를 이용하여 강하게 비틀어 준 다음 음경락을 따라 발을 향해 가볍게 내려온다.
- 발목까지 내려온 후에는 수장사지를 발등에 밀착하여 발끝까지 쓸어준다.
- 3회 반복한다.

다리의 부종이나 순환장애를 개선시킨다.

다리관리 앞면 **4**단계

# 부채살 모양으로 쓸어주기

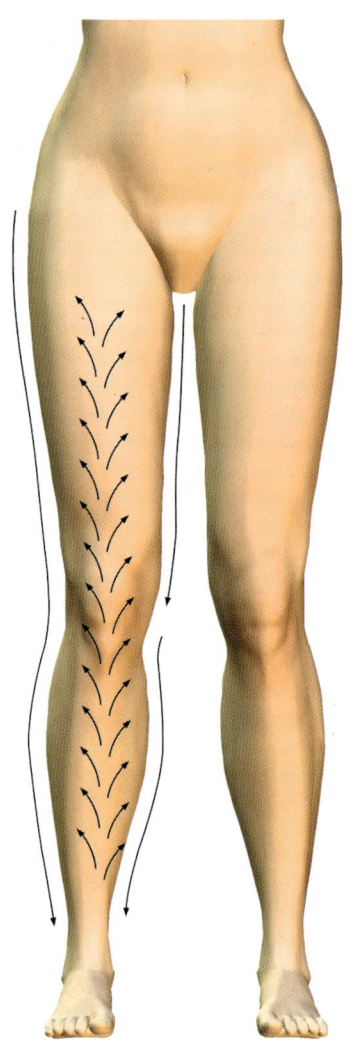
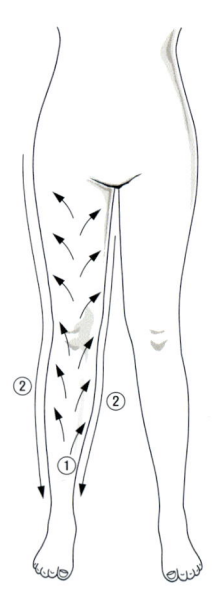
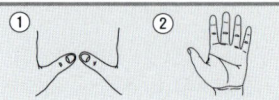

## How to Motion

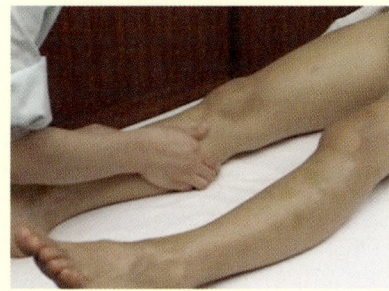 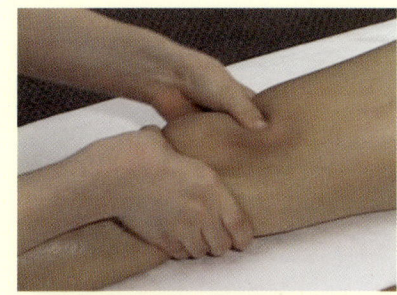

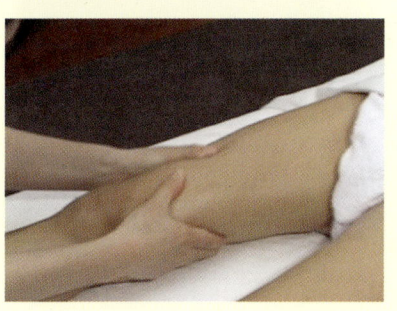

- 양손의 모지구를 이용하여 번갈아 가며 부채살 모양으로 쓸어준다.
- 아래에서 이동하면서 쓸어주는데, 무릎에서는 양 모지복으로 위·아래를 교차하면서 밀어준다.
- 무릎에서 위를 향하여 다시 부채살 모양으로 쓸어 올린 후 원을 그리며 돌아서 양손을 다리 측면을 따라 발끝까지 쓸어내린다.
- 3회 반복하는데, 3회째는 발끝까지 쓸어내리지 않고 무릎 위까지만 쓸어내린다.

다리의 부종을 예방한다.
다리를 가볍게 하고 각선미를 아름답게 한다.

## 다리관리 앞면 5단계

## 모지구로 양 옆으로 빼주기

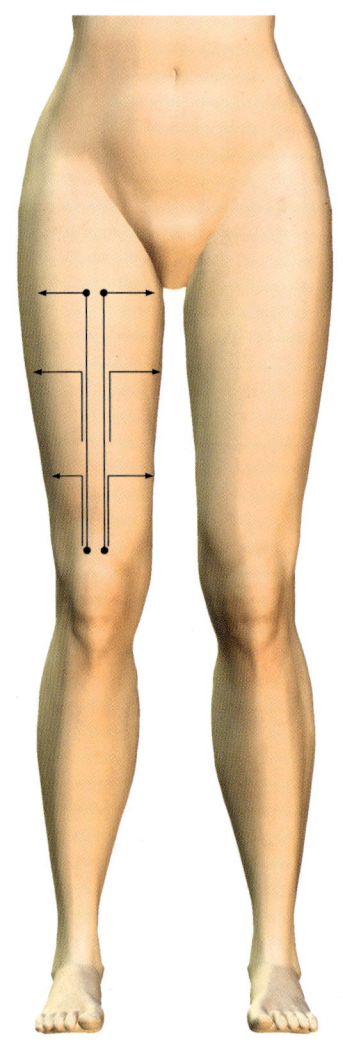

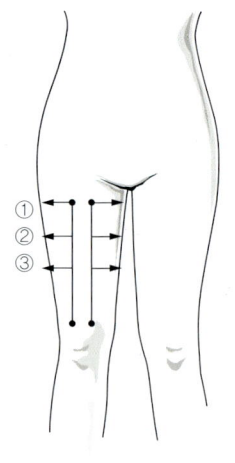

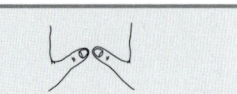

## How to Motion

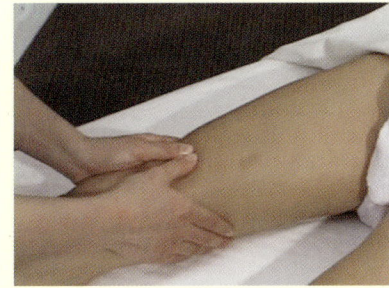
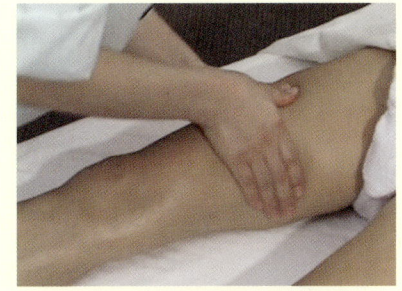
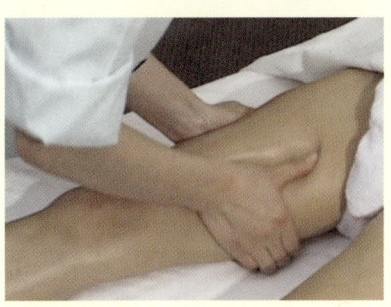

- 양 모지복을 모아서 대퇴부 가운데로 쓸어 올린 다음, 양 모지구를 이용하여 양 옆으로 쓸어내린다.
- 처음에는 길게 쓸어 올리고, 두 번째는 2/3 정도, 세 번째는 1/3 정도 쓸어 올린다.
- 3회 반복한다.

대퇴부의 경결을 풀어준다.
대퇴부의 비대를 개선한다.

## 다리관리 앞면 6단계

# 혈해부위 풀기

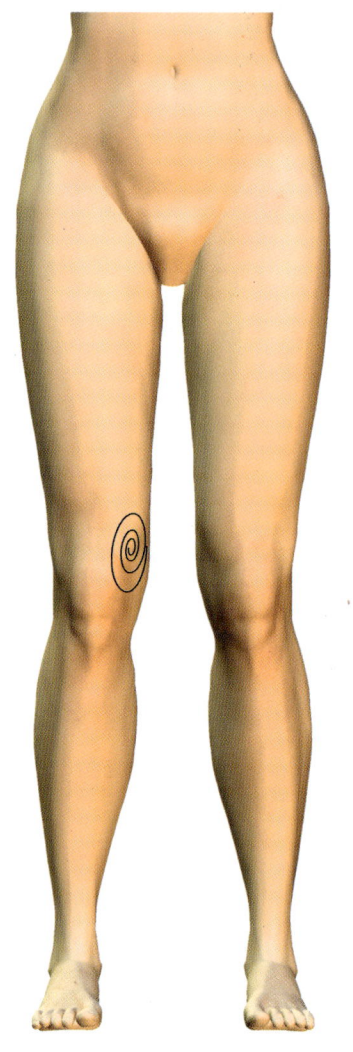
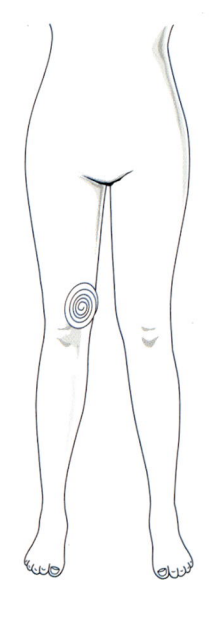
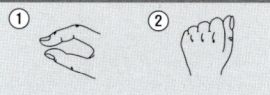

## How to Motion

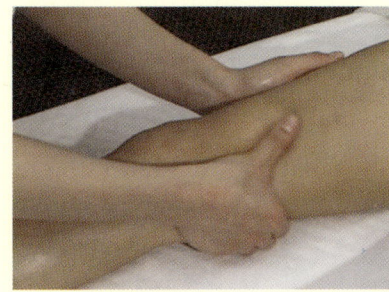
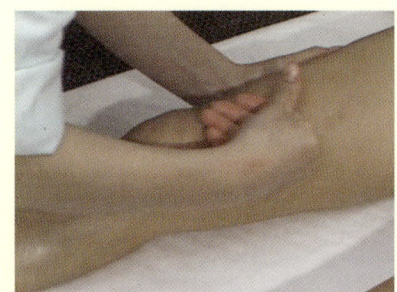
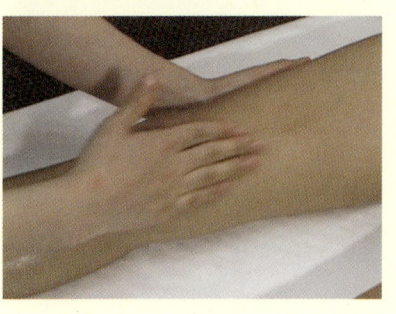

- 모지구를 이용하여 혈해부위를 굴려준다.
- 지과면을 이용하여 다시 한 번 풀어준다.
- 강하지 않게 지속적으로 반복한다.

습에 의한 비만과 과식으로 인한 비만을 해소한다.
대퇴부 내측의 비만을 개선한다.

다리관리 앞면 **7**단계

## 대퇴부 비틀기

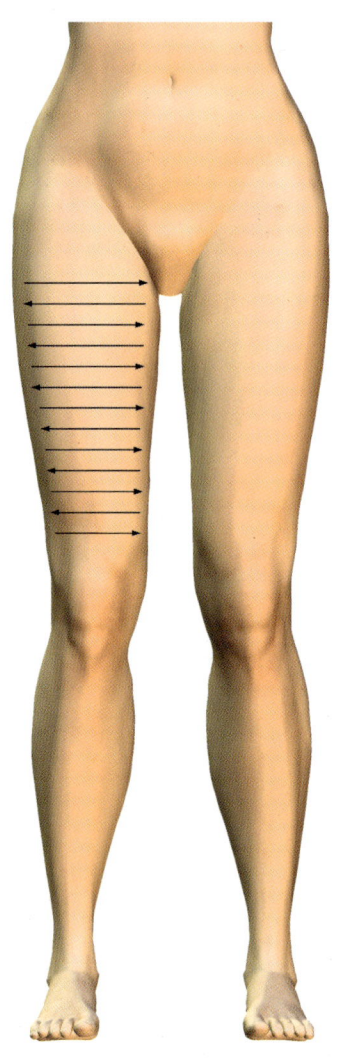
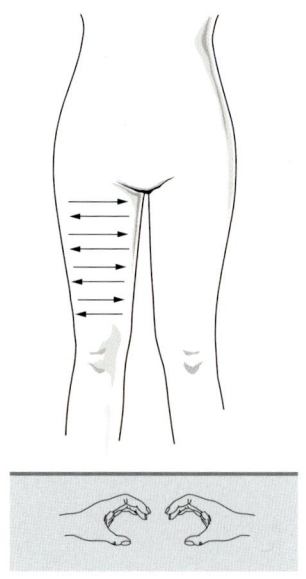

## How to Motion

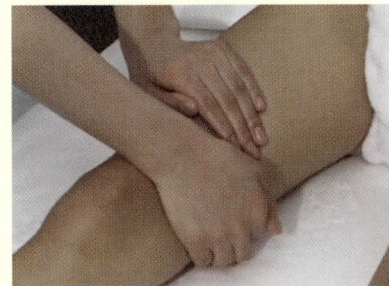
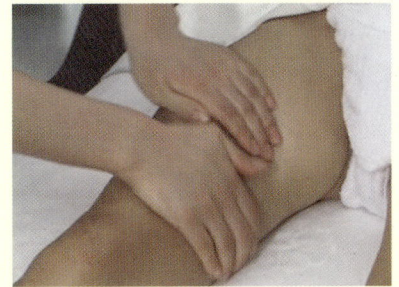
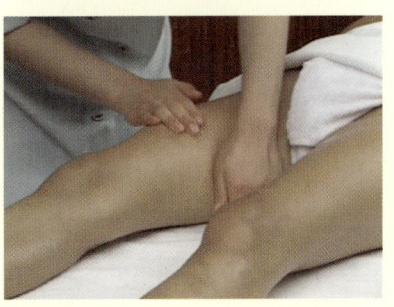

- 양손의 수근 부위를 이용하여 대퇴부를 비틀어 주듯이 짜준다.
- 무릎부위에서 위로 이동하면서 비틀어 주듯이 짜준다.

위경(胃經)을 강화한다.
대퇴부 비대를 개선한다.

다리관리 앞면 **8**단계

## 음경락으로 쓸어주기

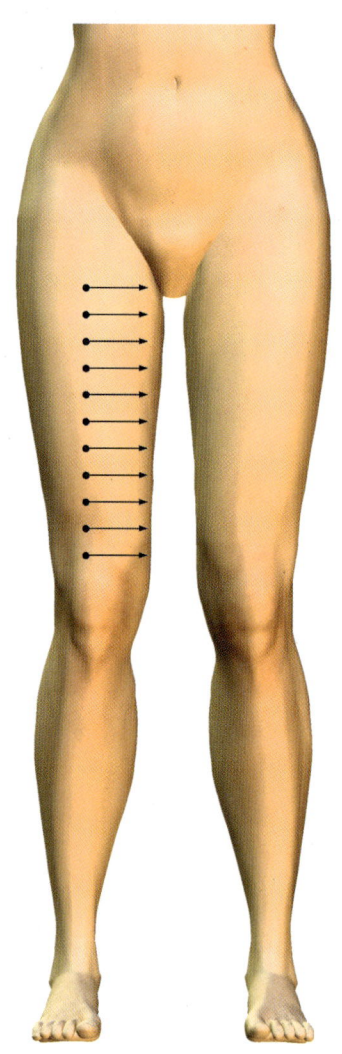
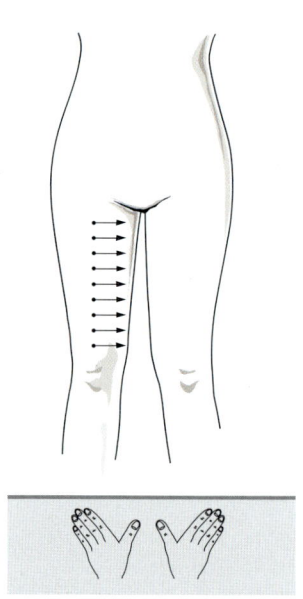

## How to Motion

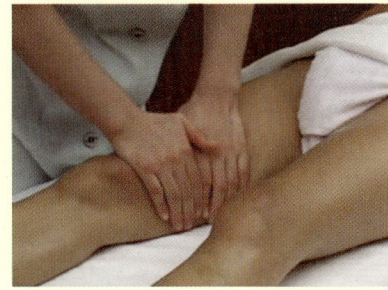
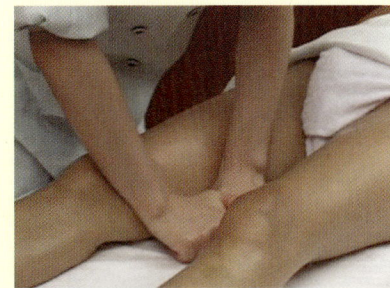
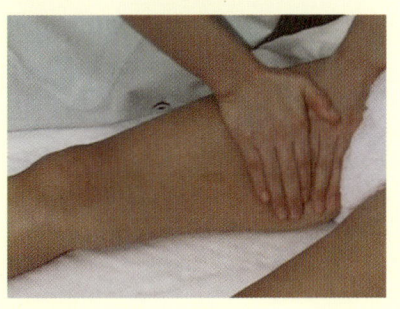

- 양손의 수근 부위를 나란히 하여 힘 있게 음의 부위로 쓸어준다.
- 아래에서 위로 이동하면서 진행한다.
- 3회 반복한다.

신경·간경·비경을 강화한다.
대퇴부 내측의 비대를 개선한다.

다리관리 앞면 **9**단계

# 족삼음경 쓸어주기

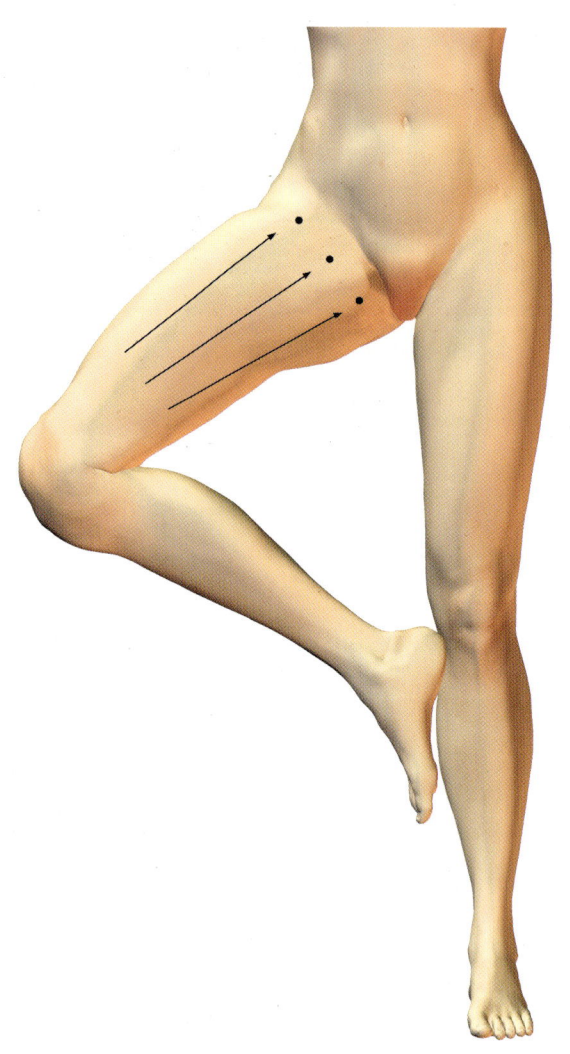

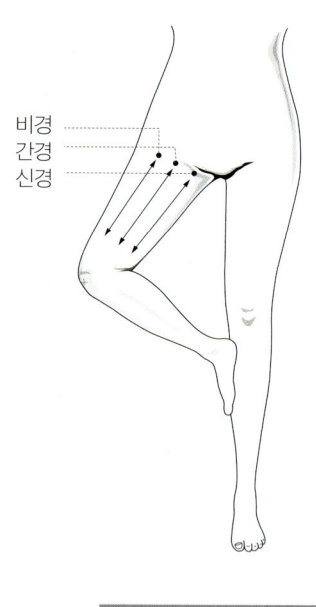

비경
간경
신경

① 상행할때  ② 하행할때

## How to Motion

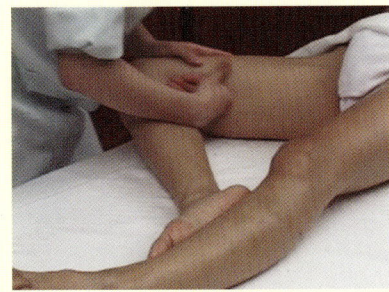 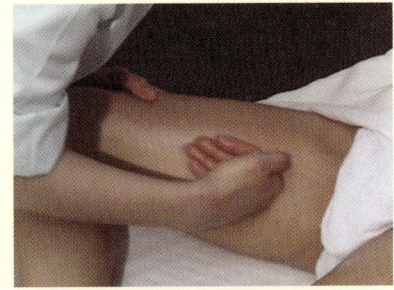

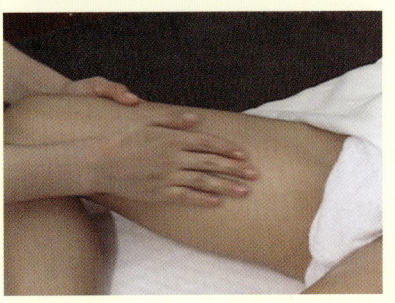

- 다리를 꺾어서 발바닥을 반대쪽 종아리 부위에 고정시킨 후 족삼음경을 쓸어준다.
- (피술자의 오른쪽다리를 관리할 경우) 오른손의 수장사지를 이용하여 가장 안쪽의 신경·간경·비경을 쓸어 올린다.
- 쓸어 올릴 때에는 지과면을 이용하여 쓸어 올리고, 내릴 때에는 수장사지를 이용한다.
- 3회 반복한다.

신경·간경·비경을 강화한다.
대퇴부 내측의 비대를 개선한다.
피부의 탄력을 강화시킨다.

다리관리 앞면 **10**단계

# 척부로 족삼음경 쓸어주기

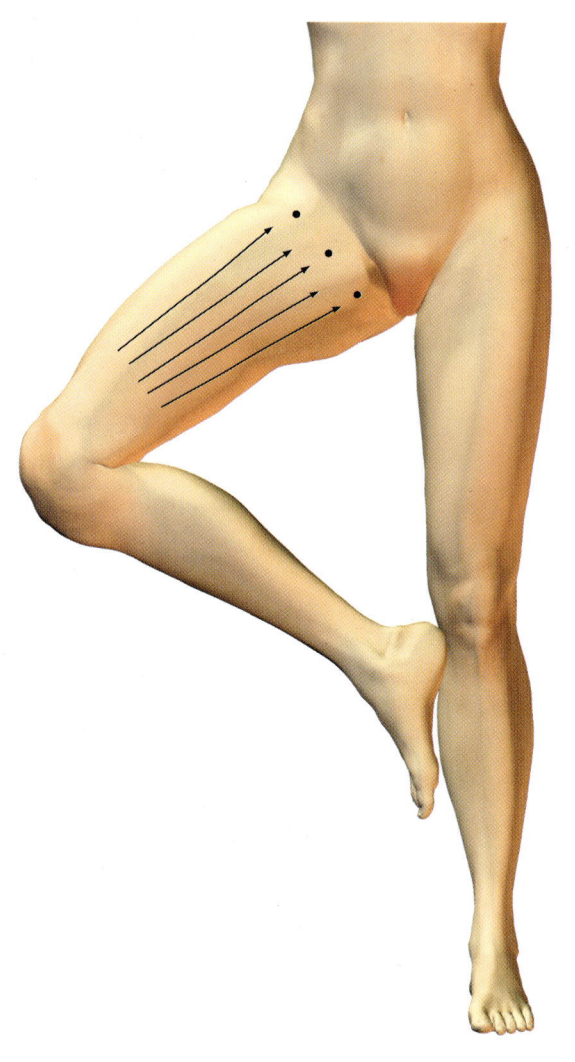
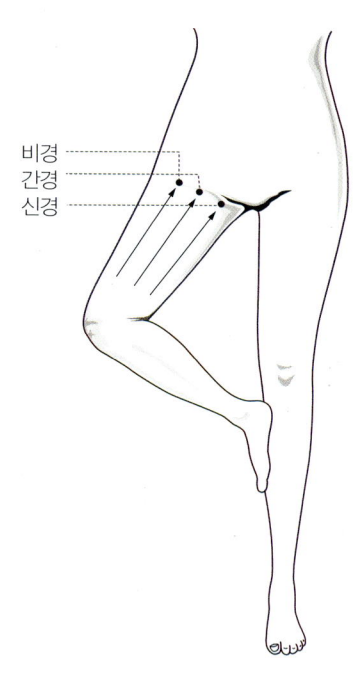

비경
간경
신경

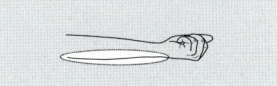

## How to Motion

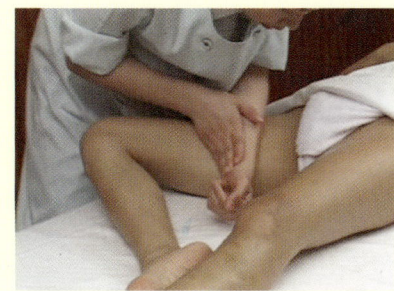 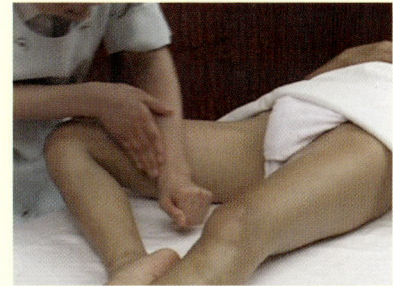

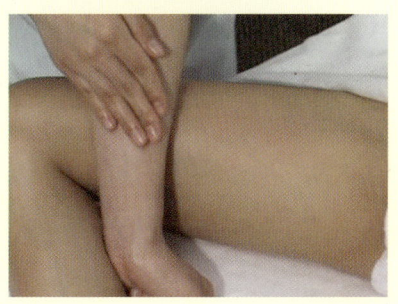

- (피술자의 오른쪽 다리를 관리할 경우) 왼팔의 척부를 이용하여 아래에서 위로 쓸어 올린다.
- 이 때, 오른손으로는 왼팔의 척부를 받쳐 준다.
- 신경·간경·비경을 동시에 자극한다.
- 3회 반복한다.

신경·간경·비경을 강화한다.
대퇴부 내측의 비대를 개선한다.
피부의 탄력을 강화시킨다.

## 다리관리 앞면 11단계

## 수장사지로 쓸어주기

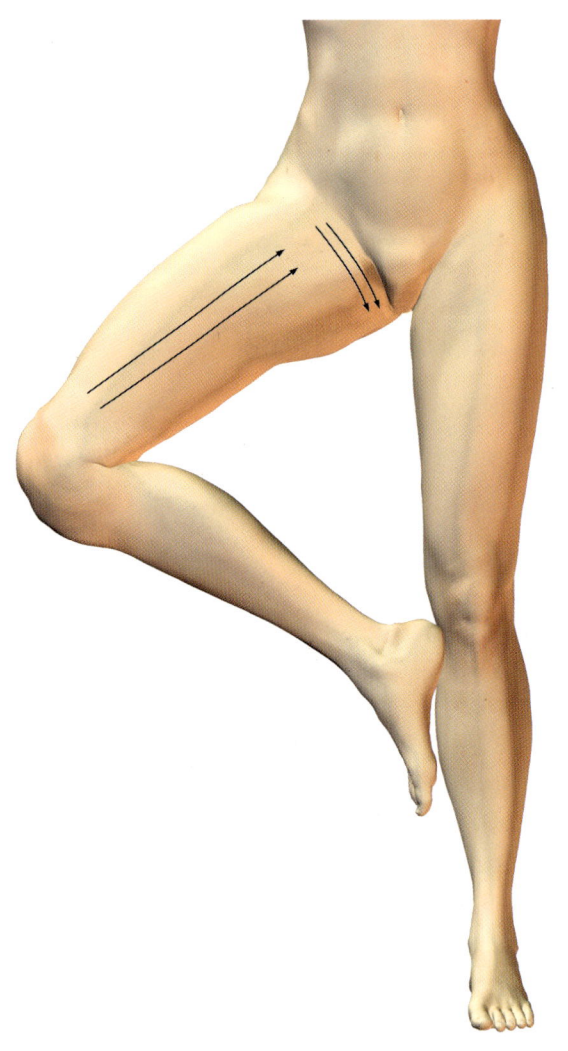
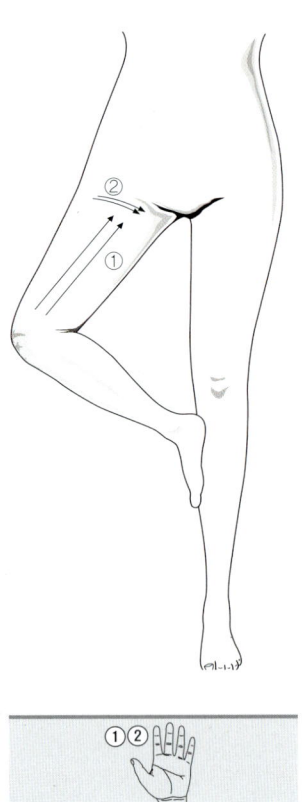

## How to Motion

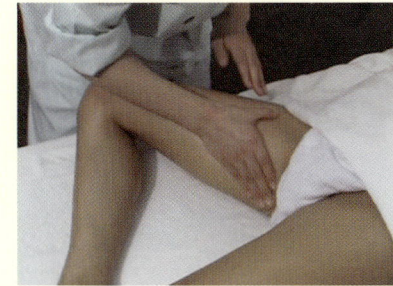 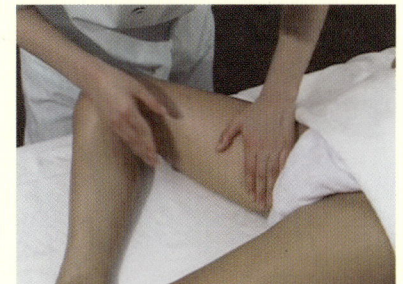

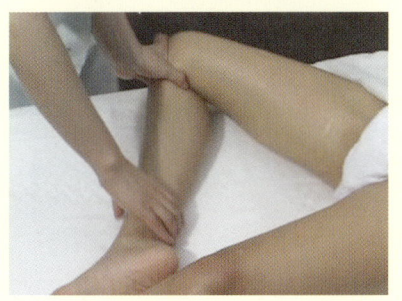

- (피술자의 오른쪽 다리를 관리할 경우) 오른손의 수장사지를 이용하여 족삼음경을 쓸어 올린 후, 왼손의 수장사지를 이용하여 서혜부로 쓸어내린다.
- 3회 반복 후 음곡을 잡고 다리를 가볍게 펴서 내려준다.

신경·간경·비경을 강화한다.
대퇴부 내측의 비대를 개선한다.
괄약근을 강화한다.

다리관리 앞면 **12**단계

# 음경락 올려주기

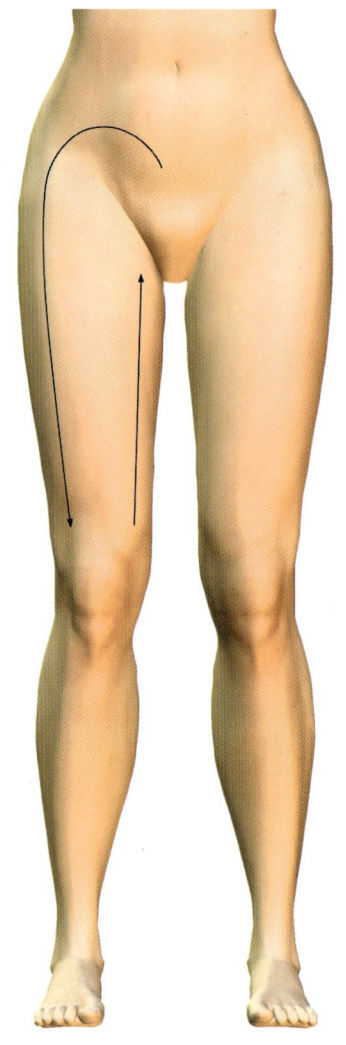
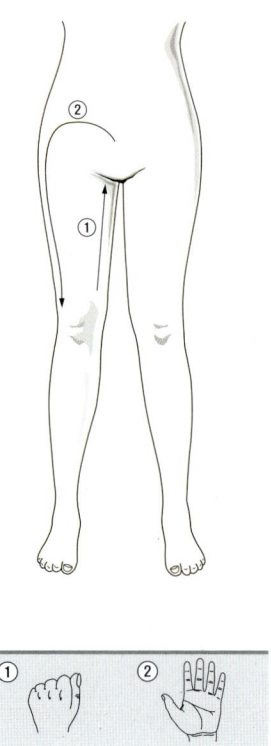

# How to Motion

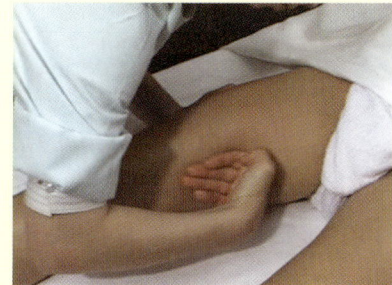
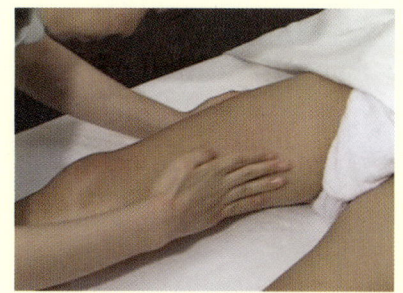
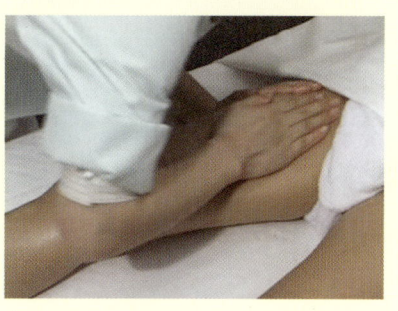

- 대퇴부 내측의 신경·간경·비경의 삼음경을 지과면을 이용하여 아래에서 위로 동시에 쓸어 올려 준다.
- 3회 반복하는데, 마지막에는 지과면을 이용하여 쓸어 올린 후 양경으로 돌아서 수장사지로 강하게 쓸어 내린다.
- 올려줄 때에는 천천히 지과면을 이용하여 올려주고 내려올 때에는 수장사지를 이용하여 빠르게 한다.

음경과 양경의 균형을 유지한다.
피부의 탄력을 부여한다.

## 다리관리 앞면 13단계 위경락 쓸어주기

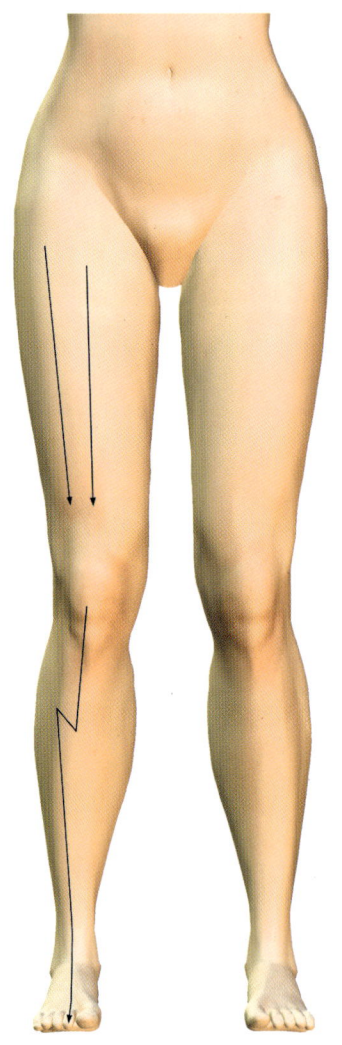

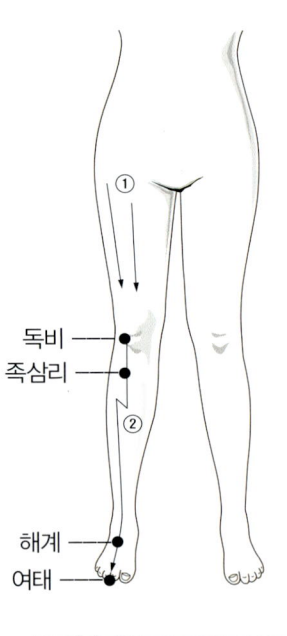

- 독비
- 족삼리
- 해계
- 여태

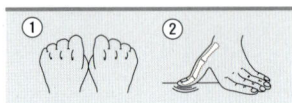

## How to Motion

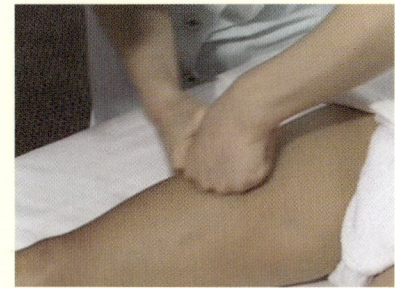
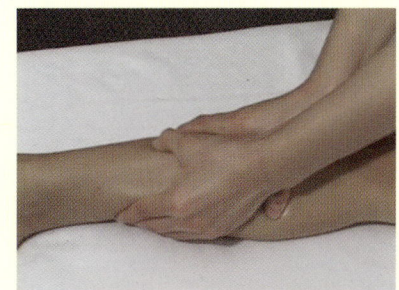
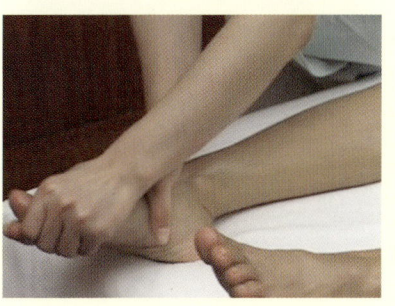

- 시술자는 피술자의 발을 향하도록 몸을 돌려 준비자세를 한다.
- 대퇴부에 위치한 위경을 위에서 아래로 지과면을 이용하여 쓸어내린다.
- (피술자의 오른쪽다리를 관리할 경우) 왼손의 모지복을 이용하여 독비혈을 압하고, 족삼리에서 해계까지 모지복을 이용하여 쓸어주면서 두 번째 발가락 끝의 여태혈로 빼준다.
- 이 때, 왼손의 모지복을 경골 바깥쪽을 잡아 고정시키고 오른손은 왼손 뒤에서 받쳐주면서 동시에 쓸어 내린다.

위경을 강화한다.
소화력을 강화한다.
무릎의 관절을 건강하게 한다.
대퇴부의 비만을 해소한다.

## 다리관리 앞면 14단계 척부로 대퇴상부 쓸어주기

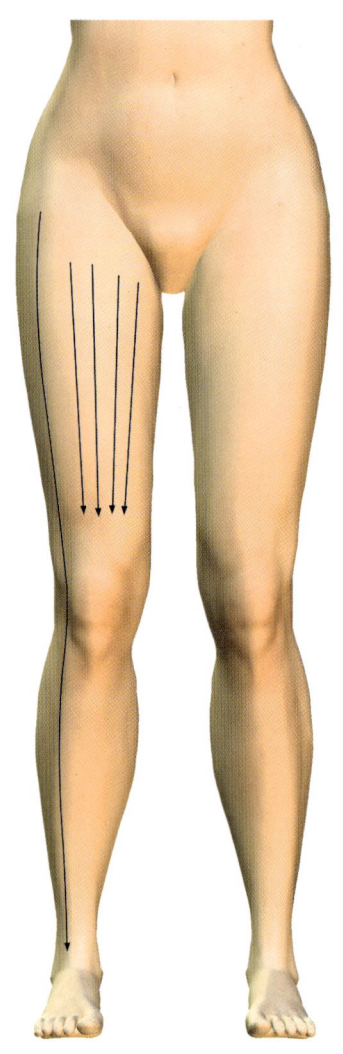
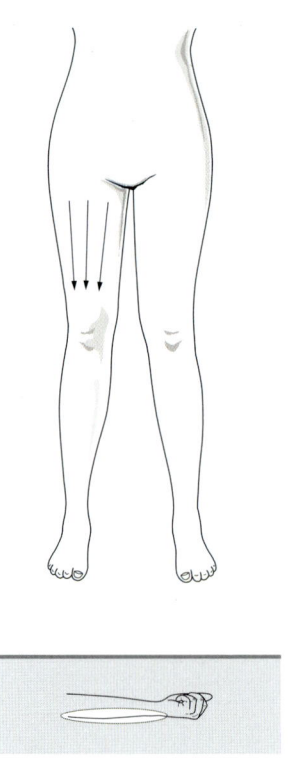

## How to Motion

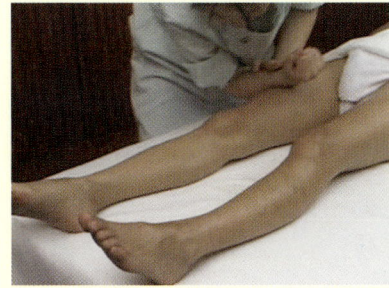
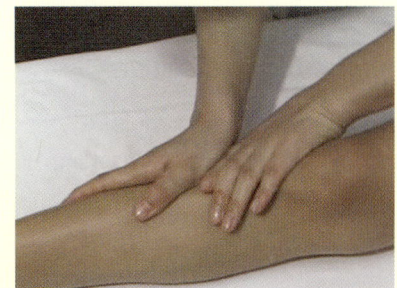
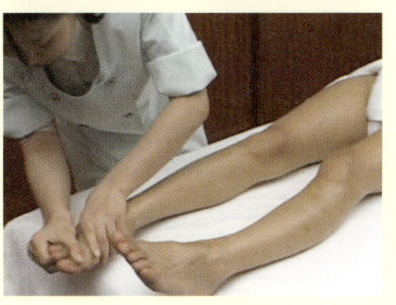

- (피술자의 오른쪽 다리를 관리할 경우) 오른팔의 척부를 이용하여 대퇴부를 지나는 위경을 쓸어준다.
- 3회 반복한 후, 수장사지를 이용하여 전체를 쓸어 내린다.

위경을 강화한다.
다리를 매끄럽게 한다.
대퇴부의 비만을 해소한다.

다리관리 앞면 **15**단계

# 종아리 쓸어주기

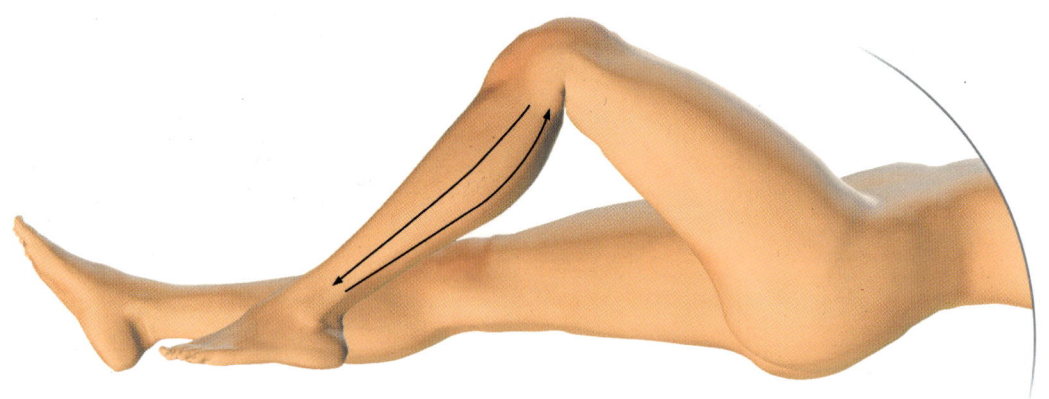

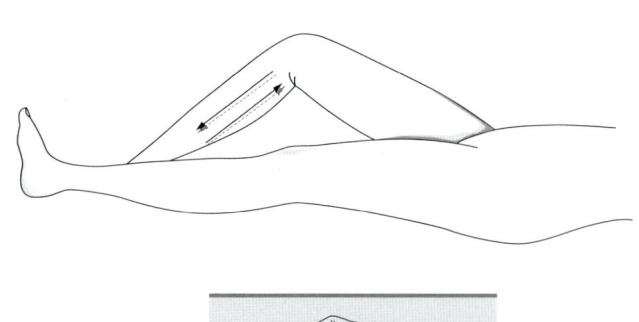

## How to Motion

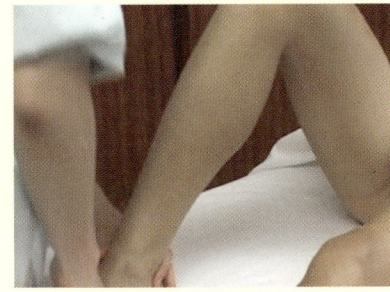 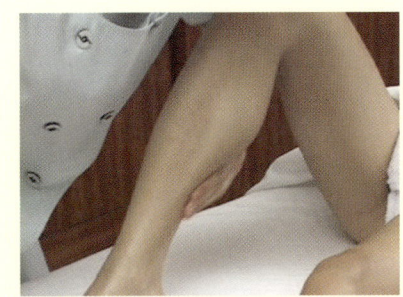

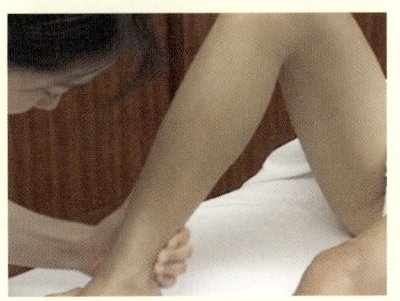

- 다리를 45° 각도로 세운 후, 한 손은 발을 고정시키고 반대 손의 호구부위를 이용하여 쓸어 올린다.
- 내려올 때에는 수장사지를 이용하여 내려오며, 발목을 조이듯이 잡아준다.
- 동작이 끝나면 한 손은 발목을, 다른 한 손은 오금부위를 받쳐 주면서 다리를 가볍게 펴서 내려준다.

방광경을 강화한다.
다리의 각선미를 아름답게 한다.

다리관리 앞면 **16**단계

# 발등 짜주기

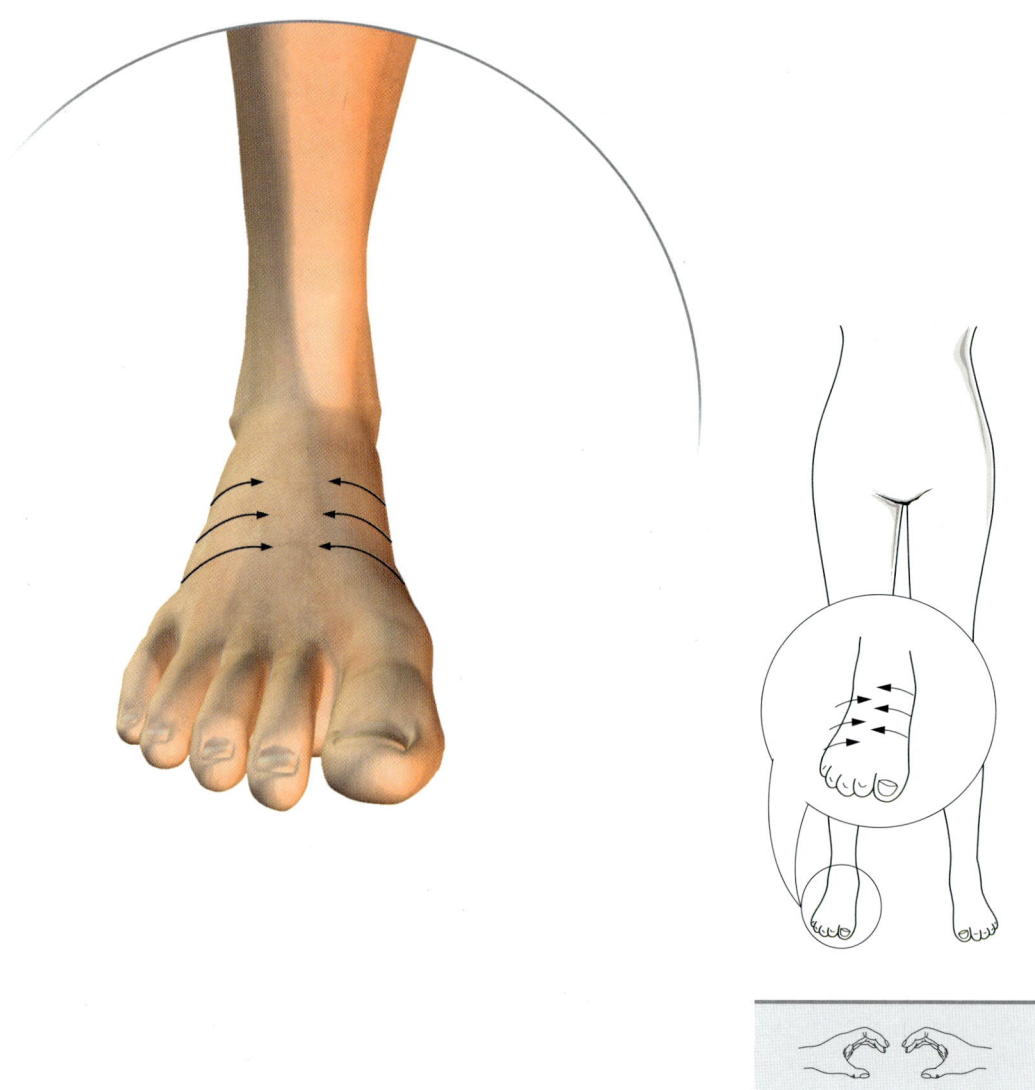

## How to Motion

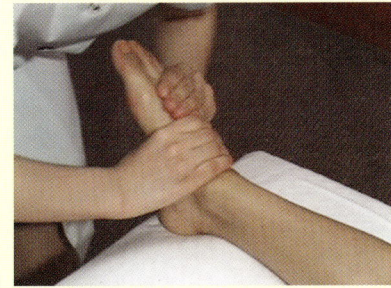
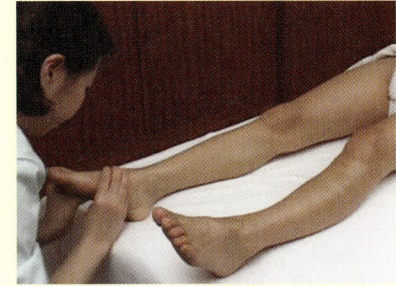
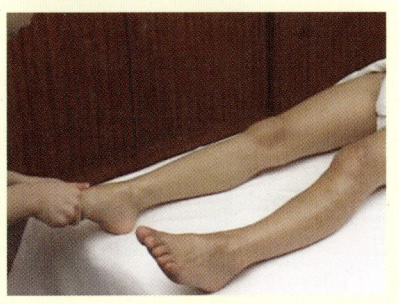

- 양손의 모지복을 발바닥의 용천에 고정시킨 후 사지복을 이용하여 발등을 짜준다.
- 짜줄 때 양손을 동시에 압을 주며 안으로 밀어주고, 이어서 동시에 힘을 빼면서 풀어준다.
- 3회 반복한다.

신경을 강화한다.
발의 붓기를 예방한다.

다리관리 앞면 **17**단계

## 중족골 쓸어주기

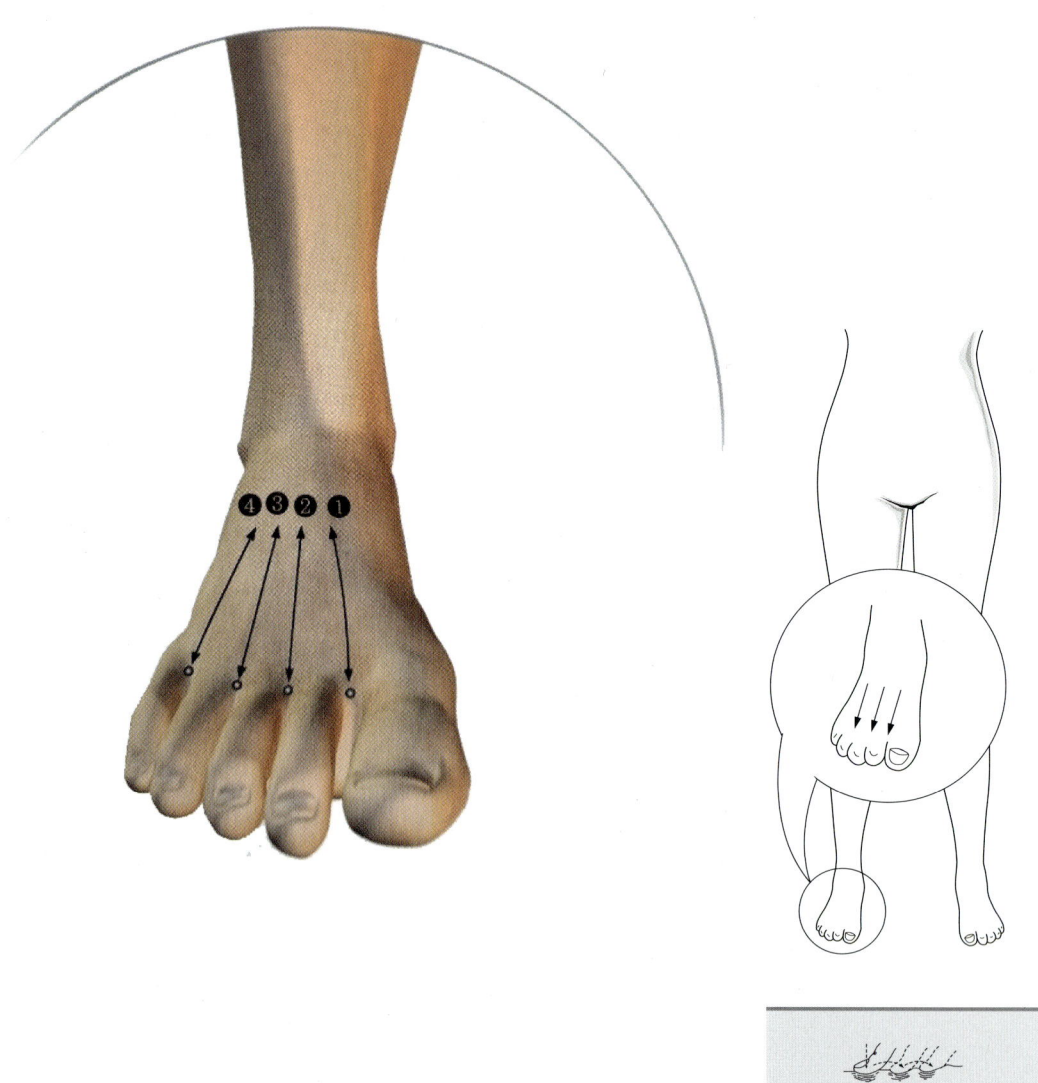

# How to Motion

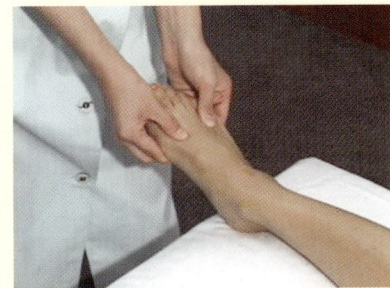
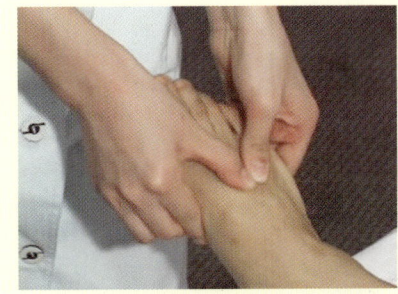
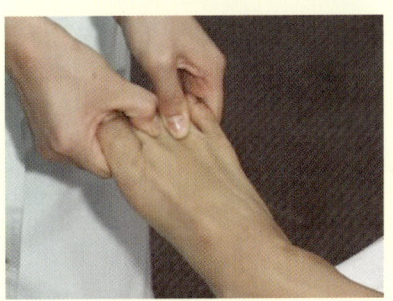

- 양손 모지복을 이용하여 중족골을 쓸어 주는데, 발가락에서 발등을 향에 훑어 올라 갔다 내려와서는 발가락 사이를 압한다.
- 압을 줄 때는 모지복을 이용하여 다소 강하게 압한다.

발의 열을 개선한다.
신경(腎經)을 강화한다.

다리관리 앞면 **18**단계

# 발가락 압하기

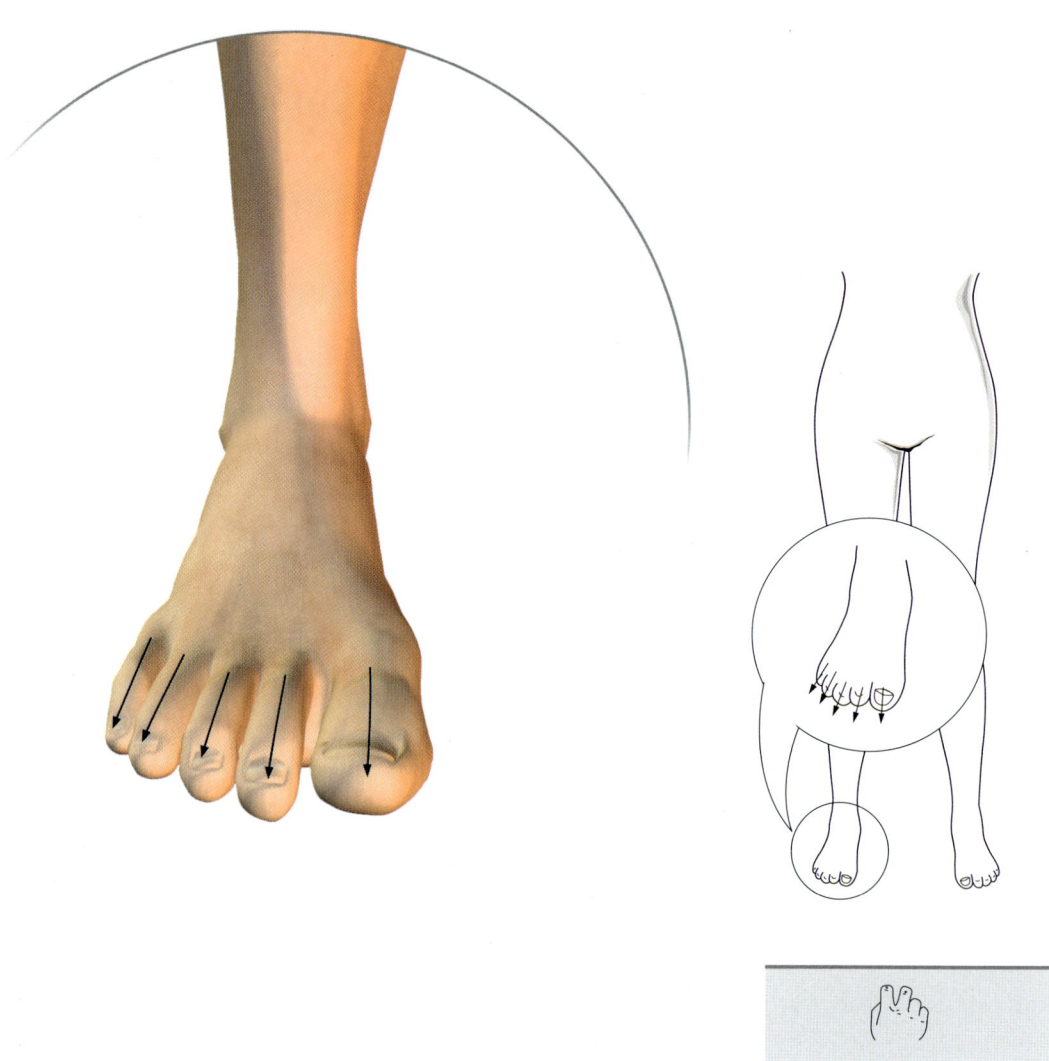

## How to Motion

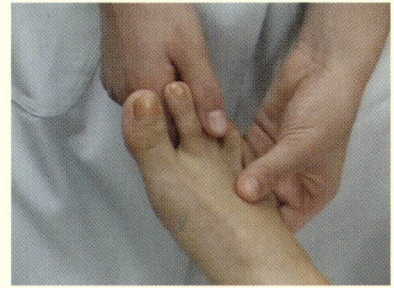
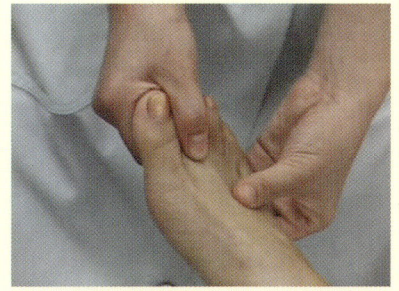
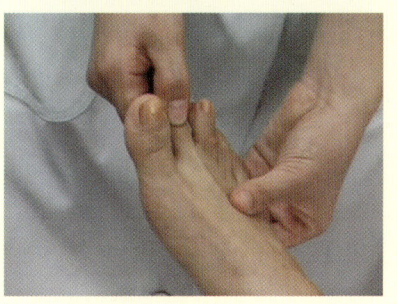

- 발가락의 뿌리부분과 머리부분을 골고루 지압한다.
- 지압할 때는 세 번째 발가락(土)부터 시작하여 → 다섯 번째 발가락(水) → 두 번째 발가락(火) → 네 번째 발가락(金) → 엄지 발가락(木) 순으로 한다.

발가락의 기운을 고르게 한다.

다리관리 앞면 **19**단계

## 용천부위 꺾어주기

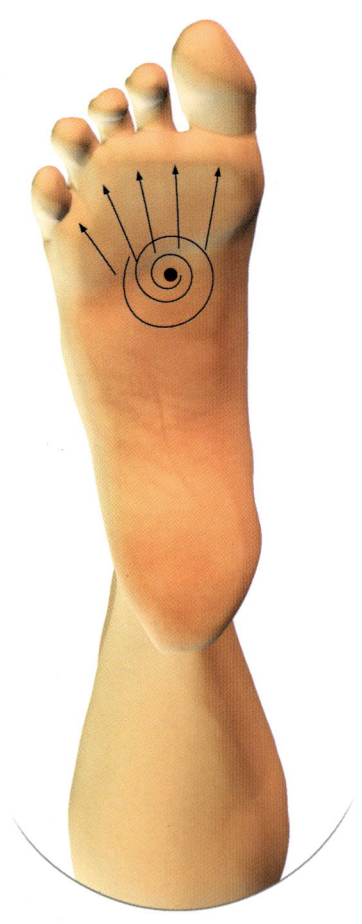
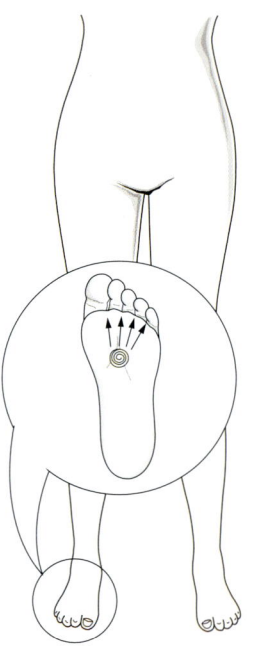
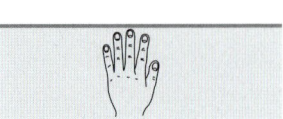

## How to Motion

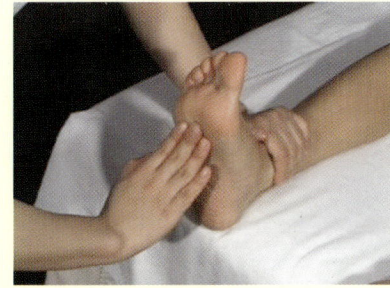
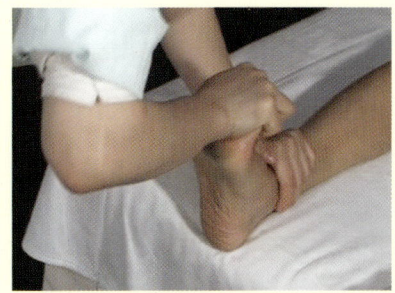
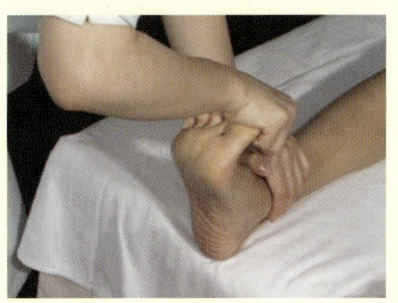

- 한 손으로 발목을 고정한 후, 다른 한 손으로는 용천부위에 밀착하여 발끝을 젖혀주면서 꺾어준다.
- 3회 반복한다.

용천을 자극한다.
발목의 움직임을 원활히 한다.

다리관리 앞면 **20**단계

# 족내외과 굴려주기

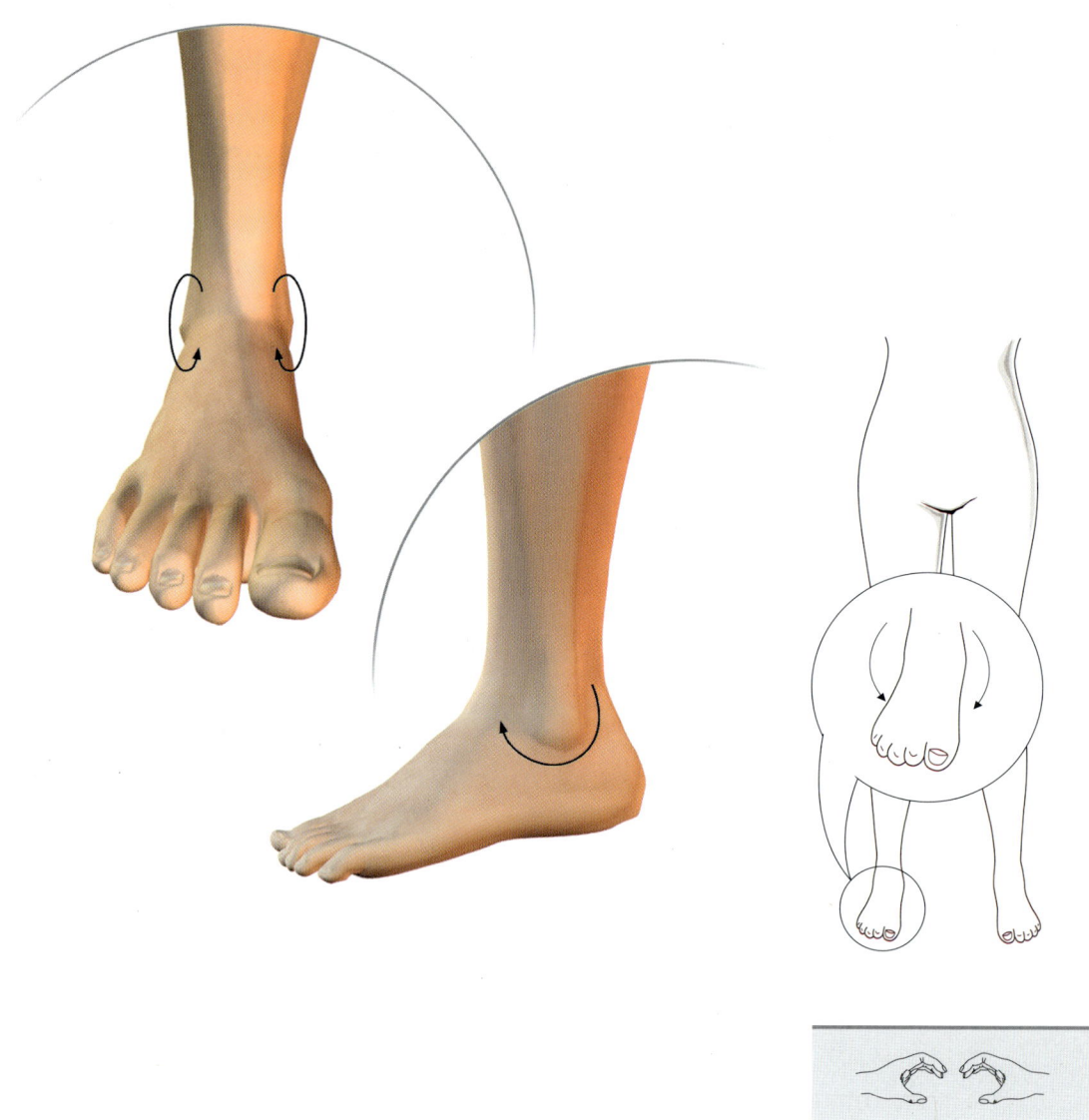

## How to Motion

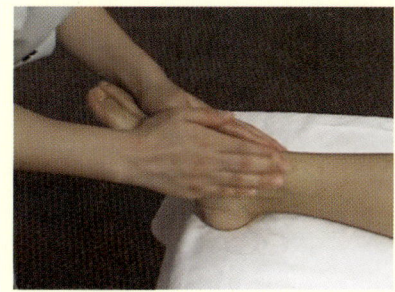
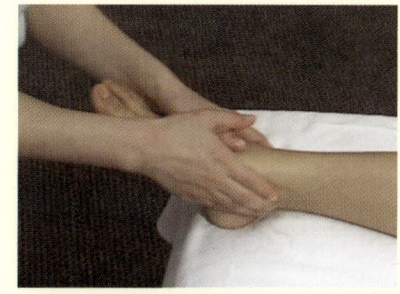
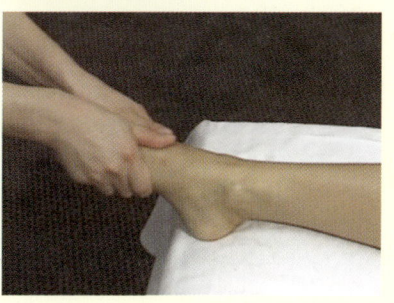

- 양손의 사지복을 이용하여 족내외과 부위를 원을 그리듯이 굴려준다.
- 신경과 방광경의 유주방향에 따른다.
- 세 번씩 3회 반복한다.
- 동작이 끝난 후 양손으로 발을 감싸 발끝까지 쓸어준다.

신경과 방광경을 강화한다.
복사뼈 주변의 각화 현상을 막는다.

다리관리 앞면 **21**단계

# 비벼주기

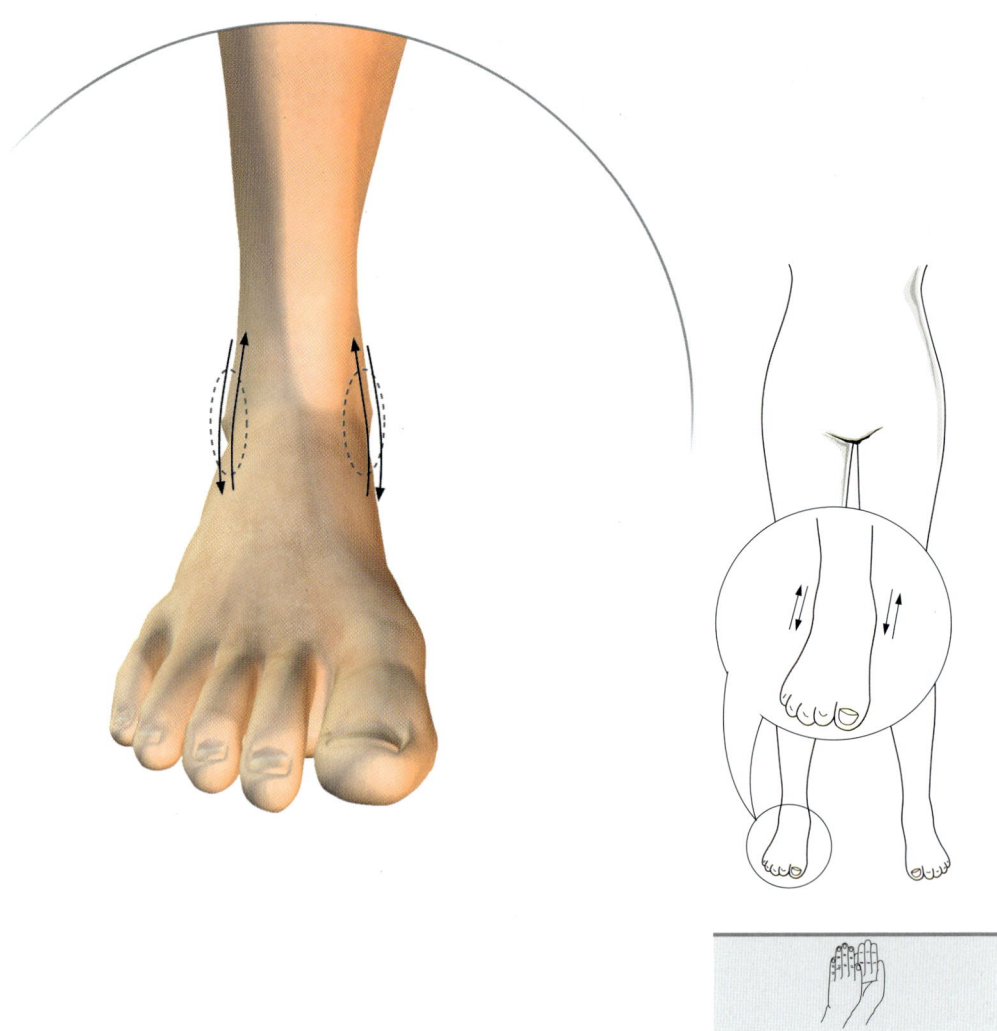

## How to Motion

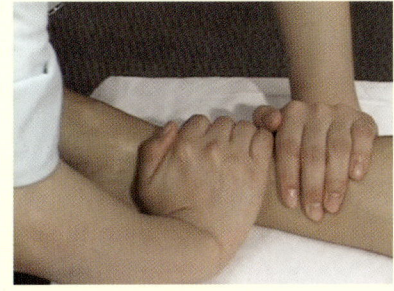 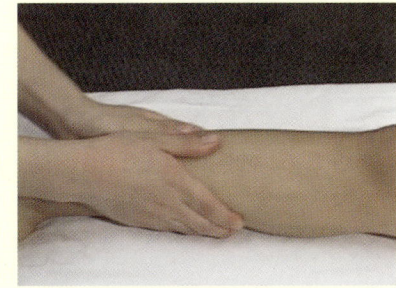

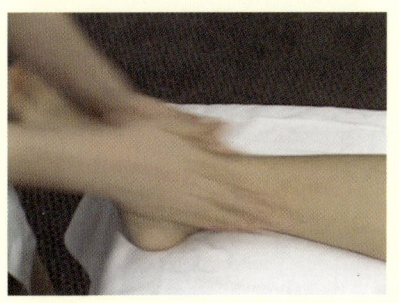

- 양손의 수장사지를 이용하여 다리 전체를 쓸어준 후 족내외과를 비벼준다.
- 열이 나도록 비벼준다.
- 비벼준 후 양손으로 발을 감싸 발 끝까지 쓸어준다.
- 3회 반복한다.

신경과 방광경을 강화한다.
난소기능을 개선한다.
피부의 노화를 방지한다.

다리관리 앞면 **22**단계

## 전체 쓸어주기

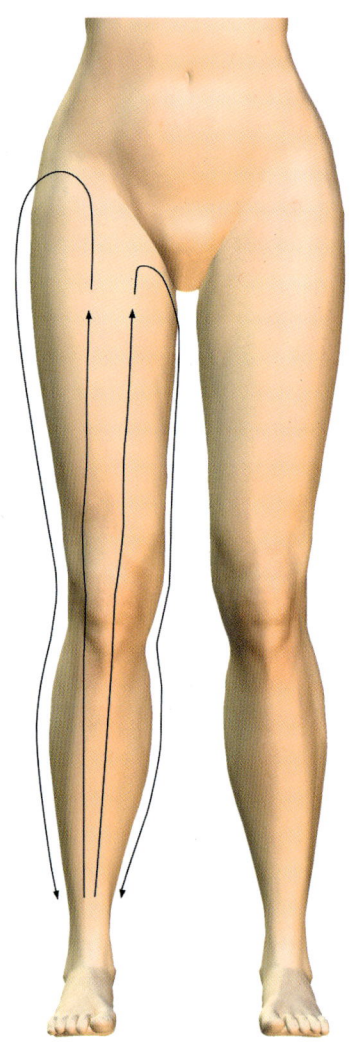

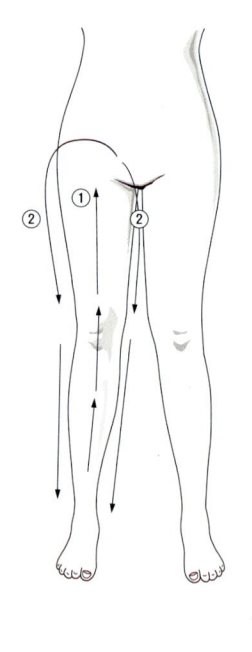

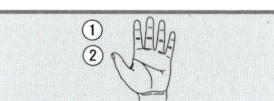

## How to Motion

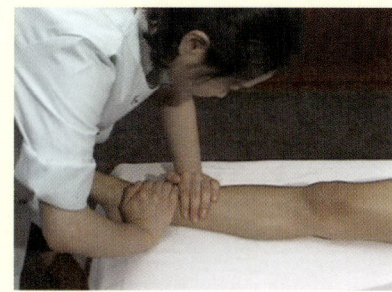 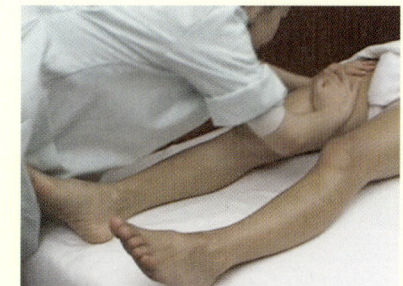

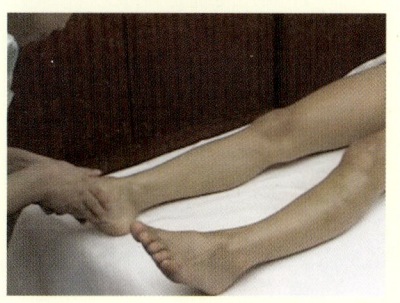

- (피술자의 오른쪽 다리를 관리할 경우) 양손을 위·아래로 하여 다리 전체를 쓸어 올린 후 왼손은 대퇴부 외측을 돌아 다리 양측으로 쓸어내린다. 이 때 시술자의 왼손이 오른손 위에서 시작해 대퇴부 외측을 자연스럽에 감싸 돌아올 수 있도록 한다.
- 수장사지를 피부에 밀착시킨다.
- 3회 반복한다.

다리관리 앞면의 마무리 동작이다.

# HOLISTIC

## MERIDIAN

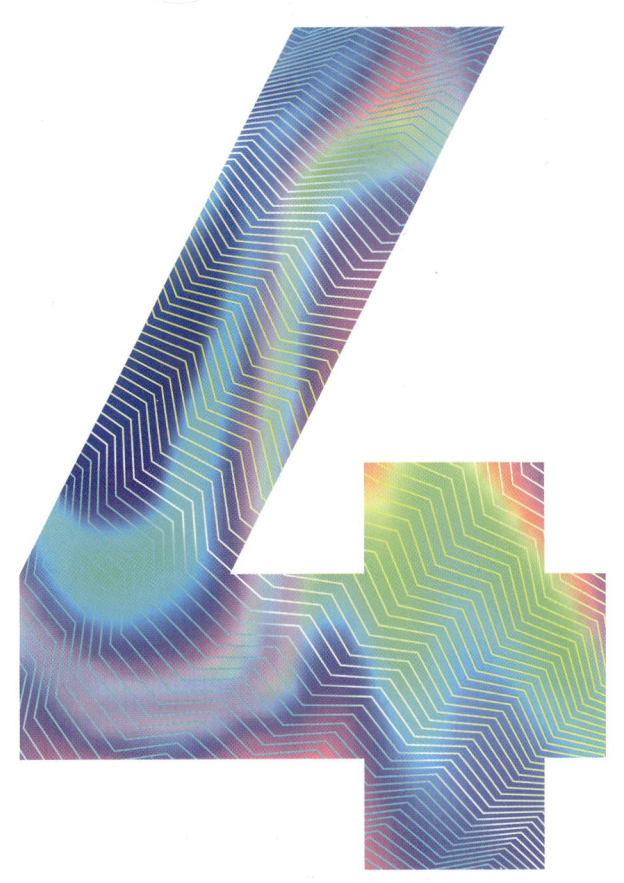

# 4

## 복부관리

## 4 복부관리

### 1) 의의

복부에는 오장육부가 모두 내장되어 있다. 미용변이의 모든 원인이 장부의 부조화에서 기인한다고 볼 때, 복부관리는 매우 중요하다. 또 복모혈이 장부의 위치에 따라 분포되어있기 때문에 미용변이나 복부관리를 할 때 면밀히 체크하여야 한다.

문명의 발달로 인해 인스턴트 음식이 난무하고 불규칙한 생활, 스트레스는 더욱 더 복부의 문제를 가중시킨다. 그러므로 복부관리는 미용뿐만 아니라 오장육부의 부조화를 개선하는데 없어서는 안 될 부분이다.

### 2) 유의점

복부관리는 특히 피술자와 호흡을 맞추어서 시행하여야 한다. 첫 단계에서 실시하는 복식호흡은 피술자와 시술자와의 교류를 더욱 밀접하게 한다고 볼 수 있다. 그러므로 대화는 되도록 줄이고 호흡을 맞추며, 손에 느껴지는 저항감이나 결절상태를 세밀히 관찰하여야 하며, 피술자의 표정을 통하여 압통정도를 파악한다. 절대로 서두르거나 성급하게 하지 않는다.

복부관리 동작 중 4단계 '복부 굴려주고 승장 압하기' 동작이 있는데, 위의 열로 인하여 트림이 많이 나거나 가슴이 답답함을 호소하는 경우에는 부드럽게 쓸어 올리며 횟수를 적게 하고, 제 5단계인 '모혈 압하기'를 할 때에 세밀하게 증상을 관찰하며, 11단계 '경맥 쓸어주기'에 비중을 둔다. 위의 부조화가 일어나는 경우에 탁기가 역상하여 트림이 나고 가슴이 답답하며 속 쓰림을 호소하는 경우가 있는데 11단계 '경맥 쓸어주기' 동작은 이러한 증상에 도움을 줄 수 있다.

① 복식호흡(2단계)을 할 때에는 자연스러운 상태에서 피술자의 호흡속도를 파악하여 속도를 조정한다. 내쉴 때에는 수장사지를 이용하여 충분히 압을 준다.

② 첫 단계의 호흡은 천천히 깊게 하며 마무리 시의 호흡은 다소 얕게 한다.
③ 마찰하기(14단계)를 할 때에는 오일을 적당히 도포하여 살이 밀리지 않게 하며 다른 한 손으로는 주변의 피부를 잡아준다.

**3) 관리포인트**

복부관리의 관리포인트는 흉식호흡을 복식호흡으로 유도하는 것이다. 이것이 자유롭게 되면 단전호흡으로 유도한다. 하단전에 기운을 모으는 것은 이곳에 모이는 원기가 에너지가 되어 신체 각 부위로 전달되어 신체 리듬을 원활히 하기 때문이다.

① 복식호흡을 할 때에는 수직압을 준다. 누를 때에는 천천히, 뗄 때에는 다소 빠르게 떼는데 이는 수장사지를 이용한 누름보사 방법이다. 복부에 강한 저항감이 느껴지며 경결 등이 촉지될 경우에는 누름보사의 사법을 이용하기도 한다.
 그러나 사법은 실기동작 중에 시행하는 것보다 실기동작이 끝난 후 별도로 실시하는 것이 바람직하다.
복부관리시 누름보사의 사법을 시행하는 방법은 흡기시에 수장사지로 빠르게 누르고 압을 준 후에는 굴림보사를 실시하고 손을 뗄 때에는 천천히 뗀다.
② 원그리며 굴려주기(8단계) 중 S결장이나 천추부위를 굴려줄 때에는 살갗을 문지르지 않고 지과면을 이용하여 충분히 압을 준 후 굴려준다. 이 때에 손끝에 촉지되는 밀리는 듯한 느낌이나 '꾸르륵' 하는 소리 등을 유심히 관찰한다. 장의 운동이 원활하지 못한 경우에 효과적이다.
③ 상복부가 비대하거나 늑골 하연이 융기되어 있는 경우에는 마찰하기(14단계)를 실시할 때에 늑골 하연에 있는 거궐·기문·일월·장문·경문 등을 사지복을 이용하여 굴림보사를 한다.
④ 모혈을 지압 할 경우에는 사법보다는 보법의 수기를 이용하는 것이 좋다.

### 4) 주요동작

압하기, 쓸어주기, 원그리기, 마찰하기, 튕겨주기, 호흡하기

### 5) 주요경락

임맥, 신경, 위경, 비경, 간경

### 6) 주요수혈

거궐, 기문, 일월, 경문, 장문, 신궐, 중완, 관원, 중극, 기충, 천추, 대횡, 복결

### 7) 수기보사

누름보사, 호흡보사, 굴림보사, 유주보사

복부관리 **1**단계
## 오일 바르기

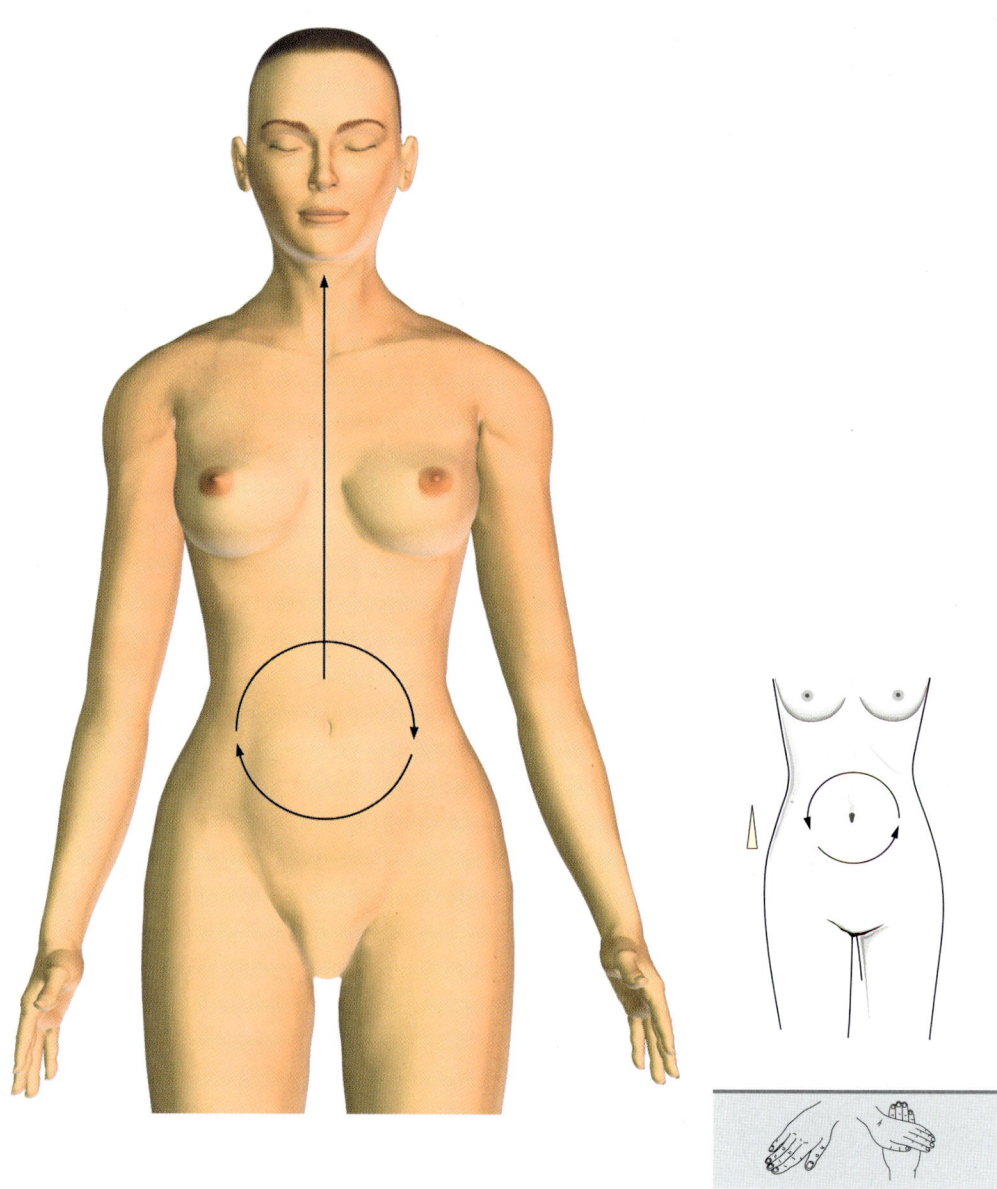

## How to Motion

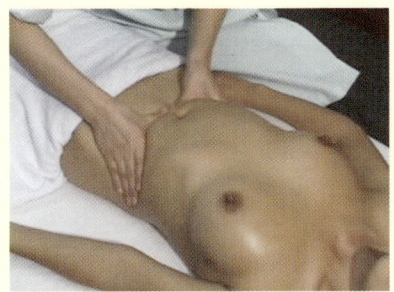
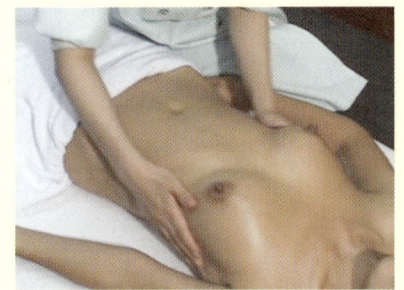
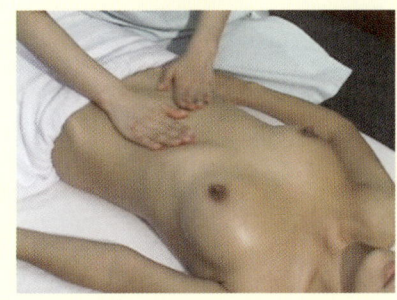

- 시술자는 피술자의 오른편에서 피술자의 얼굴을 향하여 선다.
- 적당량의 오일을 덜어낸 후 손바닥에서 오일의 온도를 조절한 후 복부에 도포한다.
- 수장사지를 이용하여 시계방향으로 원을 그리면서 전체적으로 골고루 도포한다.

복부의 긴장감을 푼다.

복부관리 **2**단계    **복식호흡하기**

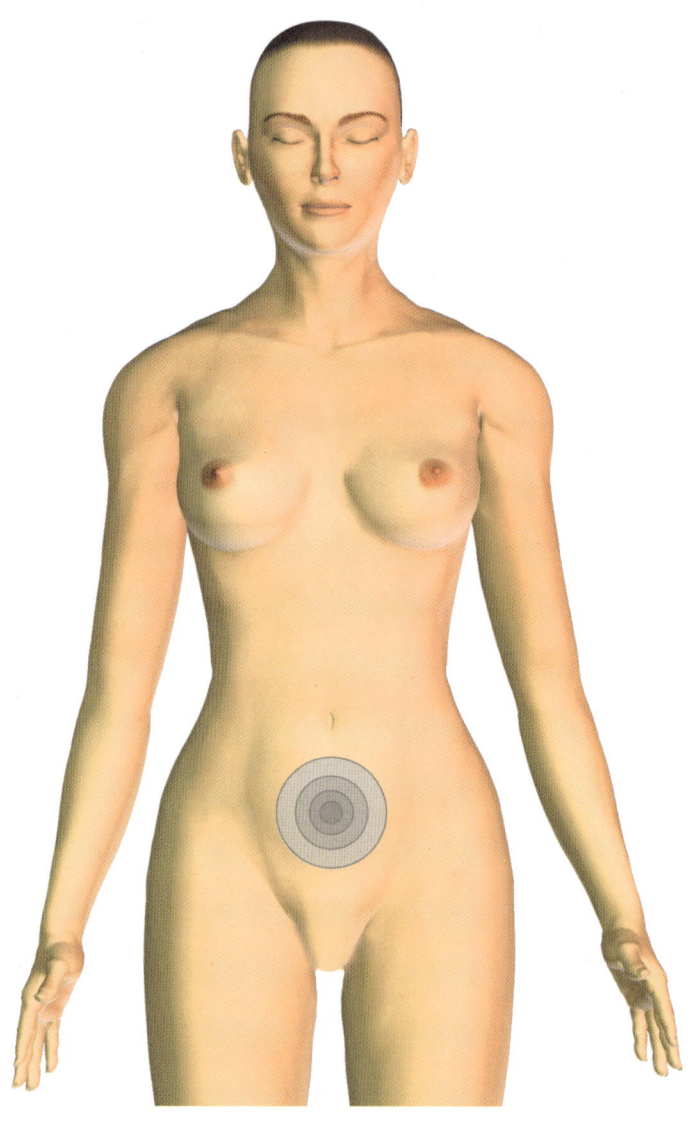

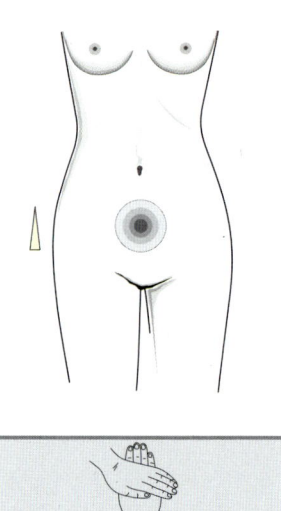

## How to Motion

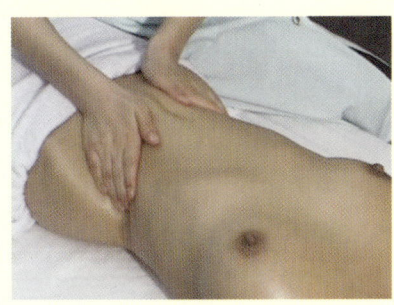 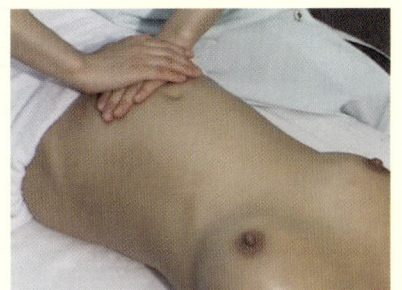

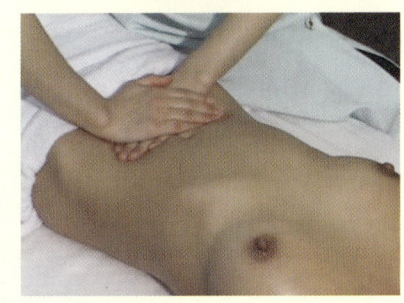

- 시술자는 피술자의 오른편 침대에 살짝 걸터 앉는다.
- 양손의 사지복을 명문에 대고 하단전을 향해 쓸어 올린 후 양손을 포개어 하단전에 댄다.
- 시술자는 동작과 피술자의 호흡을 맞추어 들이쉴 때에는 손을 가볍에 얹었다가, 내쉴 때에는 천천히 압을 준다.
- 3회 반복한다.

호흡을 흉식 → 복식 → 단전호흡으로 유도한다.
장의 운동을 원활히 한다.

## 복부관리 3단계

# 복부에 원 그리고 복식호흡하기

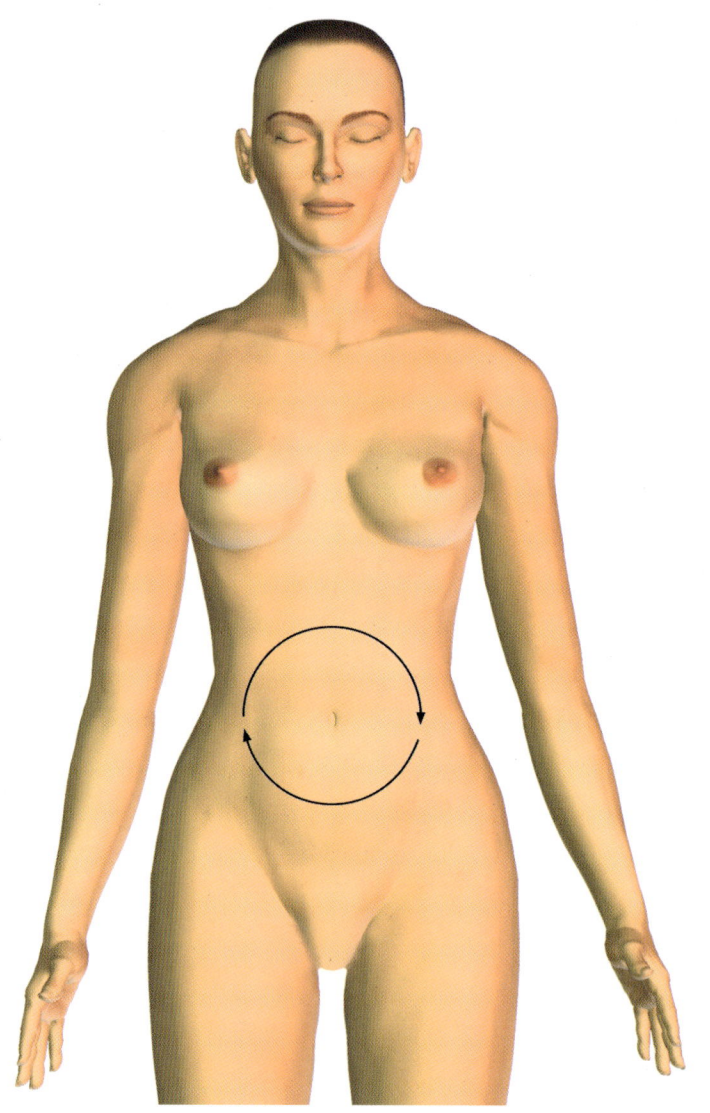
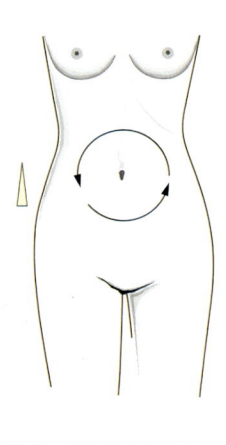
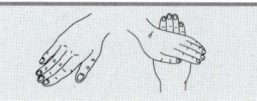

## How to Motion

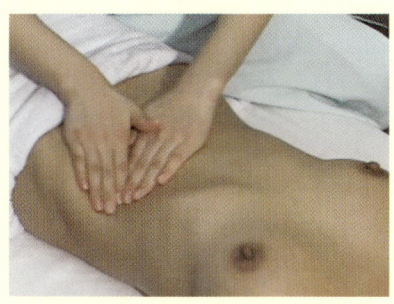
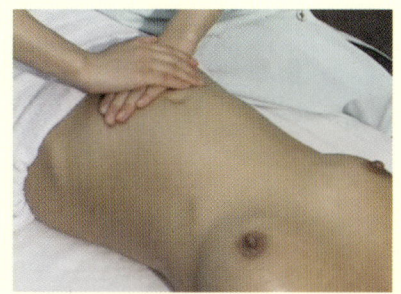
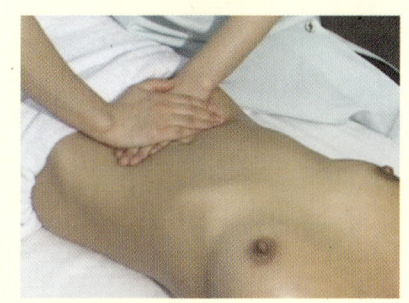

- 양손의 수장사지를 복부에 밀착한 후 사지복에 힘을 주어 복부를 크게 원을 그린다.
- 3회 원을(시계방향으로) 그리고 복식 호흡을 한다. 이 때, 시술자는 피술자의 호흡에 맞추어 복식 호흡을 유도한다.
- 3회 반복한다.

장의 운동을 원활히 한다.

## 복부관리 4단계
# 복부 굴려주고 승장 압하기

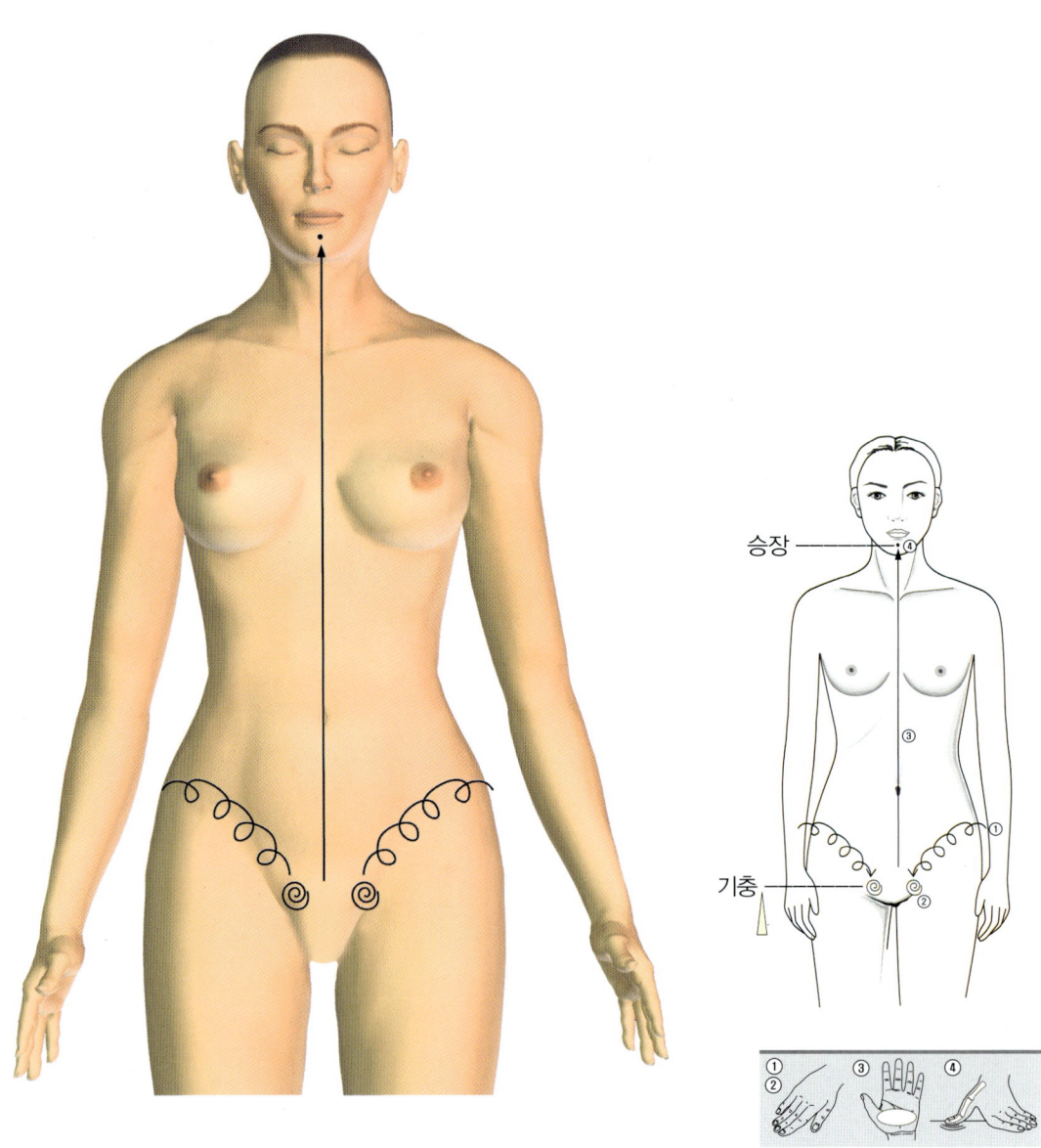

# How to Motion

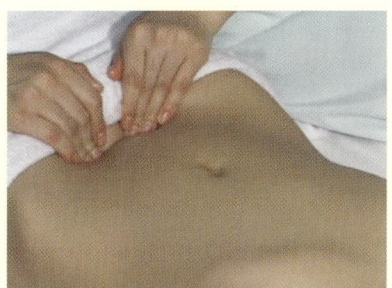 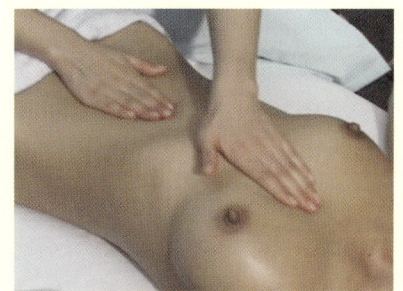

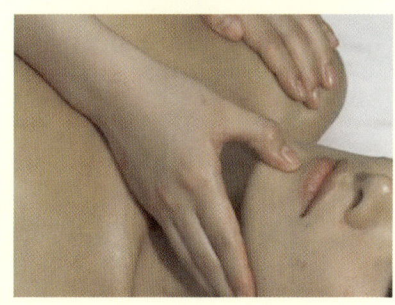

- 양손을 명문에 댄 후 사지복을 이용하여 기충까지 끌어올린 후 기충을 3회 지압하듯이 굴려준다.
- 기충에서 임맥을 따라 수장사지로 쓸어 올리는데, 처음에는 한 손의 지과부위를 펴주듯이 쓸어 올린다.
- 수근부위에 중심으로 하여 양손을 번갈아 쓸어 올린다.
- 3회 쓸어 올린 후 한 손의 모지복을 이용하여 곡골에서 승장까지 쓸어 올려, 승장에서 가볍게 압해 준다.

임맥을 소통시킨다.
등관리와 함께 음양을 조절한다.

## 복부관리 5단계 — 모혈 압하기

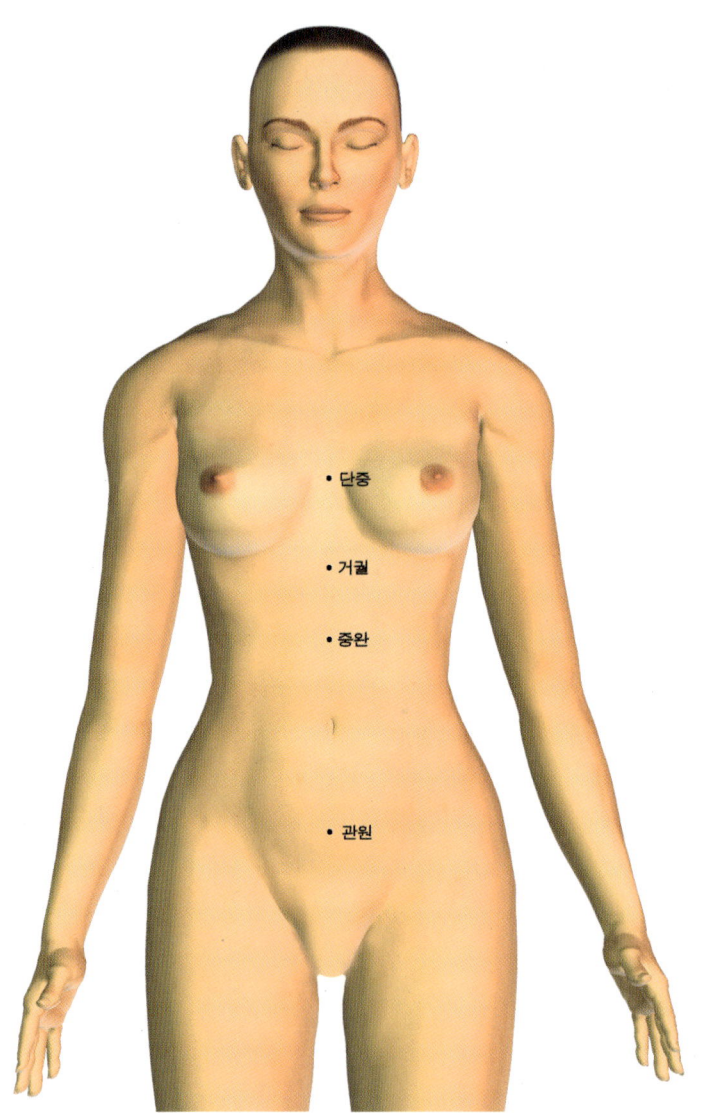

- 단중
- 거궐
- 중완
- 관원

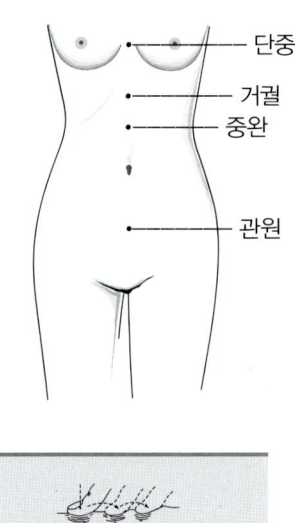

단중
거궐
중완
관원

# How to Motion

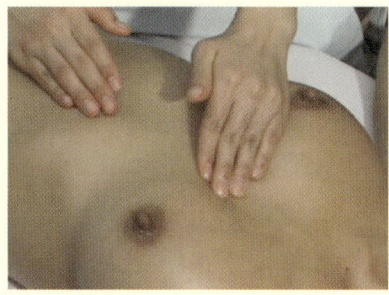
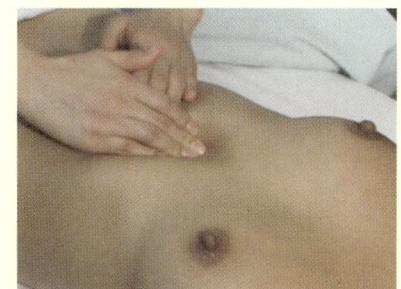
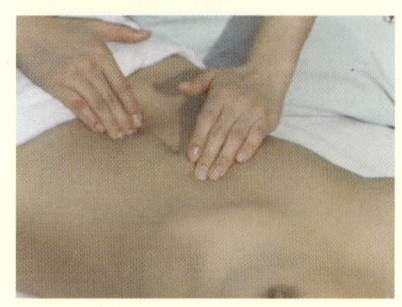

- 4단계에 이어서 승장을 압한 후 왼손의 사지복을 이용하여 단중을 압하고, 또 다시 오른손의 사지복을 이용하여 거궐을 압한다. 이어서 왼손의 사지복으로 중완을 압하고, 오른손의 사지복으로 관원을 압한다.
- 즉, 양손을 번갈아 걷듯이 내려오는데 위로부터 단중 → 거궐 → 중완 → 관원의 순으로 한다.
- 관원을 압한 후에는 다시 양손을 명문으로 가져가 사지복을 이용하여 기충까지 끌어올려 4단계의 동작을 반복한다.
- 4단계, 5단계의 동작 전체를 3회 반복한다.

각 모혈을 자극함으로써 복부관리의 효과를 높인다.
특히 위의 모혈은 미용과 깊은 관련이 있다.

## 복부관리 6단계 — 원 그리기

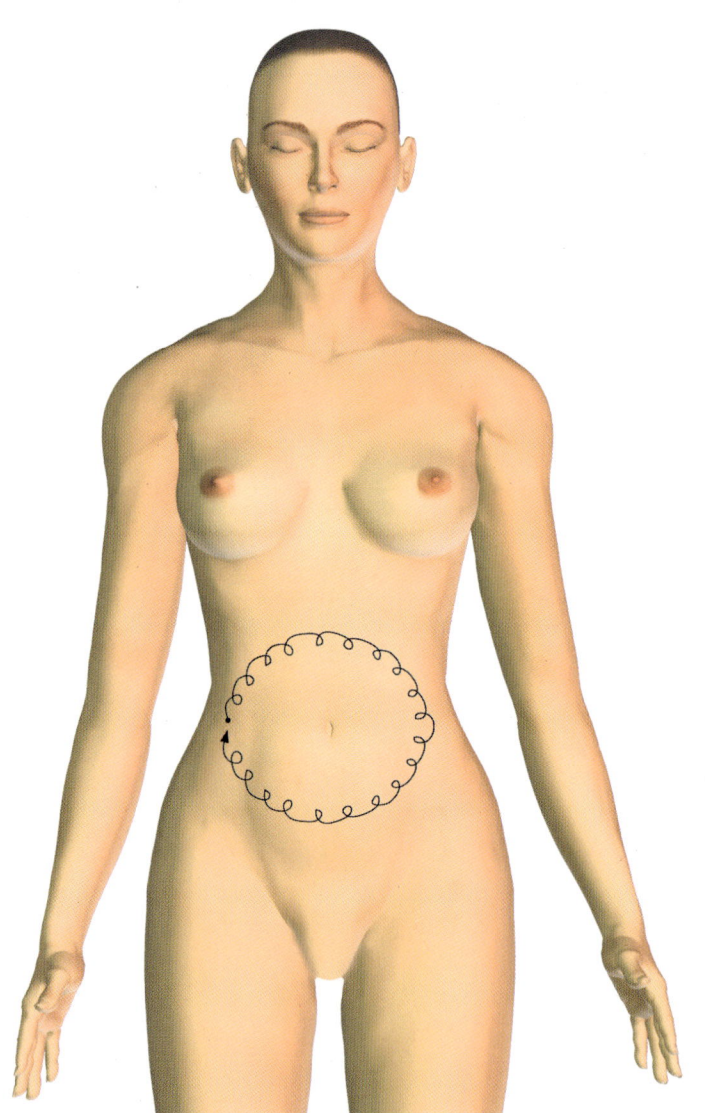
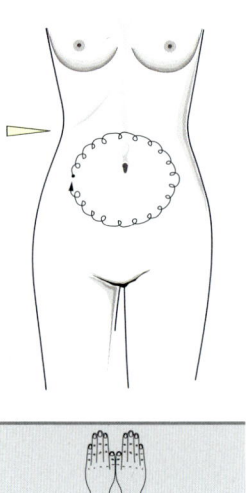

## How to Motion

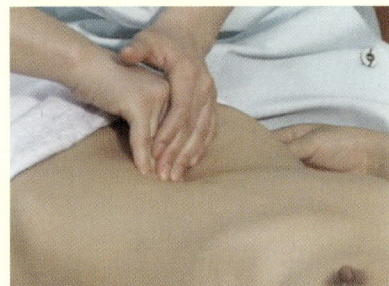
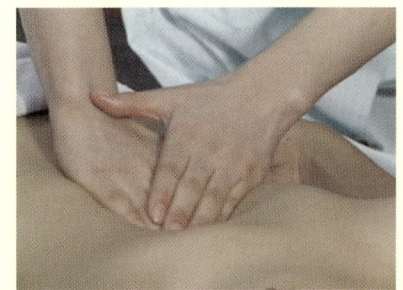
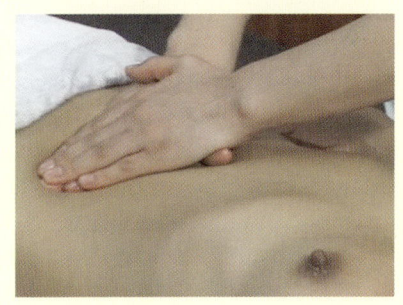

- 오른손의 삼지복을 이용하여 시계방향으로 작은 원을 그리며 위치를 이동한다.
- 이 때, 시술자는 몸을 일으켜 세우며 피술자의 복부를 향하여 선다.

복부관리를 위하여 위치를 이동한다.

복부관리 **7**단계

# 삼각형 그리기

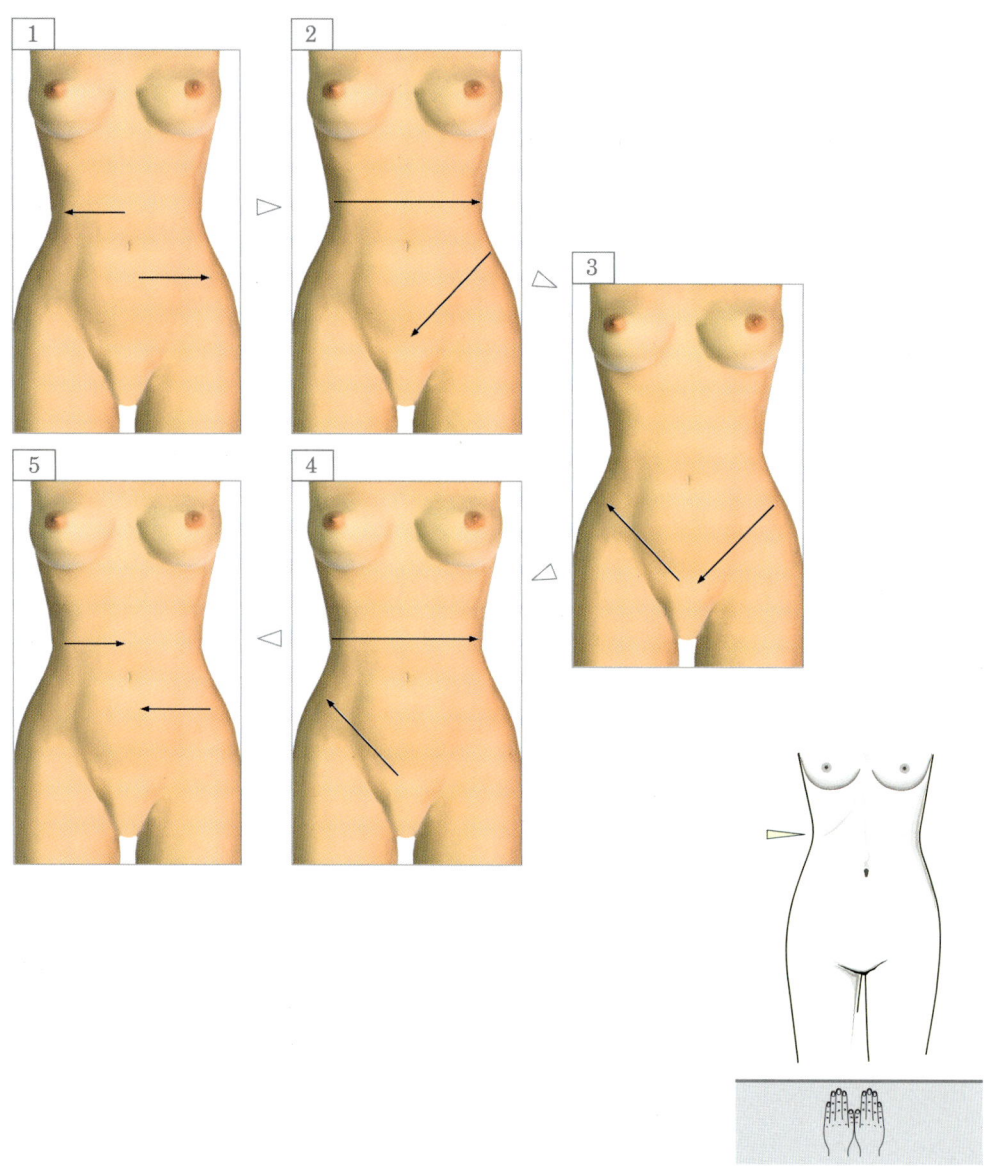

204

## How to Motion

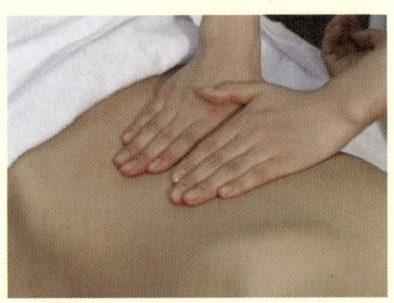 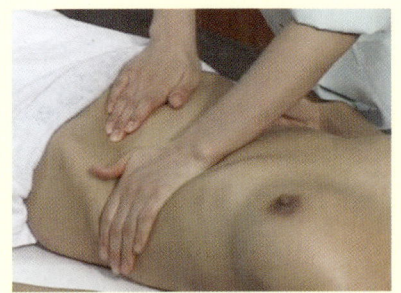

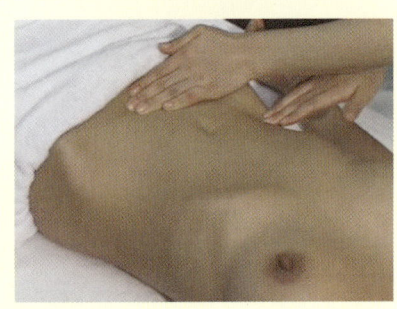

- 배꼽을 중심으로 양손의 수장사지를 나란히 한다.
- 먼저 오른손은 피술자의 왼쪽 허리를 향해 밀어 주고, 왼손은 피술자의 오른쪽 허리를 향해 당겨 준다.
- 다음은 오른손은 치골을 향해 밀어 주고, 왼손은 피술자의 왼쪽 허리를 향해 밀어 준다.
- 다음은 오른손은 치골에서 피술자의 오른쪽 허리로, 왼손은 치골 부위로 이동한다.
- 다음은 오른손은 복부를 가로 질러 피술자의 왼쪽 허리로 이동하고, 왼손은 오른쪽 허리로 이동한다.
- 마지막으로 양손을 모두 배꼽을 향해 나란히 모아준다.
- 전체 3회 반복한다.

장의 기능을 원활히 한다.
복부의 비만을 개선한다.

## 복부관리 8단계

# 원 그리며 굴려주기

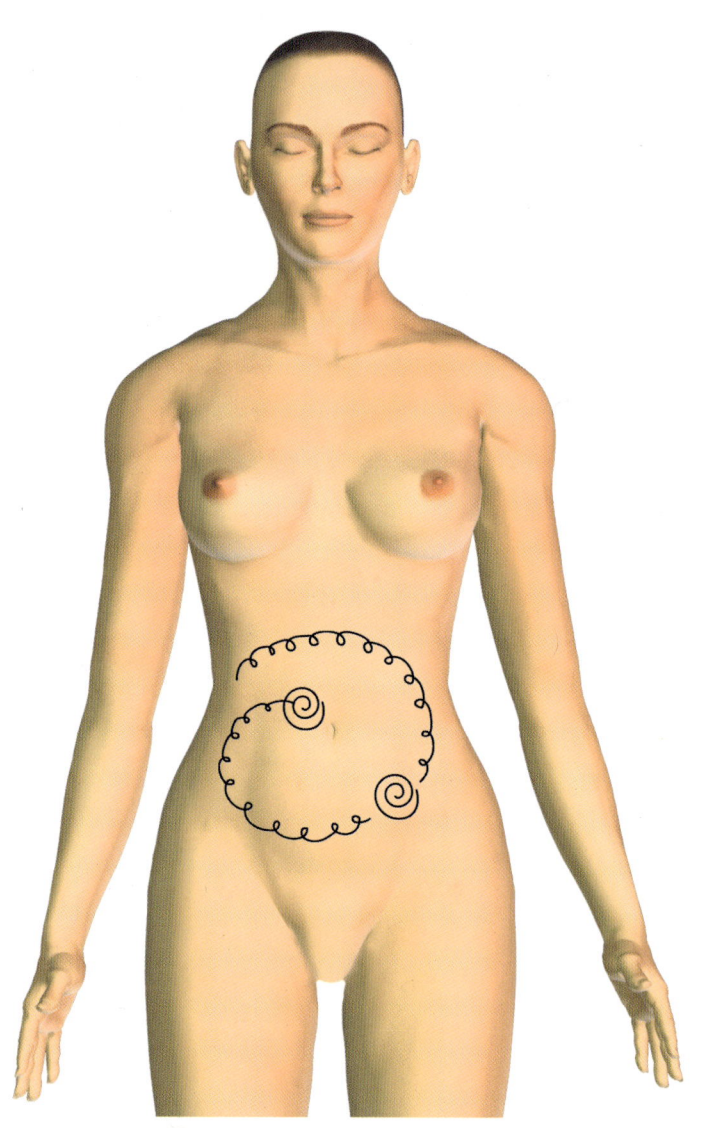
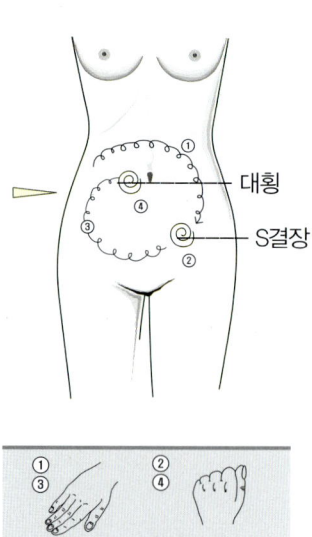

대횡
S결장

## How to Motion

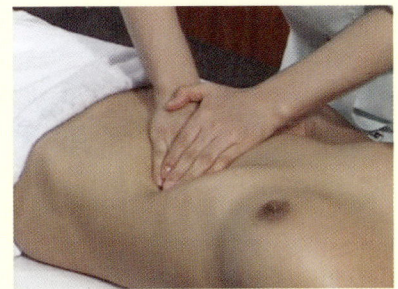 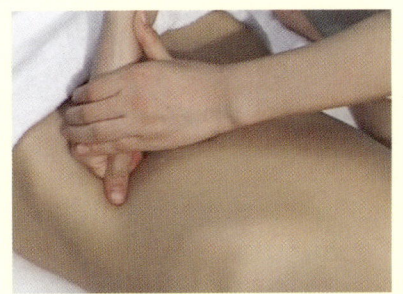

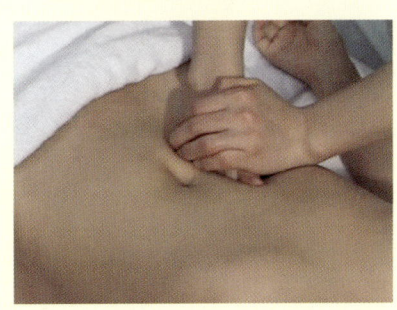

- 양손의 사지복을 포개는데, 오른손이 왼손 밑으로 가게 한다.
- 피술자의 오른쪽 회맹판 부위에 포갠 손을 대고 작은 원을 그리면서 상복부를 지나 왼쪽 옆구리 밑의 S결장을 향해 이동한다.
- S결장에서 지과면을 이용하여 3회 굴려주듯이 깊이 압한다.
- 손의 상하를 바꾸어 왼손이 밑으로 가도록 한 후 하복부를 지나 대횡혈 부위까지 이동하여 대횡혈을 3회 굴려주듯이 압한다.
- 3회 반복한다.

복부의 기능을 원활하게 한다.
복부의 비만을 개선한다.

복부관리 **9**단계 **기본 동작**

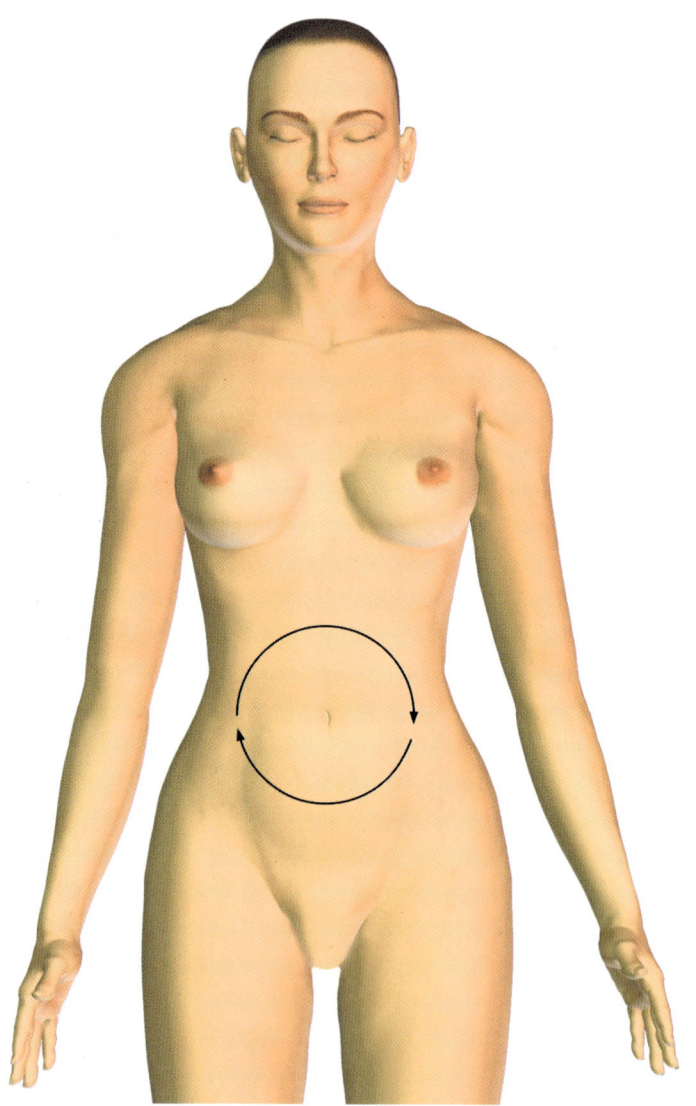

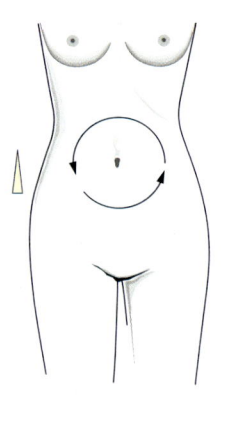

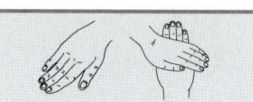

## How to Motion

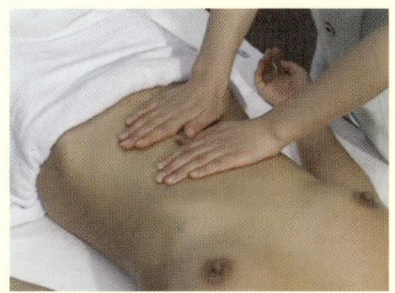 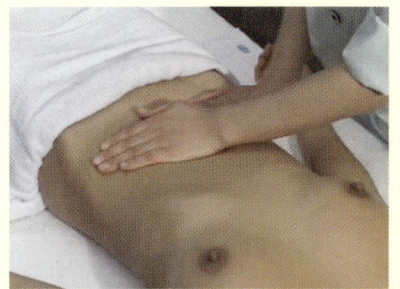

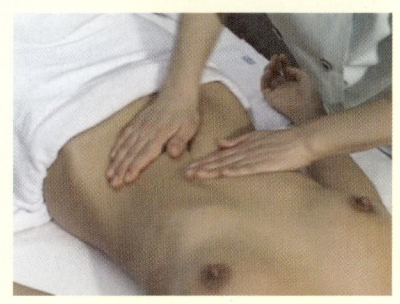

- 수장사지를 복부에 밀착시켜 크게 원을 그린다.
- 이 때, 왼손은 복부에서 떨어지지 않게 하고 오른손은 하단전을 쓸어준다.

다음 동작을 자연스럽게 연결한다.
복부를 편안하게 한다.

## 복부관리 10단계 — 배꼽을 중심으로 집어주기

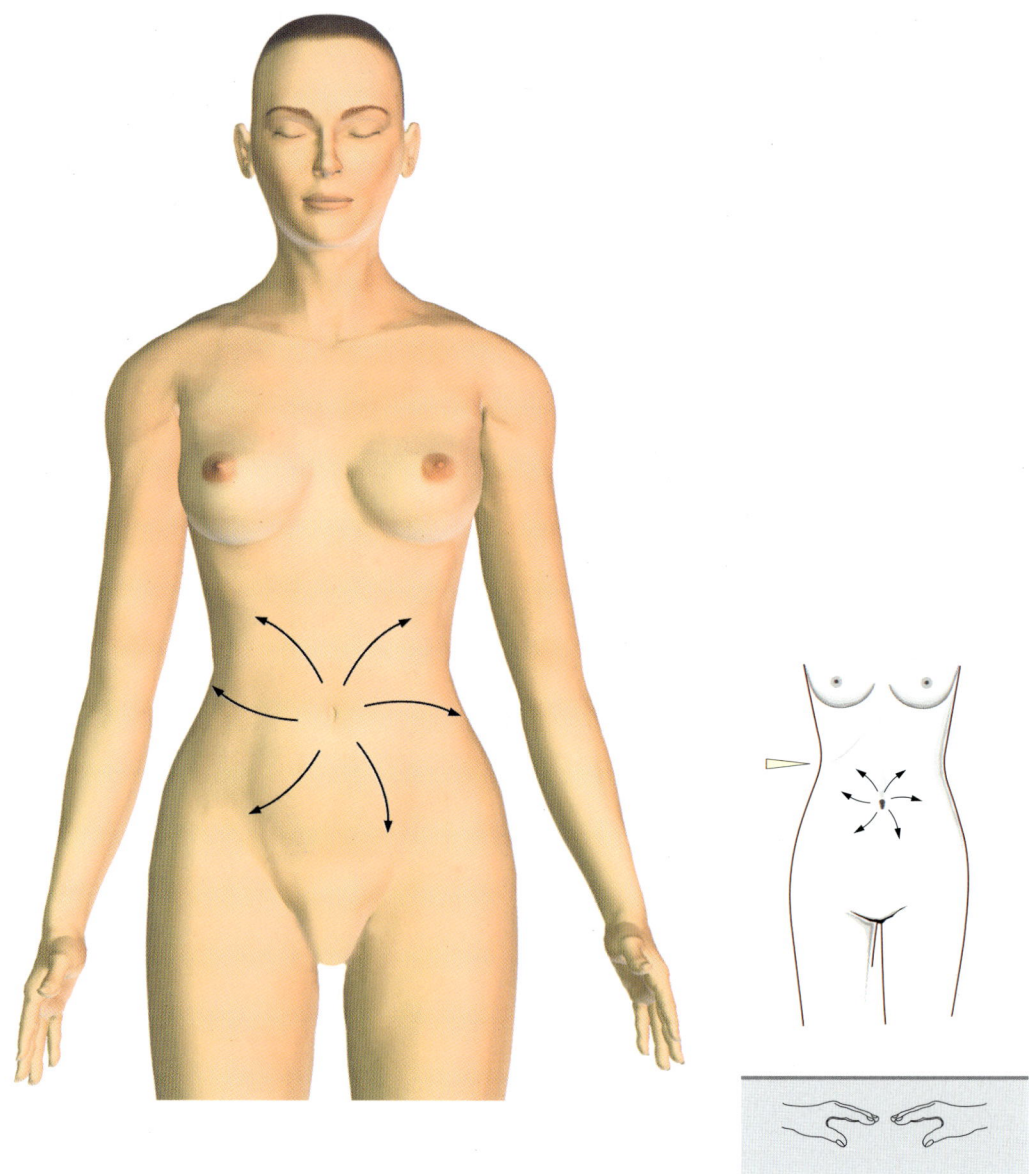

## How to Motion

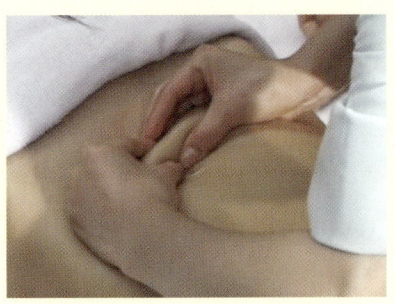
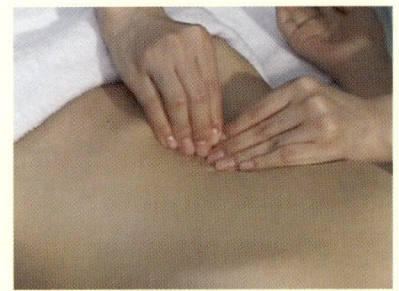
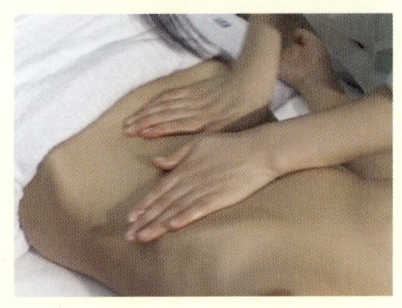

- 배꼽을 중심으로 하여 복부를 모지와 4지를 이용하여 안에서 밖을 향하도록 집어주면서 이동한다.
- 배꼽 주변을 6등분으로 나누어 이동한다.
- 동작이 끝난 후 기본 동작을 한다.
- 3회 반복한다.

복부의 기능을 원활하게 한다.
복부의 비만을 개선한다.

복부관리 **11**단계 ## 경맥 쓸어주기

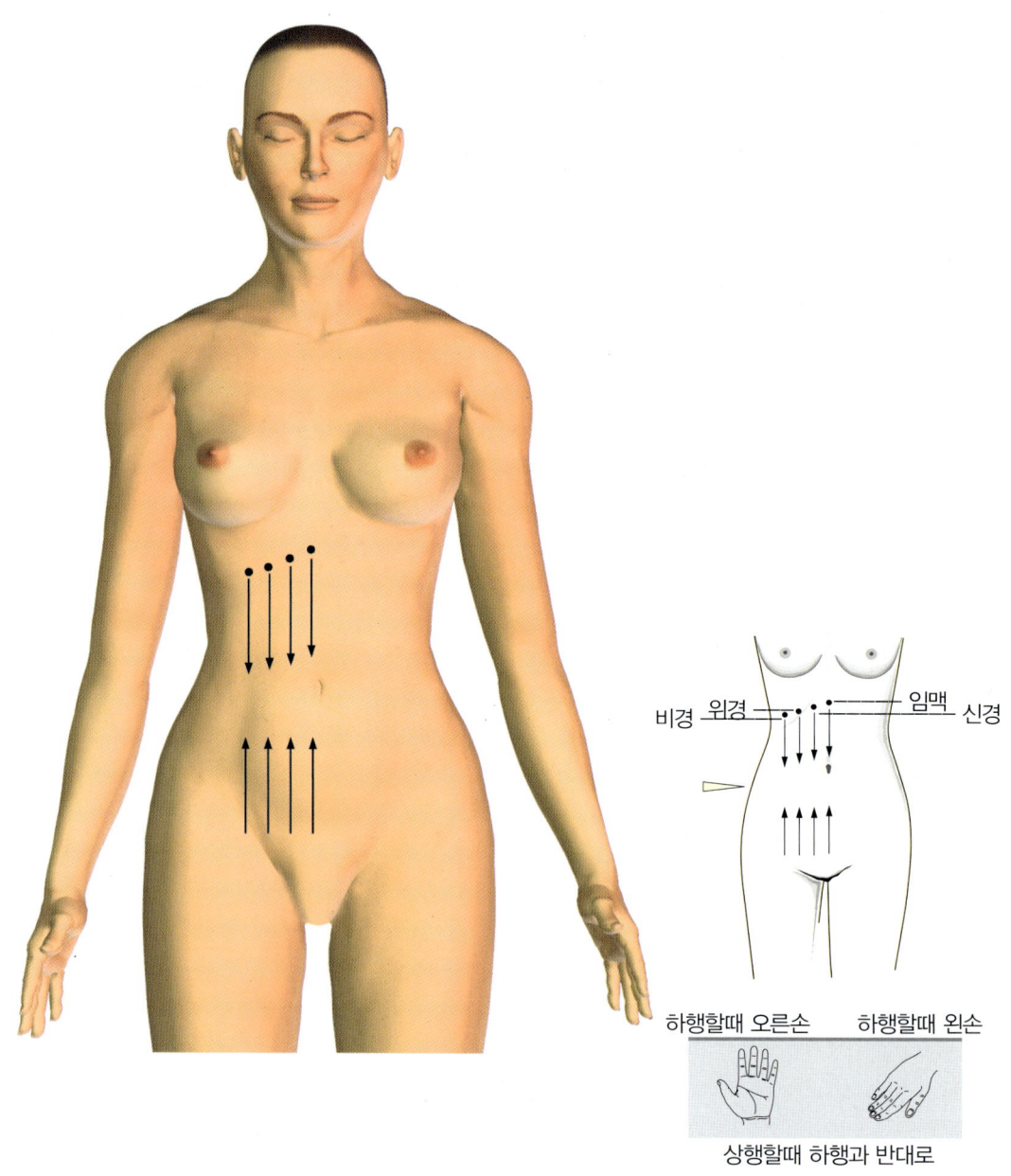

## How to Motion

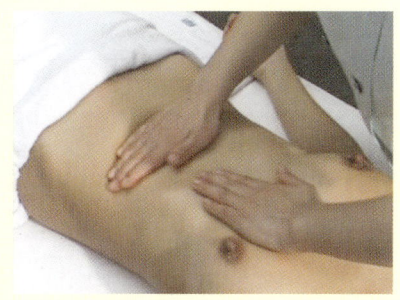 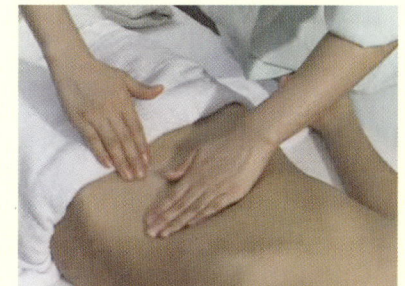

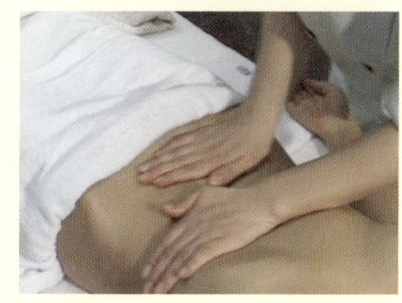

- 복부에 있는 임맥·신경·위경·비경을 쓸어준다.
- 배꼽을 중심으로 상하로 나누어 윗부분은 아래로 길게 쓸어내리고, 아랫부분은 아래에서 배꼽을 향하여 쓸어 올린다.
- 동작이 끝나면 기본 동작을 한다.

복부의 음양의 기운을 조절한다.
복부의 가스발생을 방지한다.

복부관리 **12**단계

# 복부 전체 집어주기

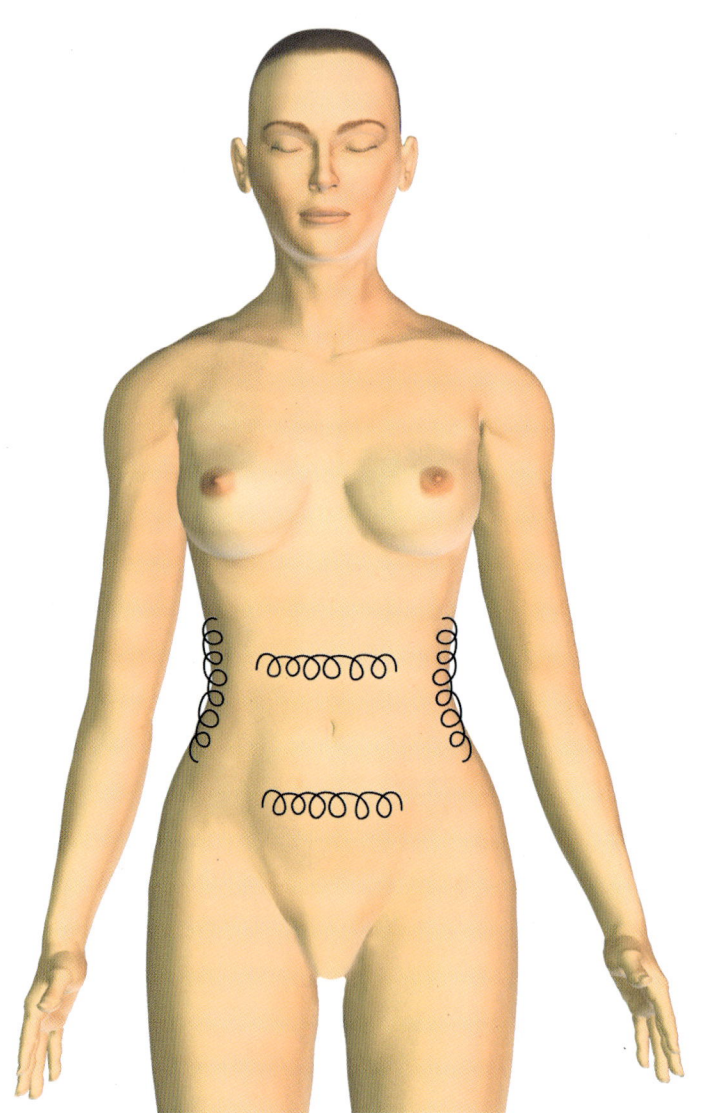
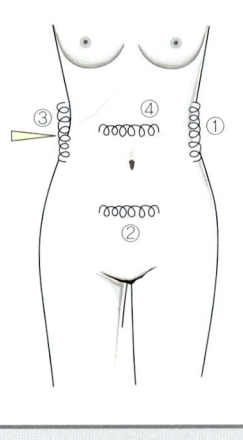
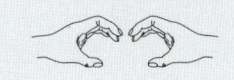

## How to Motion

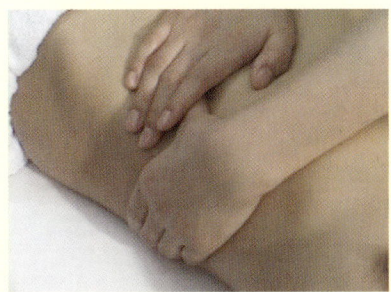
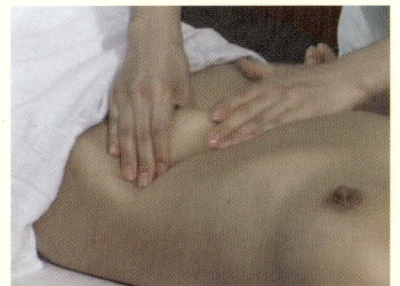
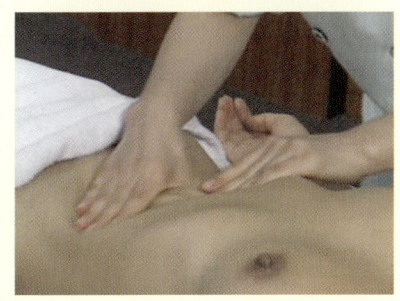

- 양손의 엄지와 사지복을 이용하여 피술자의 왼쪽 옆구리를 비틀듯이 집어준다.
- 하복부로 이동하면서 비틀어 집어준다.
- 오른쪽 옆구리를 비틀듯이 집어준다.
- 다시 상복부로 이동하면서 비틀어 집어준다.

복부의 비만을 개선한다.
장의 운동을 개선한다.

복부관리 **13**단계

# 복부 쓸어주기

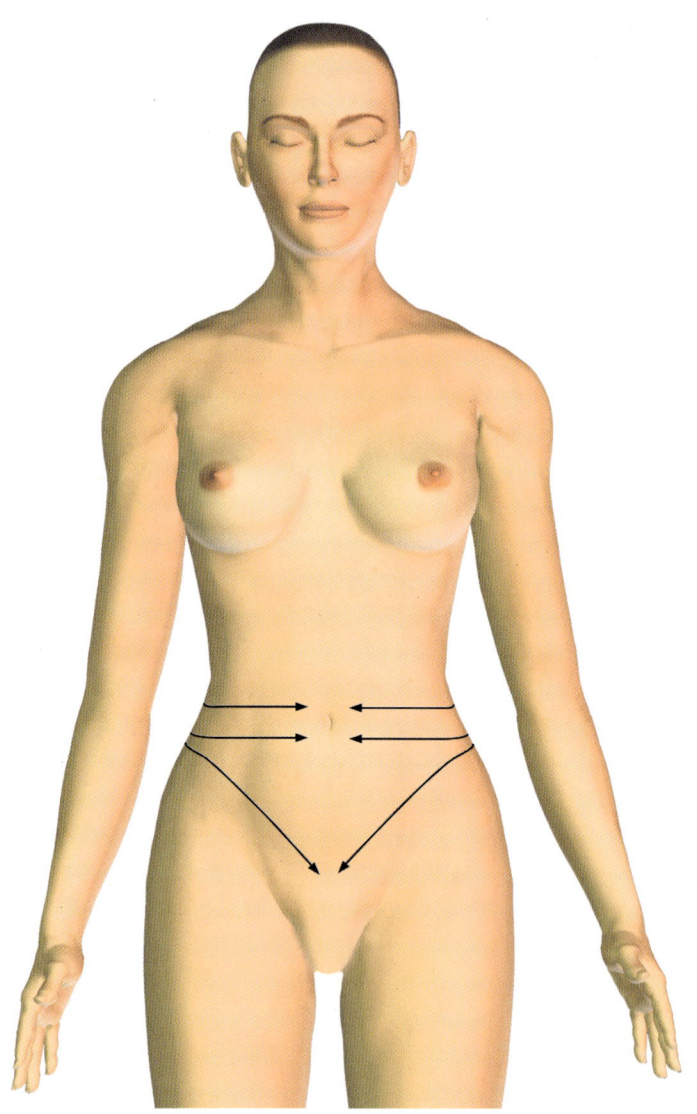
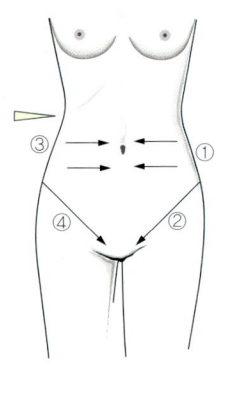

## How to Motion

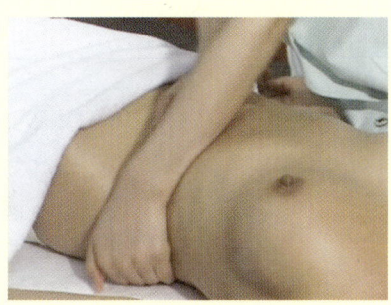 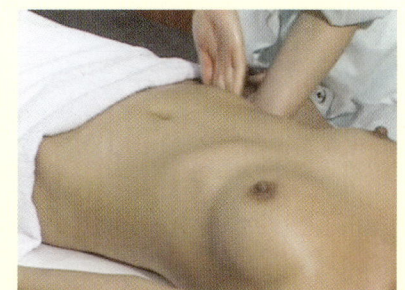

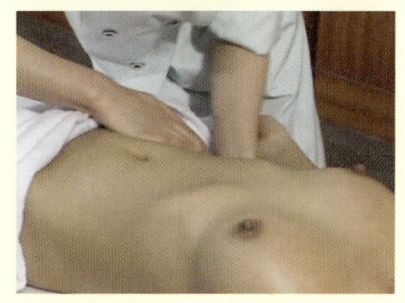

- 양손의 사지복을 이용하여 피술자의 왼쪽 허리를 명문에서 배꼽을 향하여 손을 번갈아가면서 6회 쓸어 올린 다음, 다시 명문에서 기충을 향하여 6회 쓸어준다.
- 반대로 오른쪽 허리 부분을 명문에서 배꼽을 향하여 쓸어주고, 이어서 명문에서 기충을 향해 쓸어 올린다.

복부의 탄력을 유지한다.
복부의 비만을 개선한다.
허리를 가늘게 한다.

## 복부관리 14단계
# 복부 마찰하기

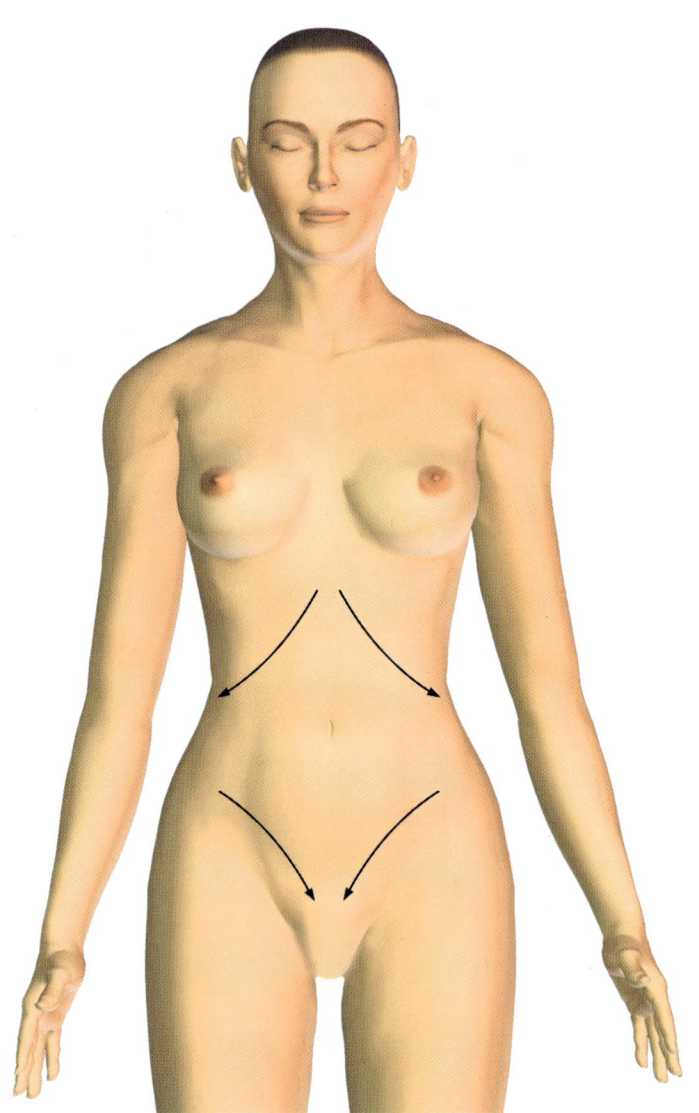

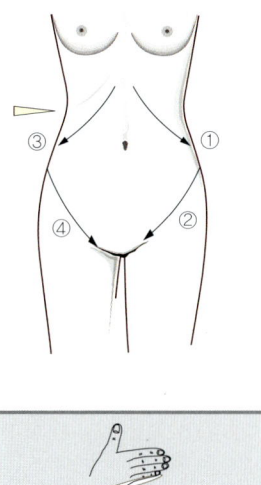

## How to Motion

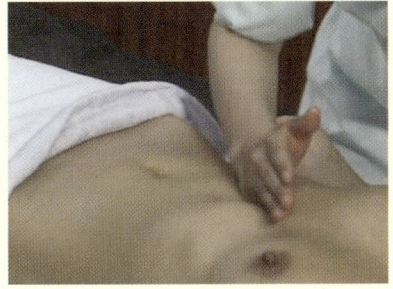 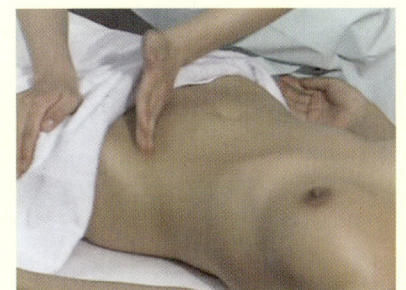

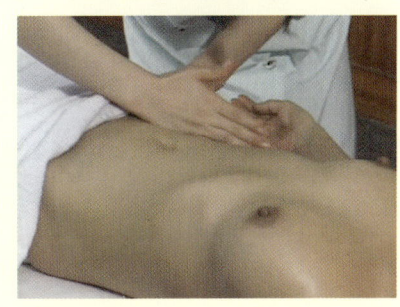

- 모지구나 소지구를 이용하여 마찰한다.
- 먼저 거궐에서 왼쪽 대맥까지 6회 마찰한 후 대맥을 향해 쓸어내리고, 대맥에서 기충까지 6회 마찰한 후 기충을 향해 쓸어 내린다.
- 오른쪽도 동일하게 한다.
- 이 때, 손바닥이 배꼽을 향하지 않도록 바깥쪽을 바라보며 행한다.
- 마찰할 때 다소 안정감이 떨어질 수 있으므로 다른 한 손으로는 주변을 고정한다.

늑골 하단의 모혈 등을 비롯하여 중요혈을 자극한다.
(거궐, 기문, 일월, 장문, 경문)
장부의 기능 저하로 오는 상복부 비만을 개선한다.

## 복부관리 15단계 위치이동

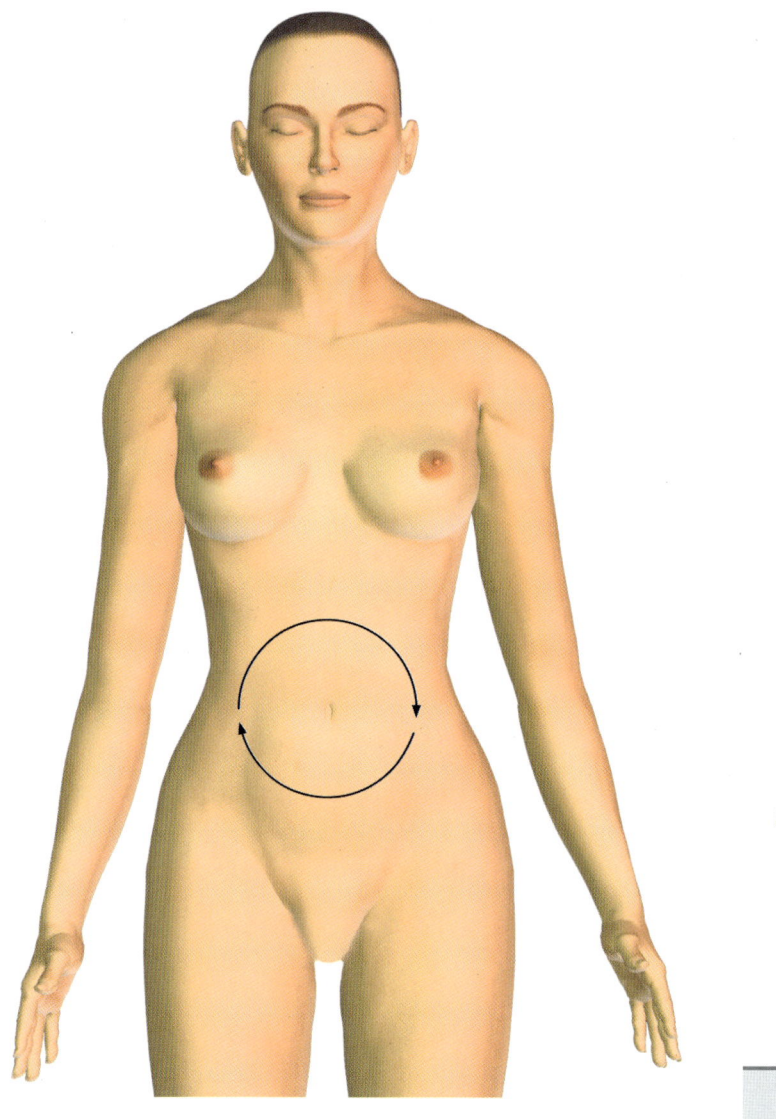
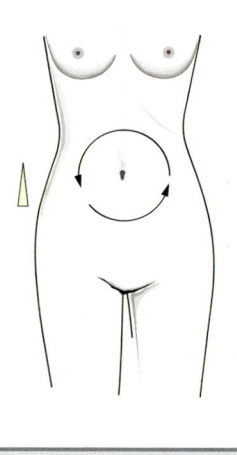
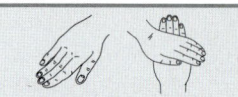

## How to Motion

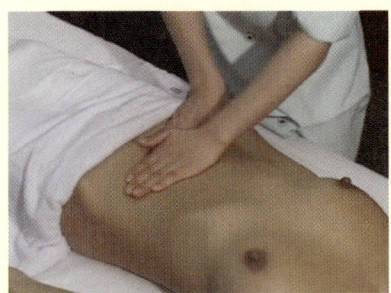
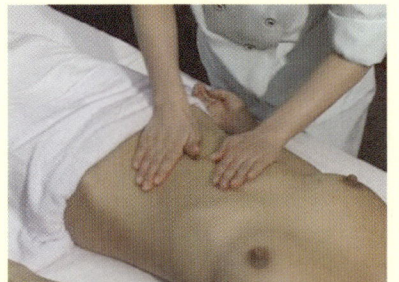
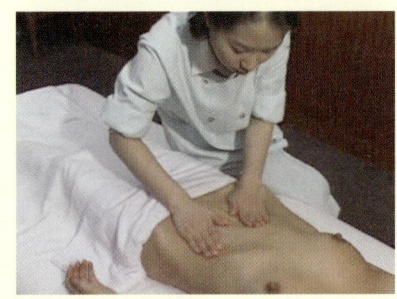

- 기본 동작을 하면서 피술자의 오른편 베드에 살짝 걸터 앉는다.
- 시술자는 피술자의 얼굴을 향하도록 한다.

마무리 동작을 용이하게 한다.

## 복부관리 16단계 마무리 동작(복식호흡)

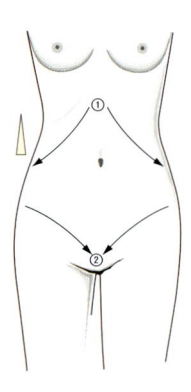
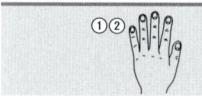
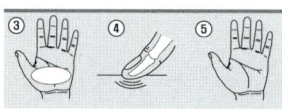

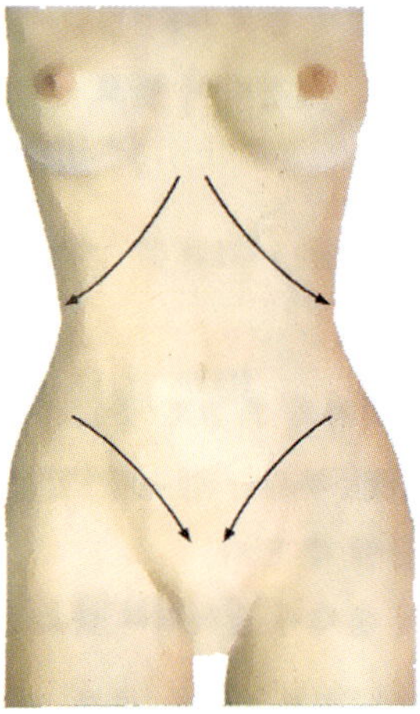

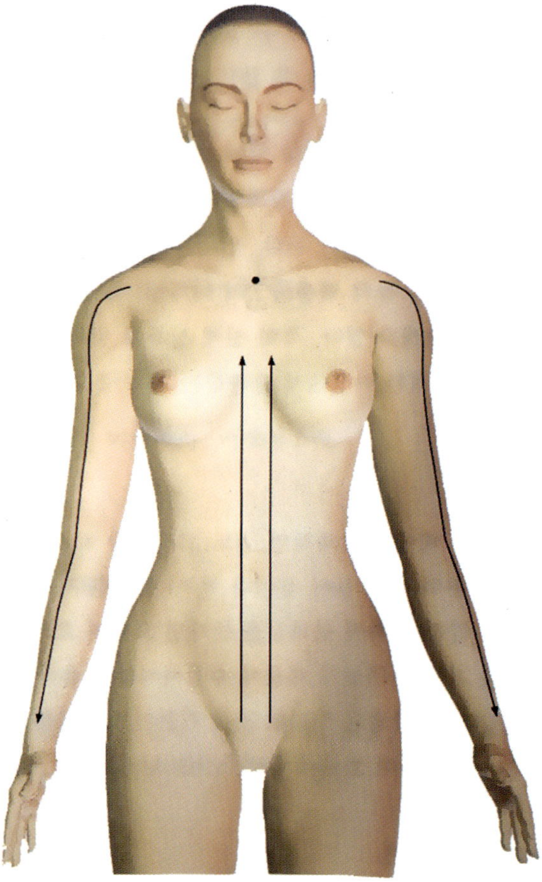

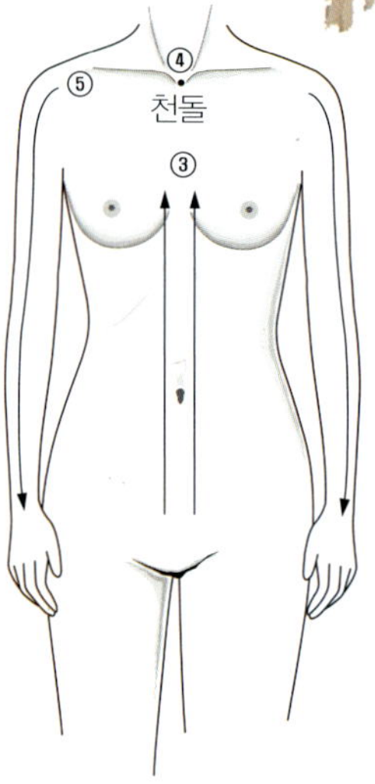

천돌

## How to Motion

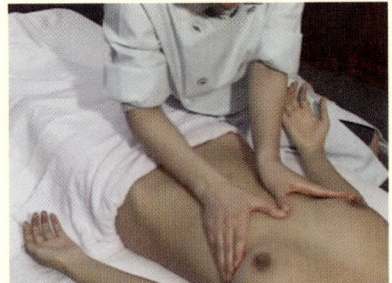 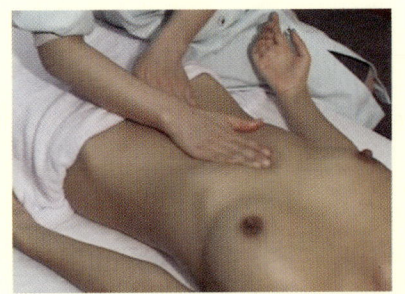

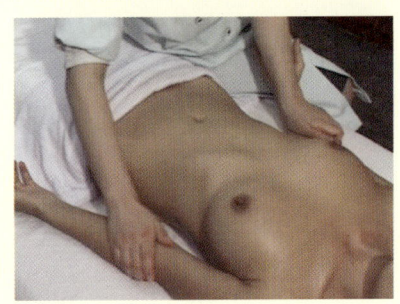

- 복식호흡을 한다.
- 양손의 모지복을 이용하여 거궐에서 경문까지 쓸어 내린(이 때, 피술자는 숨을 천천히 들이쉰다) 다음, 사지복을 이용하여 경문에서 기충까지 쓸어 올린다(이 때, 피술자는 숨을 천천히 내쉰다).
- 수장사지를 이용하여 임맥을 번갈아 가며 쓸어 올린 후(이 때, 피술자는 숨을 다시 깊게 들이쉰다), 중지복을 이용하여 천돌을 가볍게 압하고 잠시 머문다(이 때, 피술자는 숨을 잠시 멈춘다).
- 천돌에서 양손의 모지복을 이용하여 노궁을 향해 쓸어 내린다(이 때, 피술자는 숨을 크게 내쉰다).
- 노궁(손바닥 중앙)을 잠시 압하고 손끝으로 살짝 가볍게 빼준다.

마무리 단계로서 숨을 고르게 한다.
복부의 사기를 호흡을 통하여 깊게 배출한다.

# HOLISTIC

## MERIDIAN

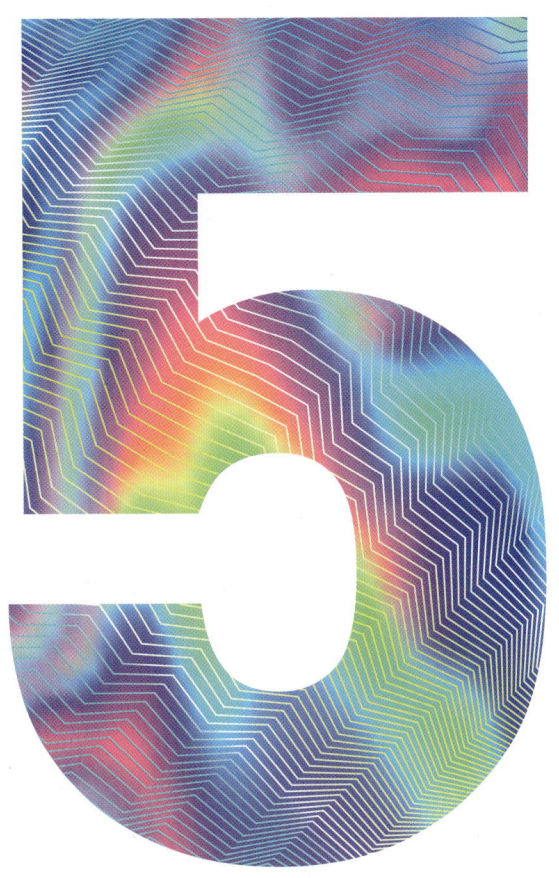

# 5
## 팔관리

# 5 팔관리

### 1) 의의

일반적인 마사지를 실시할 때, 팔관리는 소홀하기 쉬운 곳이다. 팔은 장부가 위치한 곳은 아니지만 수삼음경과 수삼양경 6개의 경락이 흐르므로 홀리스틱경락관리에서는 매우 중요한 부위가 된다. 팔의 미용적 변이로는 상완의 비대, 하완내측의 비대, 소해부위의 경결 등의 미용증상이 나타날 수 있는데, 이는 팔에 분포되어 있는 경락과 매우 밀접한 관계가 있다. 특히 신체 상부에 위치한 장부 – 심·폐의 경락이 팔로 흐르므로 섬세하고 감성적인 여성에게 팔관리는 매우 중요하다.

### 2) 유의점

실기를 할 때에는 효과적인 면도 고려해야 하지만 피술자의 느낌도 중요하다. 신체의 넓은 부위(예를 들어 등이나 복부)에 비해 자극이 민감한 부위가 팔이다. 압을 줄 때에 너무 강하게 하여 불쾌감을 준다면 오히려 효과는 반감될 수 있다.

① 팔은 가볍고 가늘기 때문에 수장사지를 이용하여 쓸어줄 때에 밀착감이 다소 떨어질 수가 있다. 손바닥 전체를 감싸듯하여 따뜻한 느낌이 들도록 한다.
② 자리 이동하여 '옆구리 쓸어주기(10단계)'를 할 때에는 팔을 귀 뒤로 밀착시킨다.

### 3) 관리포인트

팔에 미용변이가 나타나면 경락과 장부의 이상유무를 살핀다. 예를들어 상완 외측의 비대는 하복부의 비대와 상호 관계가 있으며, 소해부위의 경결은 스트레스와 가슴답답함이 있다.

① '주요혈 압하기(5단계)'는 유주보사와 굴림보사를 이용한다. 압은 보법으로 하며 3kg

정도의 압이 적당하다.

② 상완이 비대할 경우에는 비노에서 견우까지, 견우에서 후발제까지 쓸어주되 견우에서 후발제까지 쓸어 올릴 때에는 지과부위를 직접 피부에 마찰하지 않고 주먹을 바닥에 대고 쓸어줌으로써 손등이 자연스럽게 경추를 마찰하도록 한다.

③ 소해부위의 경결은 압통이 느껴지는 부위이므로, 압의 강도를 점진적으로 늘려 부담을 줄이도록 한다. 이 부위는 심경과 관계하기 때문에 특히 감성이 예민한 여성에게는 섬세한 관리가 필요하다.

④ 어제, 소부, 노궁 등 손바닥에 위치한 혈을 지압할 때에는 수직압으로 강하게 한다. 손바닥에 열이 나거나 땀이 나서 축축할 때에는 지압 후 손가락 사이사이로 다소 강하게 쓸어주어도 좋다. 이 때에 손가락 사이에 있는 팔사혈을 강압한다.

### 4) 주요동작
압하기, 쓸어주기, 비틀어주기, 퍼올리기, 어깨쳐주기, 돌려주기

### 5) 주요경락
폐경, 심경, 심포경, 소장경, 삼초경, 대장경

### 6) 주요수혈
중부, 운문, 협백, 척택, 태연, 어제, 극문, 간사, 내관, 태릉, 노궁, 중충, 극천, 소해, 신문, 소부, 비노, 견우, 곡지, 합곡, 양계, 외관, 지구, 견료, 천료

### 7) 수기보사
굴림보사, 유주보사

팔관리 **1**단계 # 오일 바르기

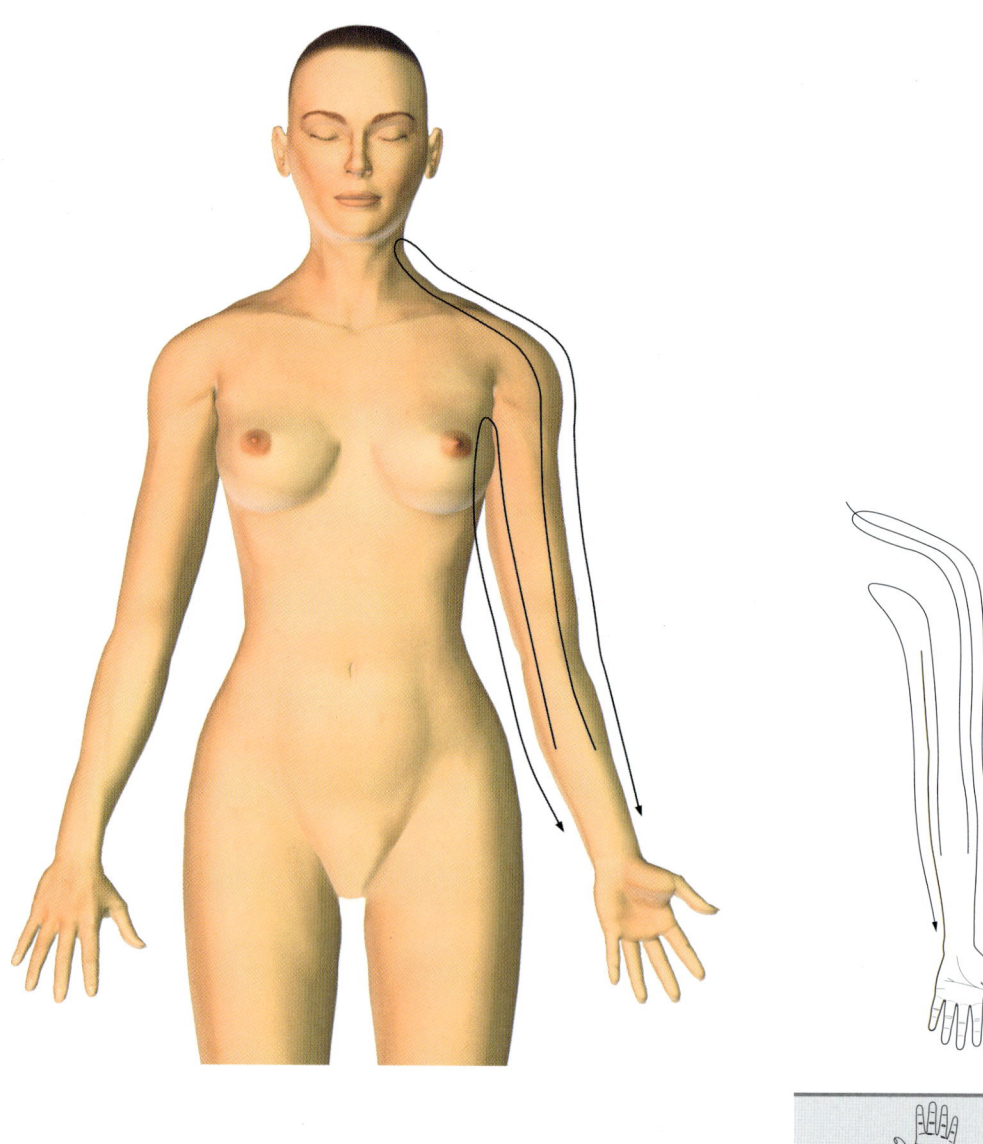

# How to Motion

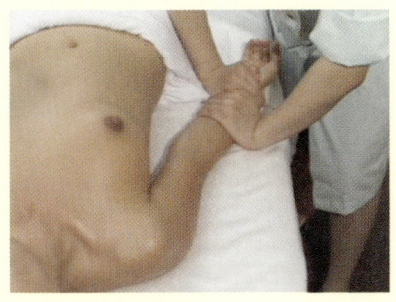
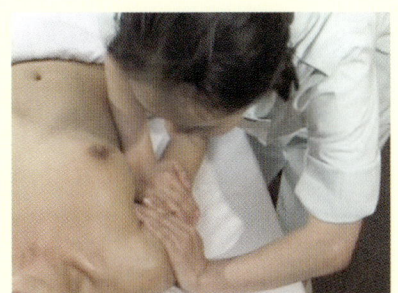
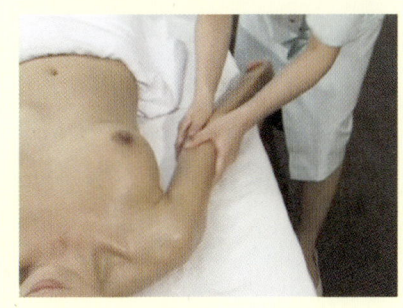

- 적당량의 오일을 덜어낸 후 손바닥에서 오일의 온도를 조절한 다음 팔에 도포한다.
- 오일의 양은 너무 많지 않게 한다.
- 팔부위부터 목 뒷부분까지 세밀하게 도포한다.

팔 관리를 용이하게 한다.
팔의 긴장감을 푼다.

팔관리 **2**단계 # 전체 쓸어주기

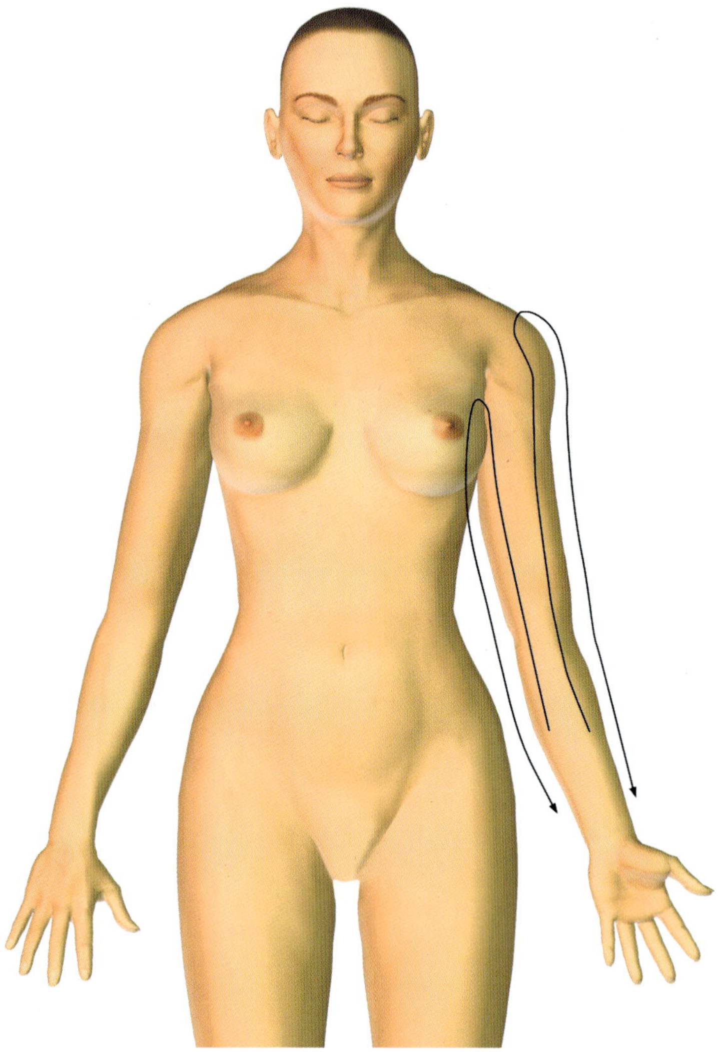

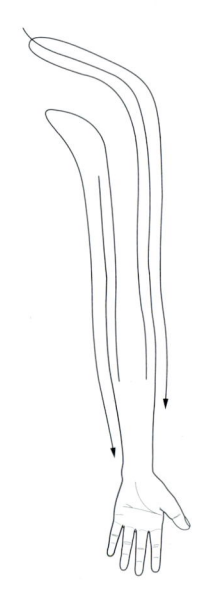

## How to Motion

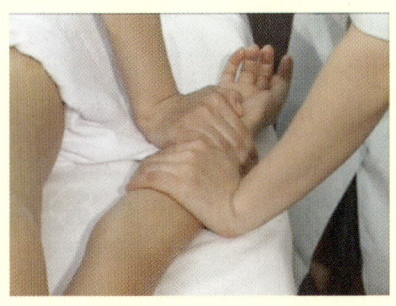
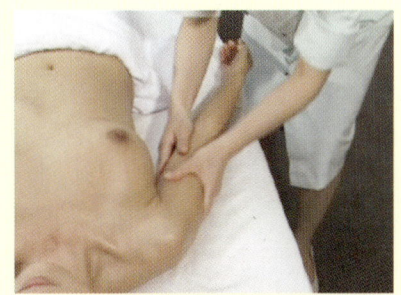
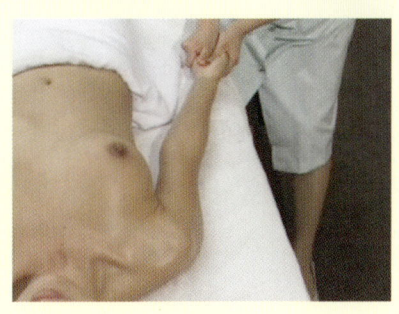

- 수장사지를 이용하여 전체를 쓸어준다.
- (피술자의 왼쪽팔을 관리할 경우) 양손을 위 아래로 하여 나란히 얹는데, 이 때 오른손이 왼손 위에 위치하게 한다.
- 손목에서 시작하여 상완부위까지 쓸어 올린 후 어깨를 돌아 양쪽을 향하여 내려온다.
- 이 때 피술자는 손바닥이 위로 향하게 하며, 시술자는 밀착감에 유의한다.

팔 전체의 긴장감을 푼다.
수삼음경과 수삼양경의 소통을 원활히 한다.

팔관리 **3**단계

# 폐경 쓸어주기

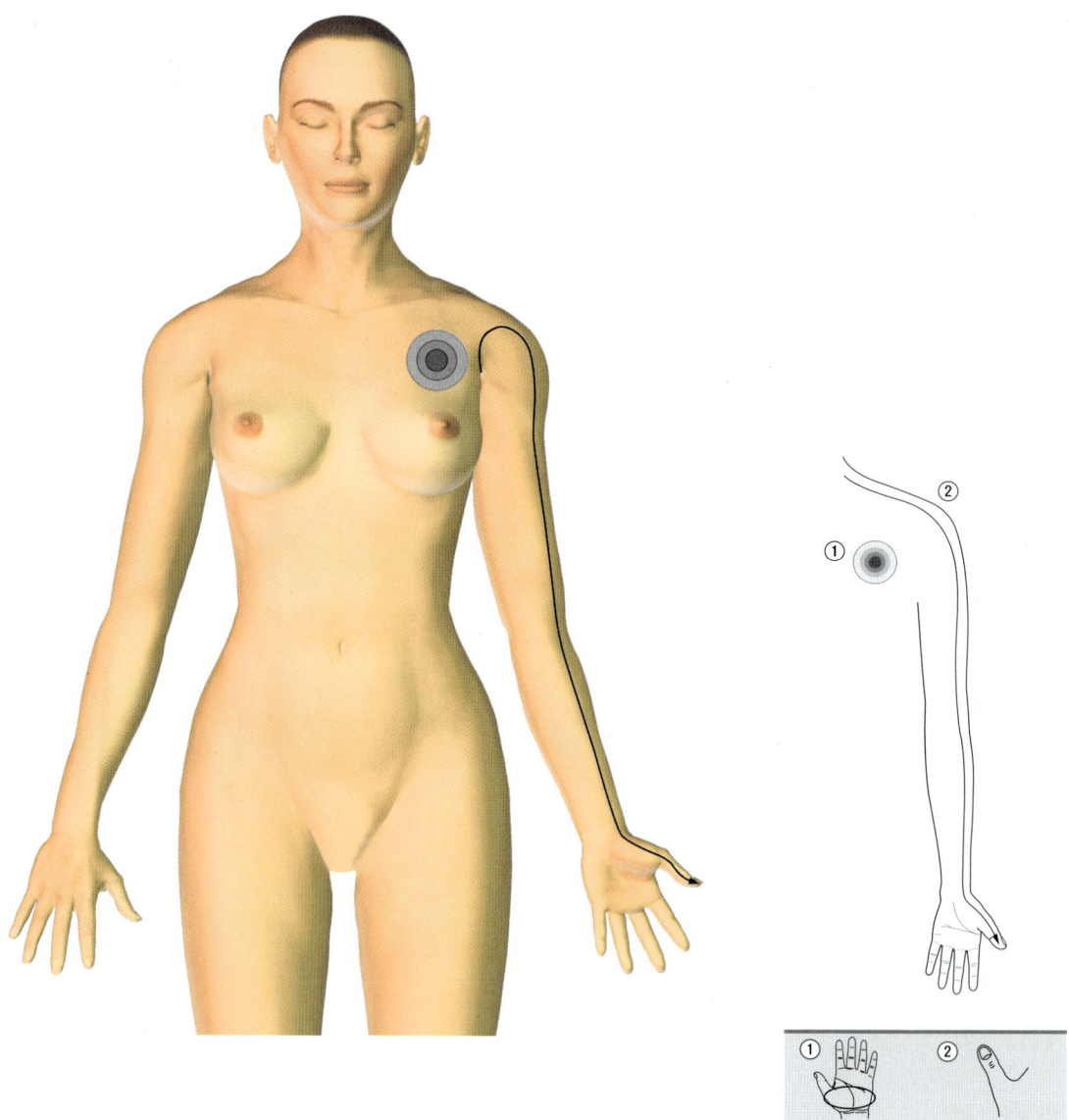

## How to Motion

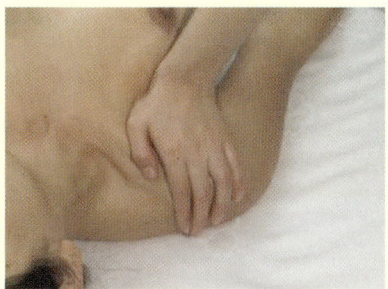 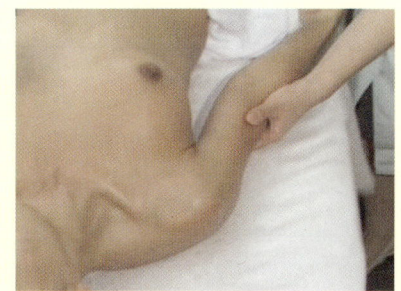

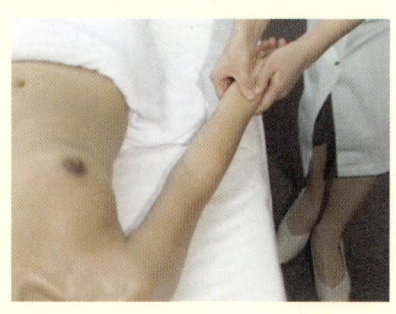

- (피술자의 왼쪽팔을 관리할 경우) 시술자는 왼손을 피술자의 왼손과 맞잡고, 오른손의 수근부위를 이용하여 중부와 운문 부위를 장압한다.
- 장압한 후 오른손의 모지복을 이용하여 폐경락을 따라 쓸어내린다.
- 폐경을 따라 쓸어줄 때에 다른 한 손은 손목을 잡고 약간 당기는 듯이 하는 것이 좋다.

폐경을 강화한다.
팔의 곡선을 개선한다.

## 팔관리 4단계 심포경, 심경 쓸어주기

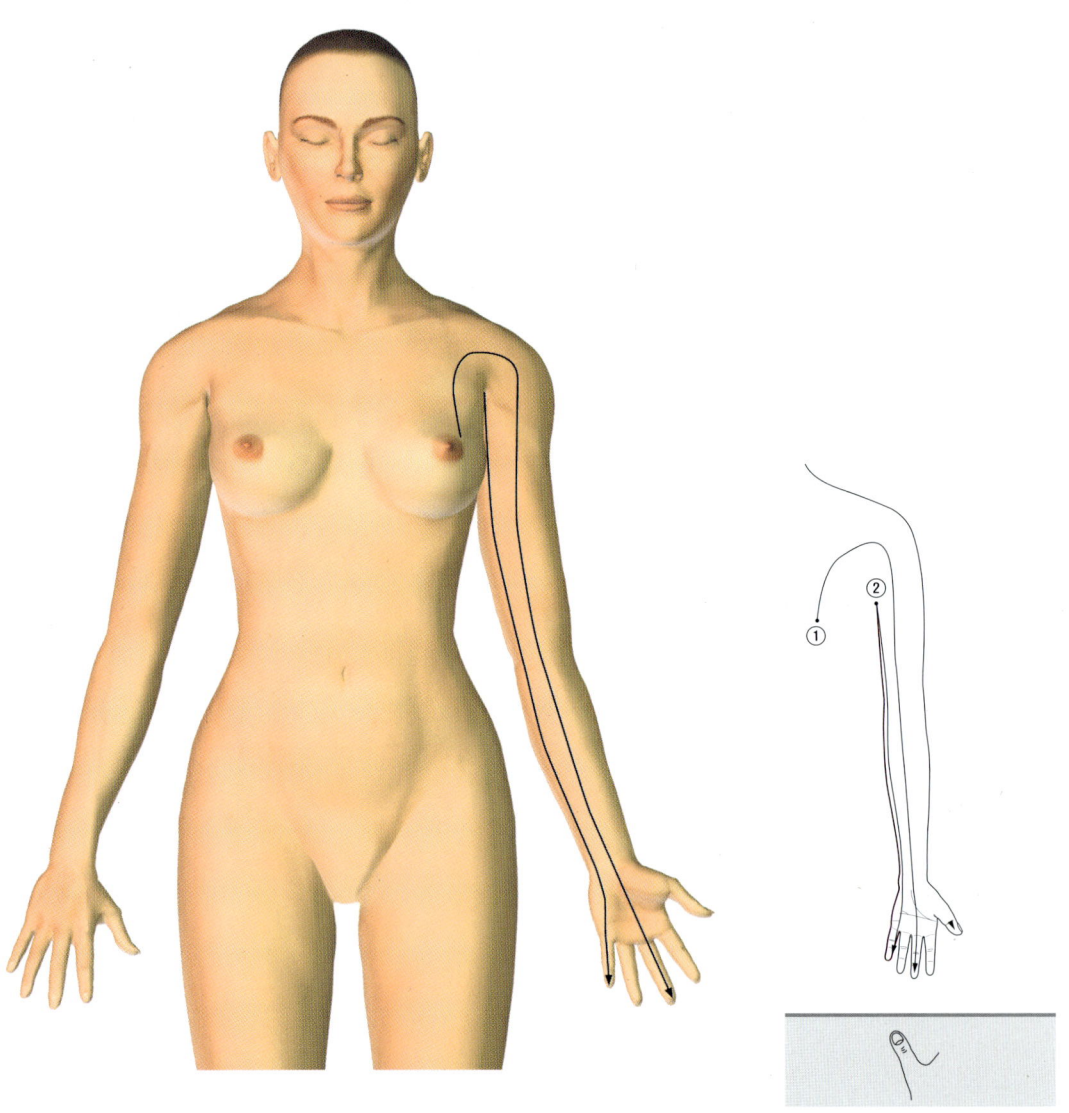

## How to Motion

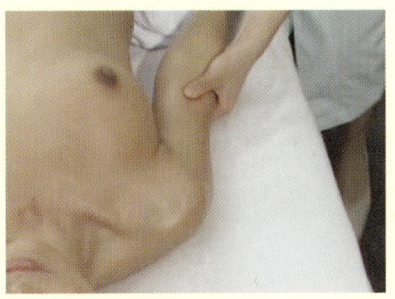
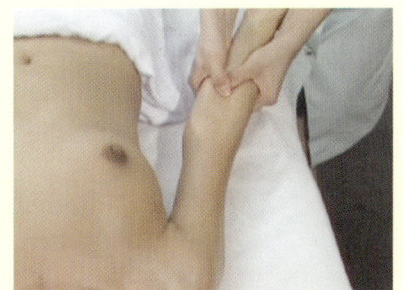
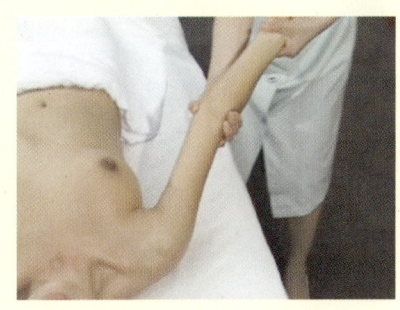

- 폐경에 이어 모지복을 이용하여 심포경을 쓸어내린다.
- 심경을 쓸어 내릴 때는 손을 바꾸어 (피술자의 왼쪽팔을 관리할 경우) 시술자의 오른손으로 피술자의 왼쪽 손목을 살짝 잡은 후 시술자의 왼손의 모지복을 이용하여 극천에서부터 소충까지 쓸어 내린다.

심포경과 심경을 강화한다.
팔의 곡선을 개선한다.

## 팔관리 5단계 주요혈 압하기

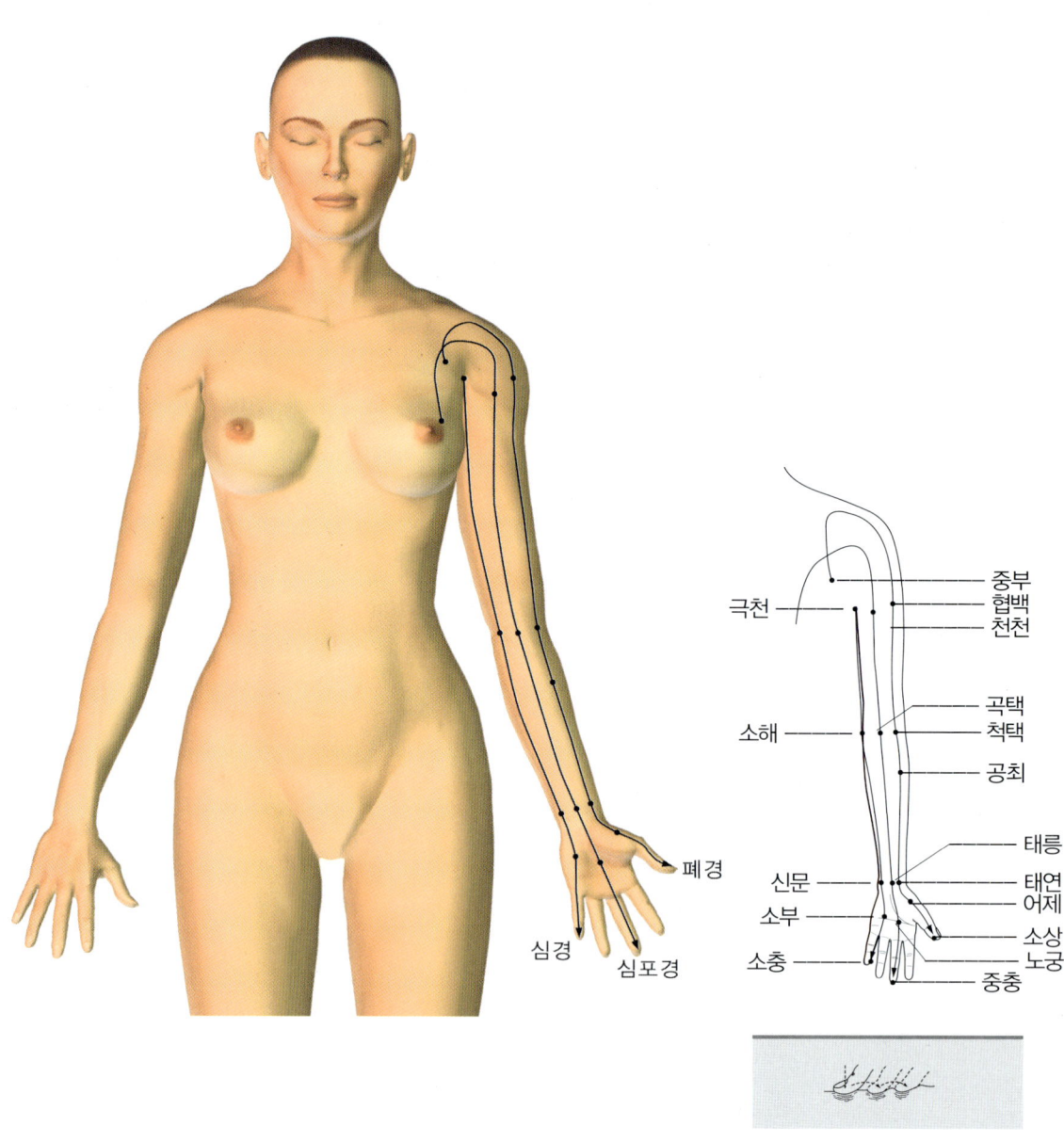

## How to Motion

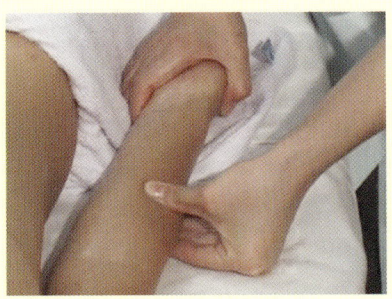
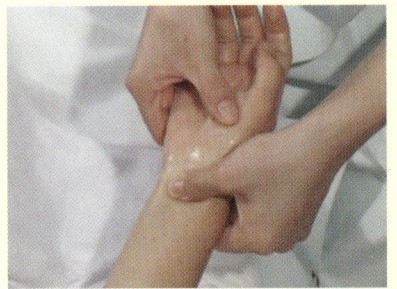
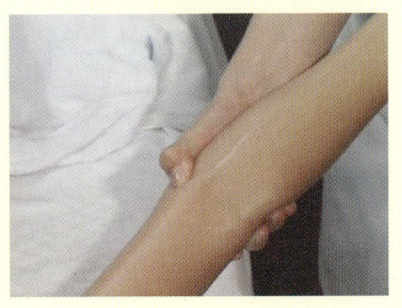

- (피술자의 왼쪽팔을 관리할 경우) 시술자의 오른손 모지복을 이용하여 폐경의 중부, 협백, 척택, 공최, 어제, 소상을 따라 지압하면서 내려온다.
- 심포경의 천천, 곡택, 태릉, 노궁, 중충을 지압하면서 내려온다.
- 심경을 지압할 때는 쓸어줄때와 마찬가지로 시술자의 왼손 모지복을 이용하여 극천, 소해, 신문, 소부, 소충을 지압하면서 내려온다.
- 1회만 한다.

폐경, 심포경, 심경을 강화한다.
팔의 주요혈을 자극함으로써 팔의 이상 변이를 개선한다.

팔관리 **6**단계

# 양경락 쓸어주기

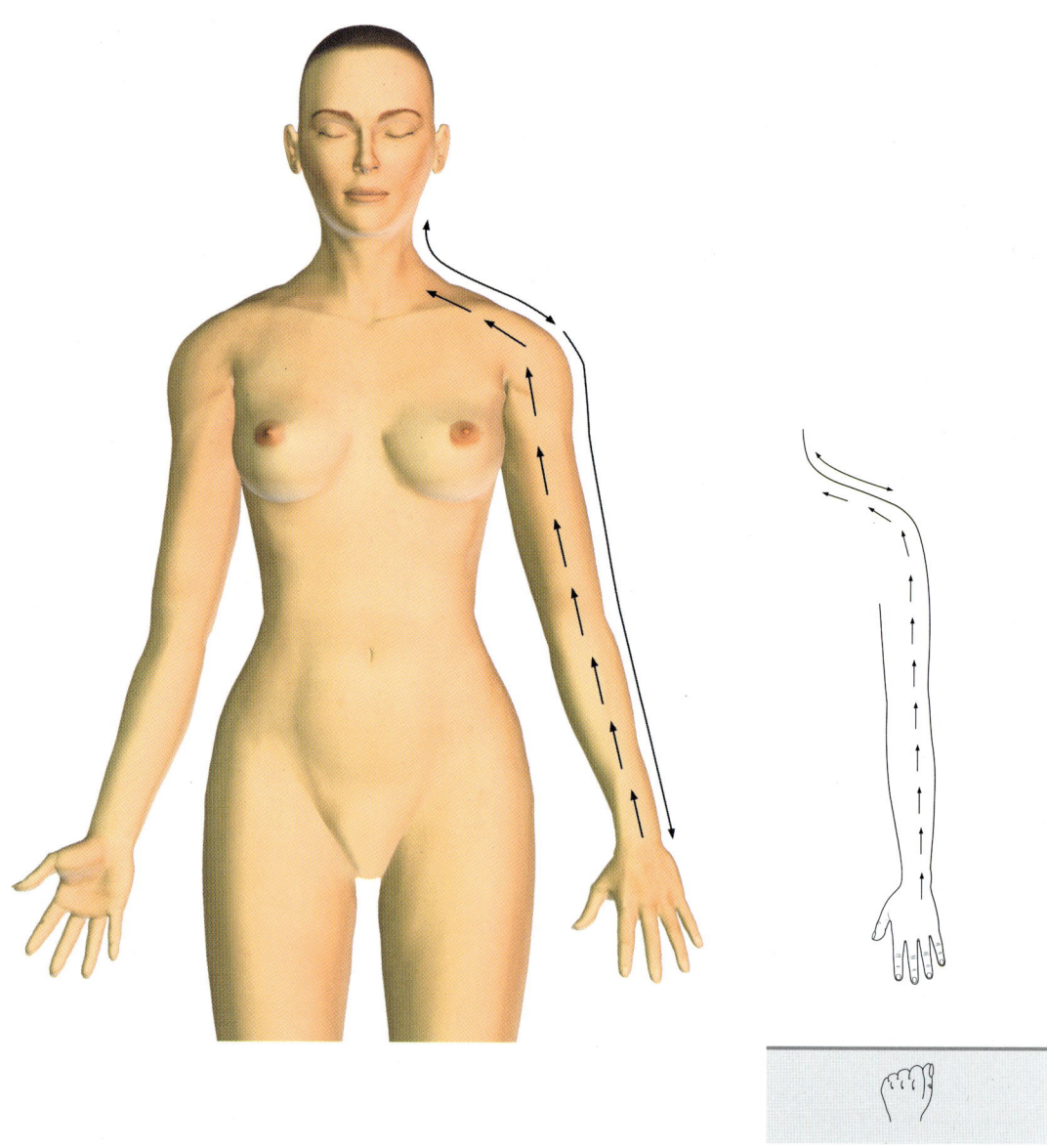

## How to Motion

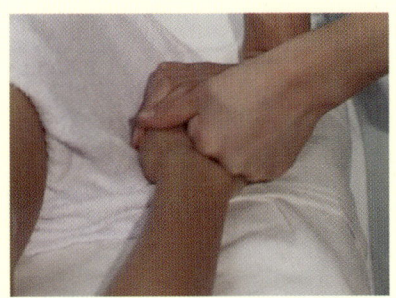 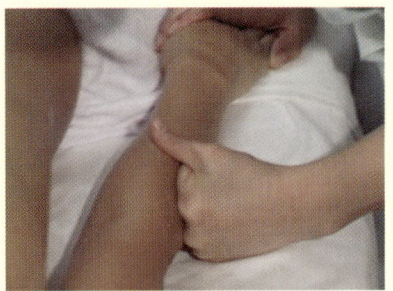

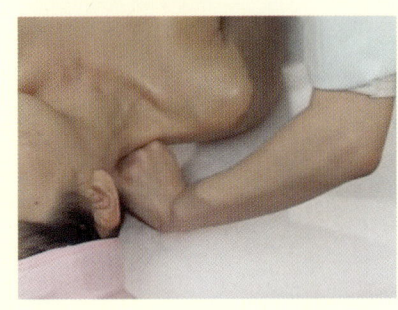

- 피술자는 손등이 위로 향하도록 손바닥을 뒤집어 준다.
- 지과면을 이용하여 손등부터 하완·상완·경추부위까지 차례로 쓸어 올린다.
- 경추부위를 쓸어 올릴 때에는 후발제까지 길게 쓸어준다.
- 동작이 끝나면 수장사지를 이용하여 양옆으로 쓸어 내리는데, 이 때 시술자는 피술자의 손등을 자연스럽게 뒤집어 손바닥이 위를 향하도록 하여 손끝까지 쓸어내린다.
- 3회 반복한다.

대장경, 삼초경, 소장경을 강화한다.
양경을 쓸어줌으로써 팔의 외측의 경직을 개선한다.

팔관리 **7**단계

# 비틀어주기

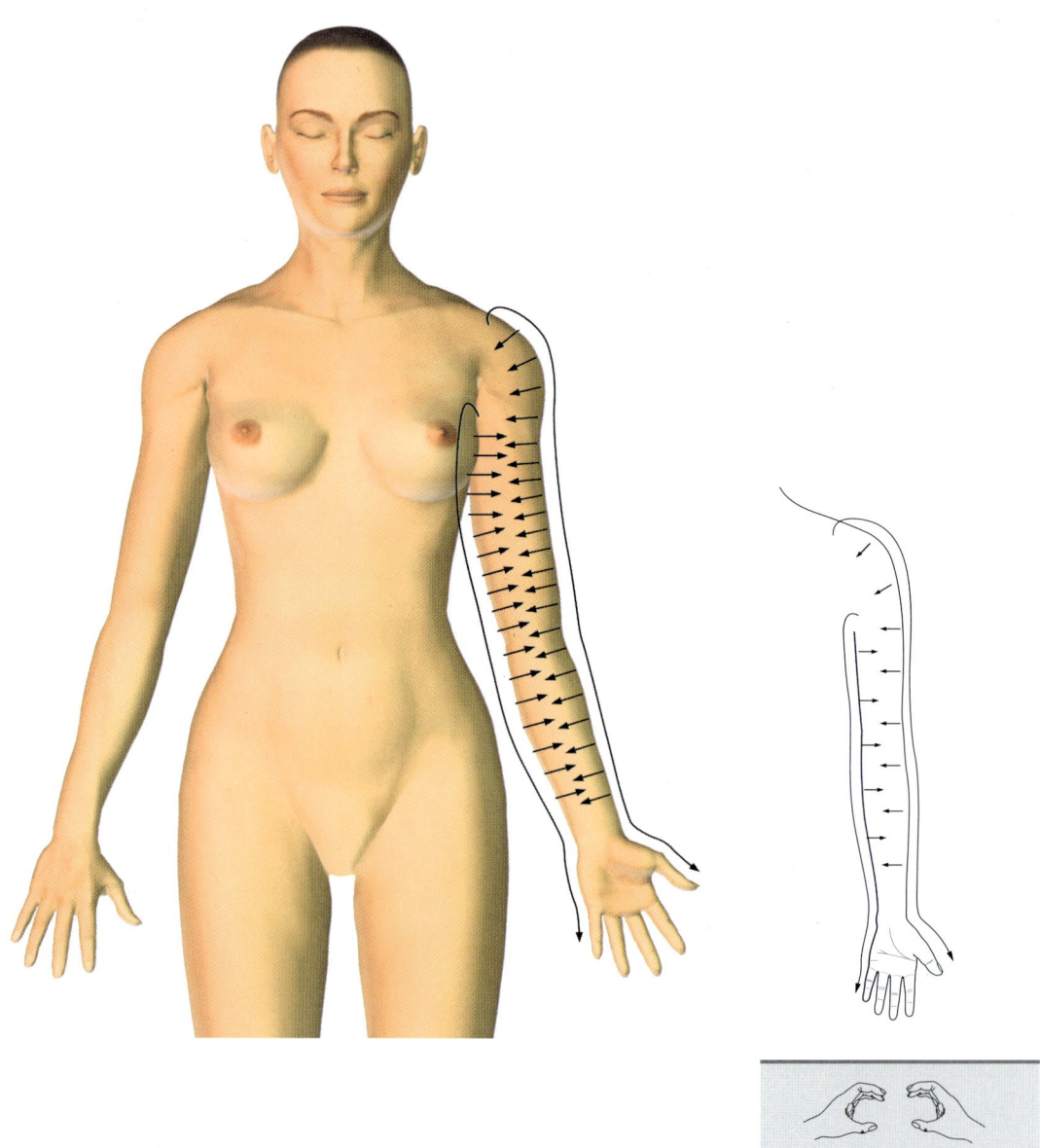

## How to Motion

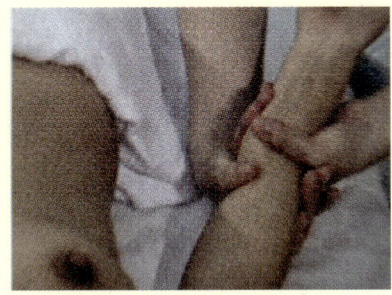 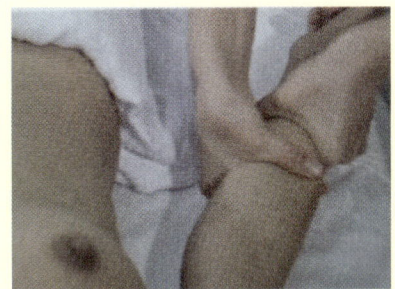

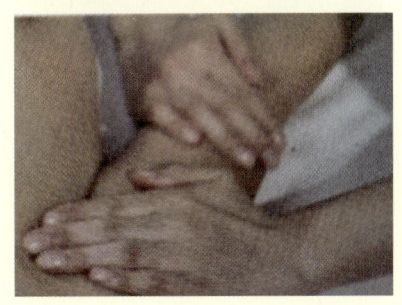

- 수장사지를 이용하여 팔을 양쪽에서 잡고 호구 부위에 압을 주어 비틀어준다.
- 손목에서 시작하여 상완부위까지 이동한 다음, 어깨를 감싸 양옆으로 쓸어내린다.
- 이 때 올라갈 때에는 양손의 호구부위를 밀착시키고, 내려올 때에는 수장사지를 밀착시켜 손끝까지 쓸어내린다.

소해나 비노 등 막힌 혈을 풀어준다.
팔의 곡선을 개선한다.

팔관리 **8**단계

# 퍼올리기

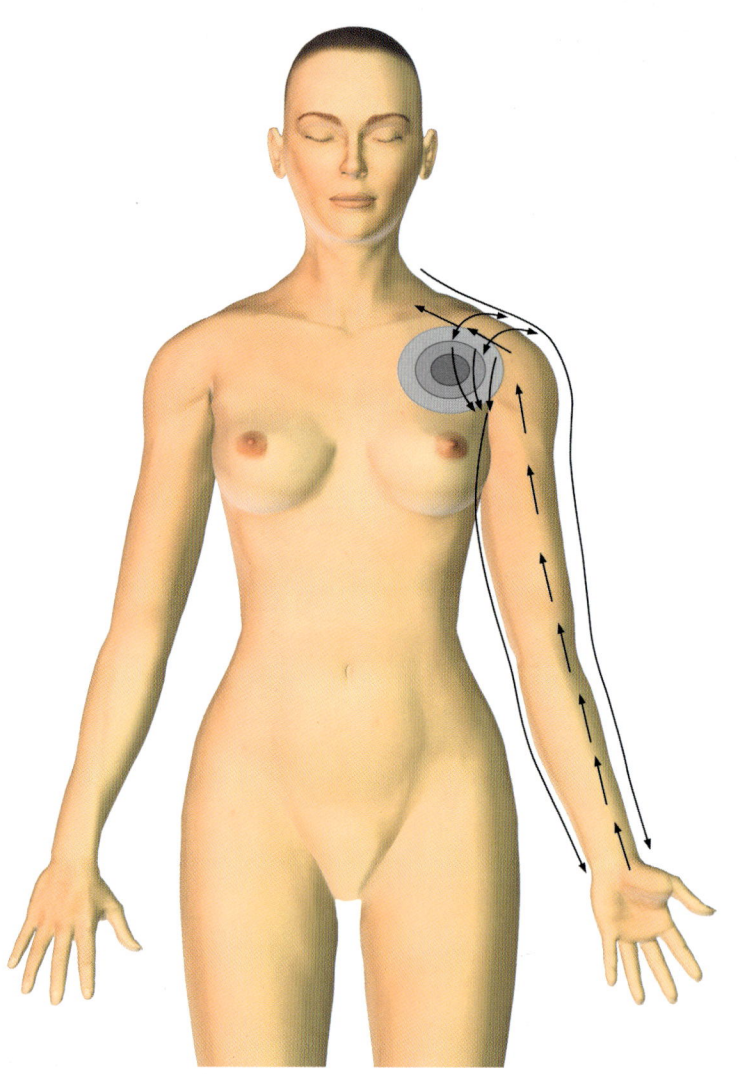
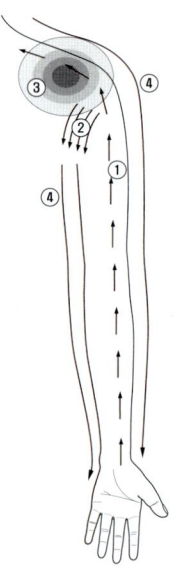
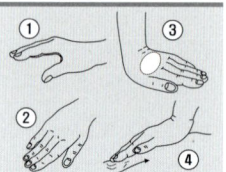

## How to Motion

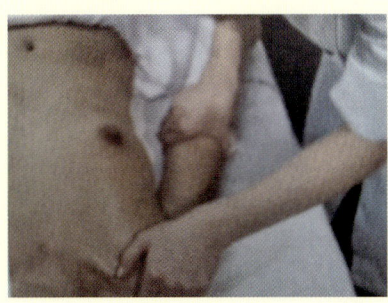 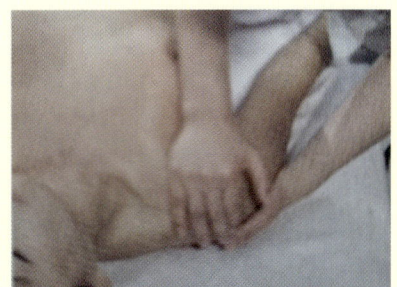

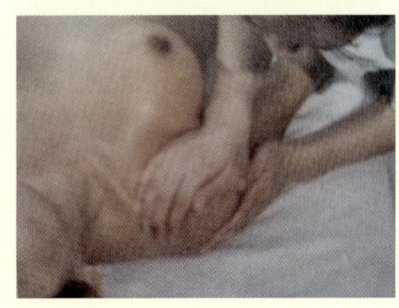

- (피술자의 왼쪽팔을 관리할 경우) 시술자는 오른손으로 피술자의 어깨를 잡고 왼손의 호구 부위를 이용하여 퍼 올려준다.
- 어깨까지 올라간 다음 양손의 소지구를 이용하여 어깨에서 극천을 향하여 번갈아 쓸어 내린다.
- 오른손은 피술자의 어깨 밑에 대고 왼손으로 어깨를 장압한다.
- 양손의 수장사지를 이용하여 어깨를 비벼준다.
- 동작이 끝난 후 양손의 수장사지로 팔을 감싸면서 손끝을 향해 쓸어 내린다.

팔을 아름답게 한다.
어깨의 경직을 풀어준다.

## 팔관리 9단계 자리 이동하기

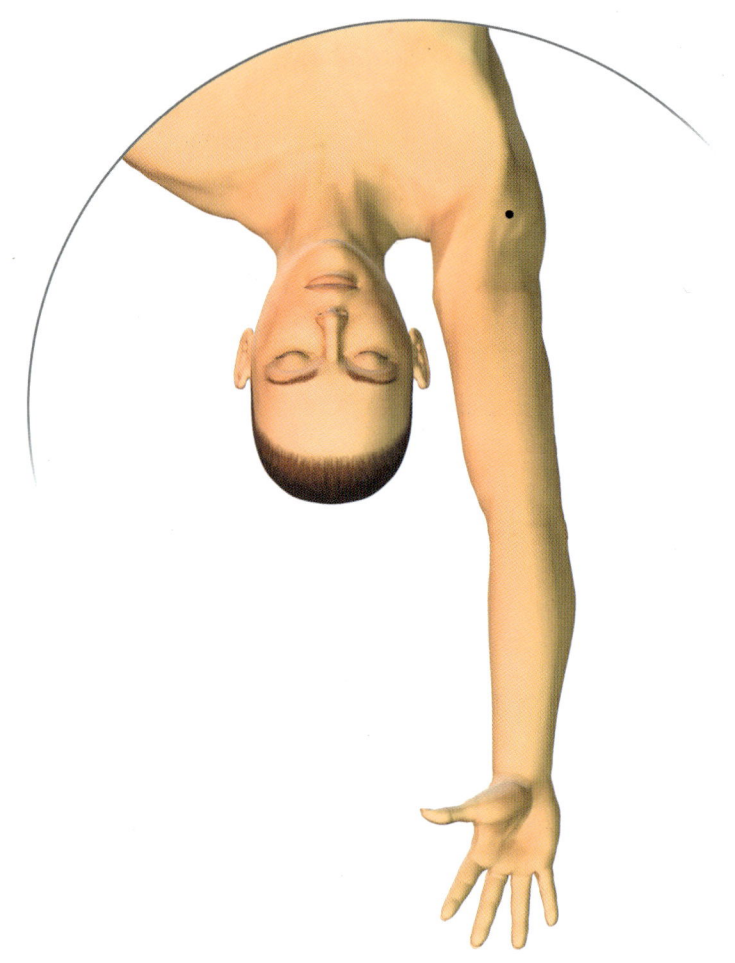
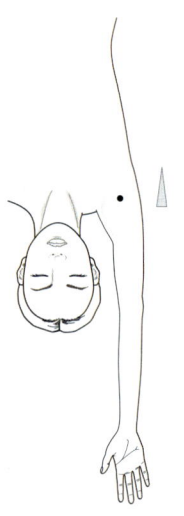
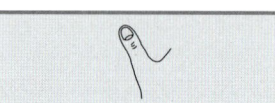

## How to Motion

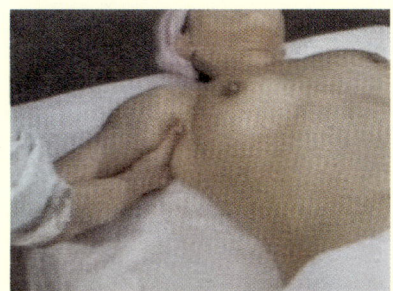 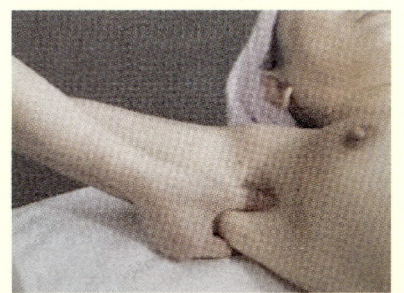

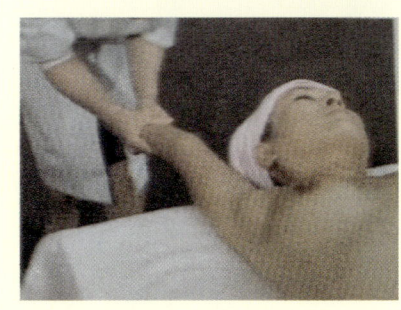

- (피술자의 오른팔을 관리할 경우) 왼손으로는 피술자의 손목을 잡고 오른손의 모지복을 이용하여 극천을 압하면서 피술자의 머리 위로 위치를 이동한다.
- 천천히 머리 위로 이동한 후 팔을 극천에서 손끝까지 당겨주듯이 상완부위을 피술자의 귀 옆에 붙여준다.

어깨의 경직을 푼다.
다음 단계의 관리를 용이하게 한다.

### 팔관리 10단계

# 옆구리 쓸어주기

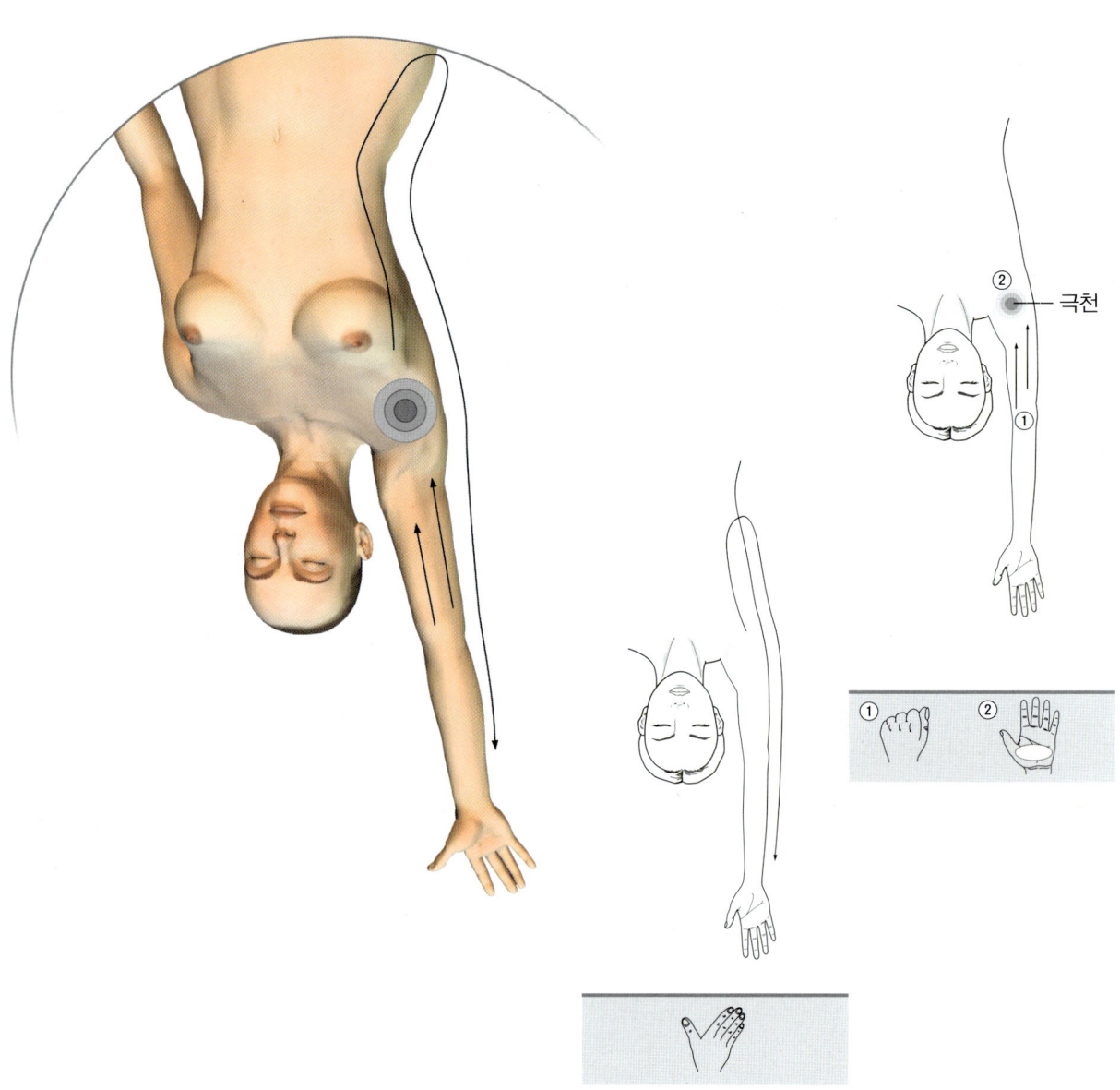

## How to Motion

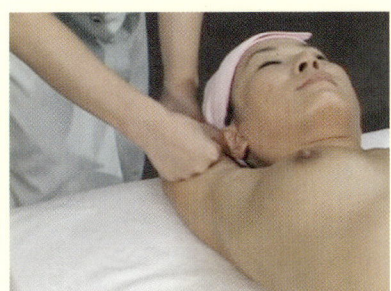 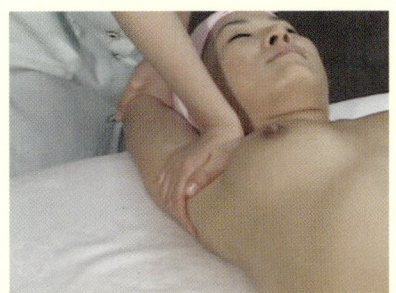

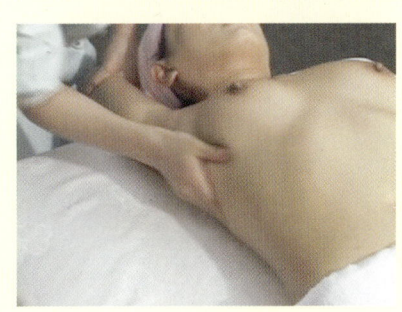

- (피술자의 오른손인 경우) 시술자의 왼손을 이용하여 피술자의 팔을 귀뒤에 고정시킨다.
- 시술자의 오른손을 이용하여 상완 내측을 지과면으로 쓸어준다.
- 수근부위를 이용하여 극천을 압한다.
- 시술자의 오른손 호구부위를 이용하여 피술자의 오른쪽 옆구리(담경)을 쓸어준 후 시술자의 양손을 이용하여 피술자의 팔을 잡아 손 끝으로 빼준다.

어깨의 경직을 푼다.
극천을 자극함으로써 팔과 가슴을 아름답게 한다.

## 팔관리 11단계

# 양경락 쓸어주기

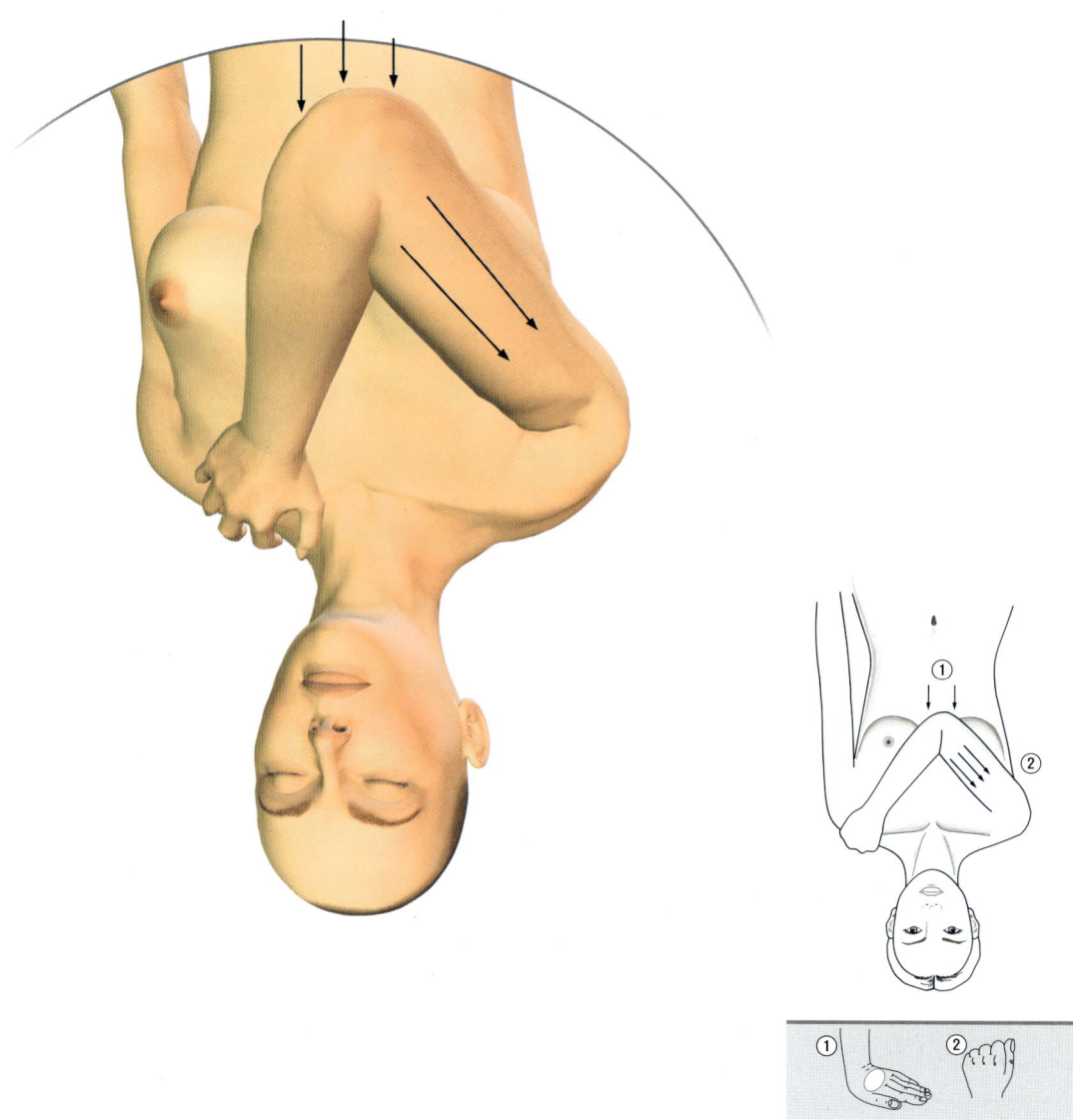

## How to Motion

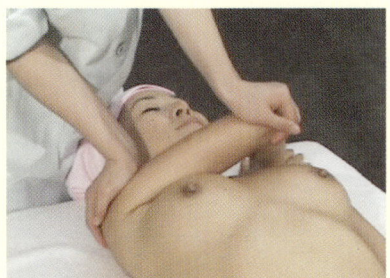
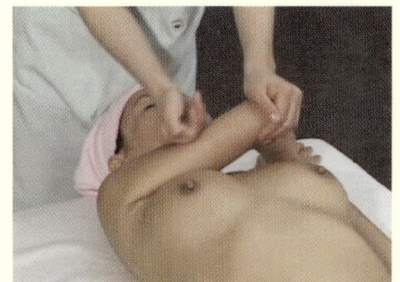
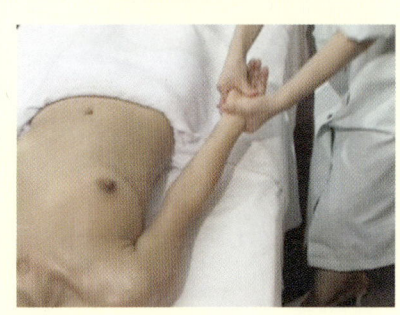

- 피술자의 팔을 반대쪽으로 보내, 피술자의 손이 반대쪽 어깨 부위에 닿게 한다.
- (피술자의 오른팔을 관리할 경우) 오른손으로 피술자의 어깨를 고정시킨 후 왼손으로 피술자의 주첨부위에 반동을 준다.
- 왼손으로 피술자의 주첨부위를 잡아 고정시킨 후 오른손의 지과면을 이용하여 주첨에서 견우를 향하여 쓸어 내린다.
- 동작이 끝난 후 피술자의 손목을 잡아 자연스럽게 제자리로 돌아온다.

폐를 강화시킨다.
팔 외측의 비대를 해소한다.

팔관리 **12**단계

# 노궁부위 압하기

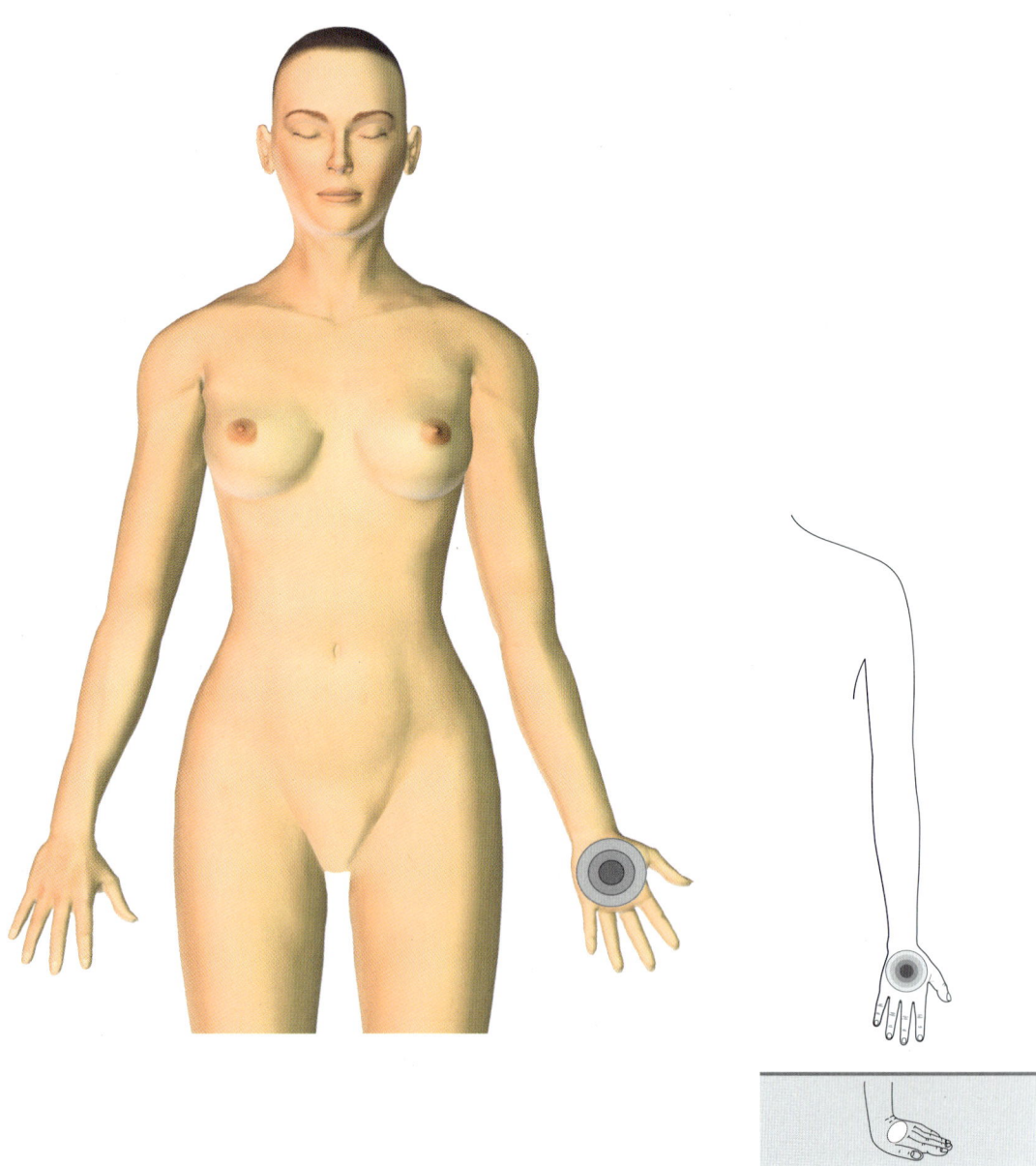

250

# How to Motion

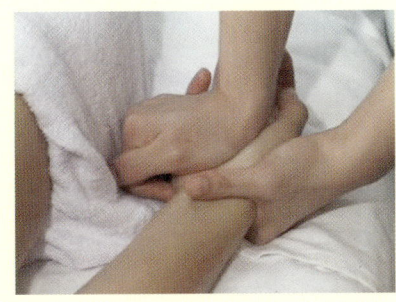 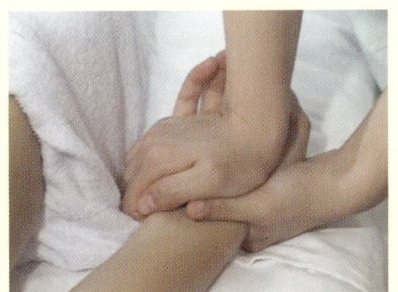

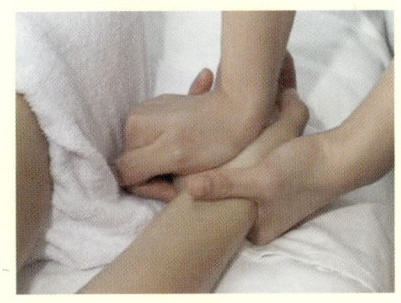

- 한 손으로는 피술자의 손등을 받치고, 다른 한 손은 수근 부위를 이용하여 노궁을 장압한다.

마음을 안정되게 한다.
손이 붓는 것을 방지한다.

## 팔관리 13단계

# 어제, 소부, 노궁 압하기

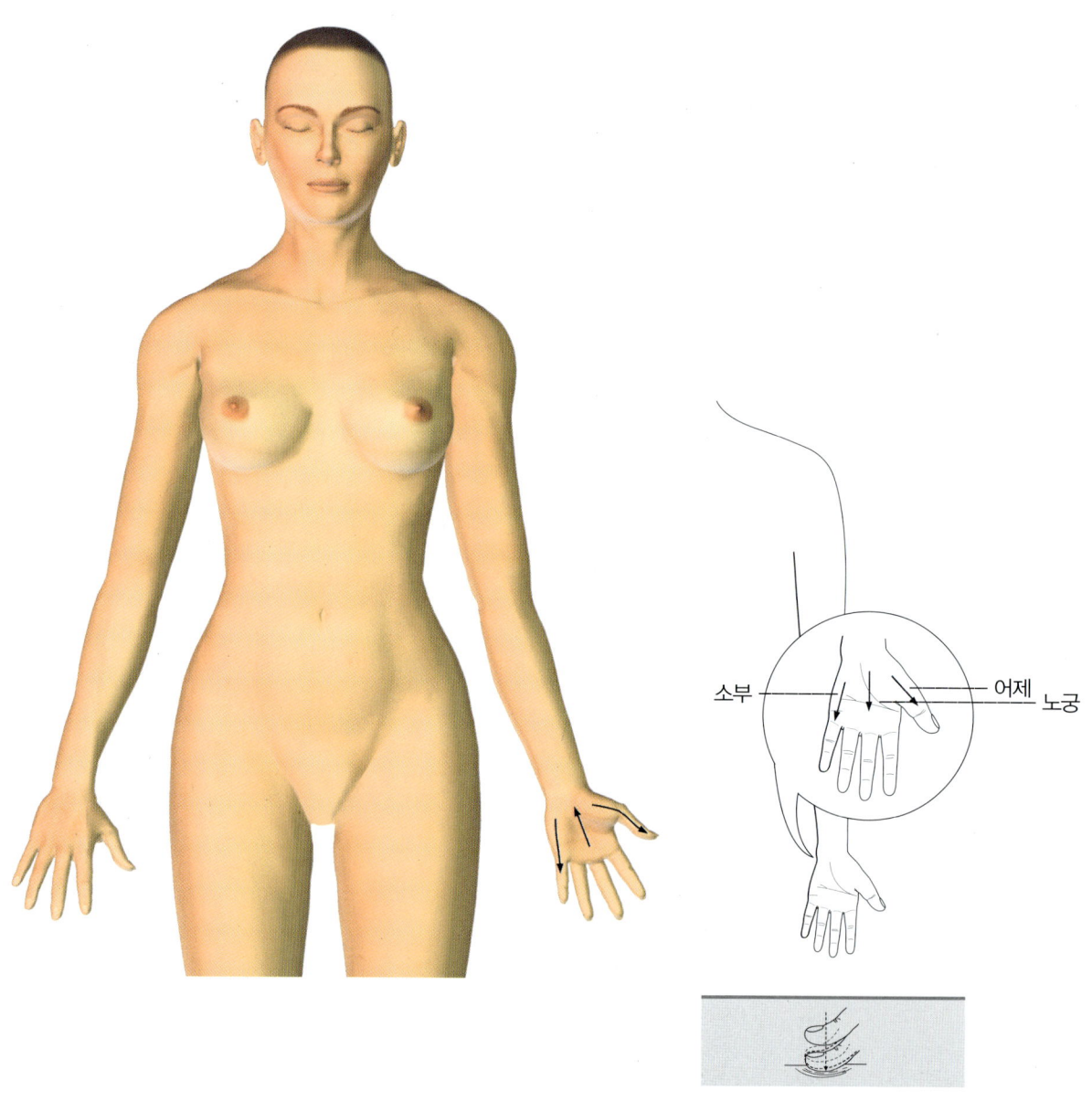

# How to Motion

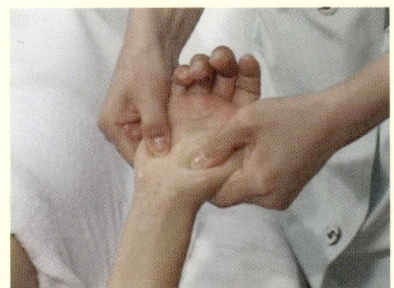
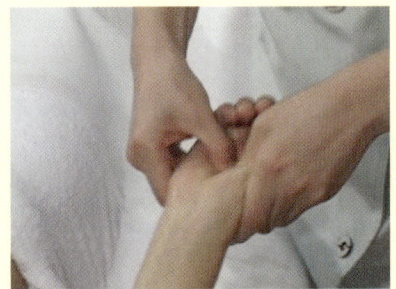
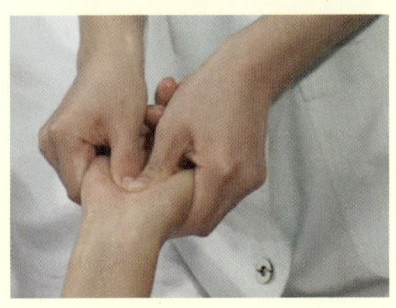

- 양손의 모지복을 이용하여 피술자의 어제·소부를 압하면서 내려온 후 다시 노궁을 압하면서 위로 올려준다.
- 때에 따라서 팔사혈을 압할 수 있다.

손바닥의 열감을 개선한다.
마음을 안정되게 한다.

## 팔관리 14단계

# 중수골 쓸어주기

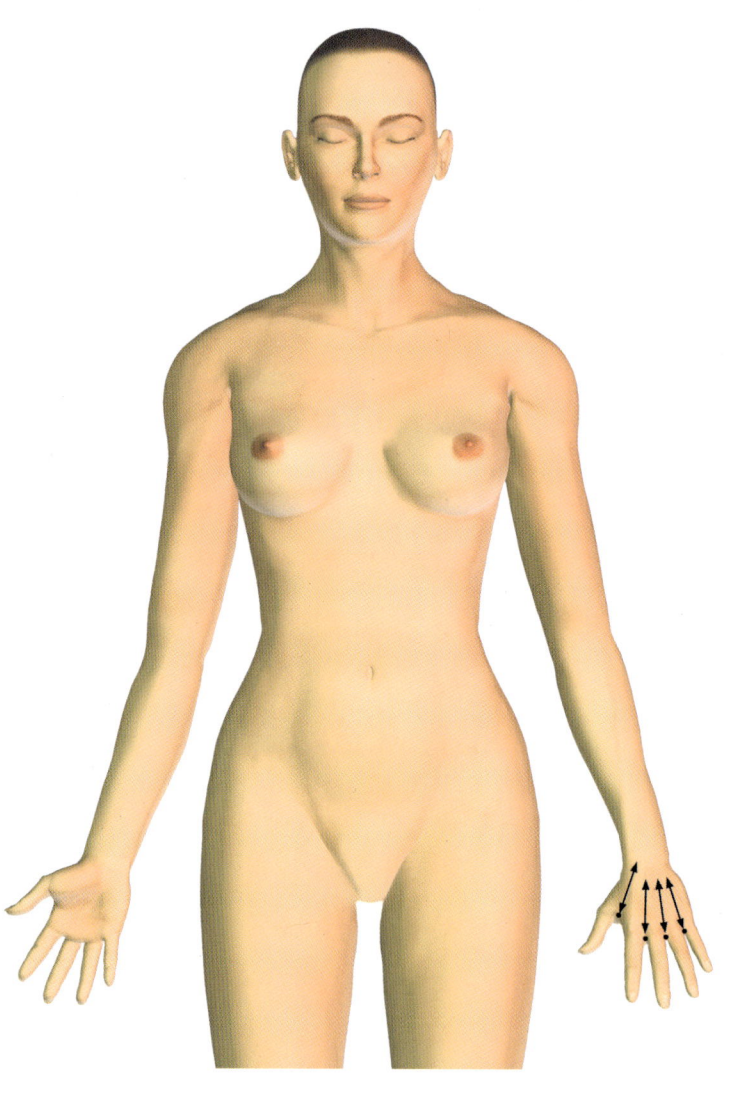
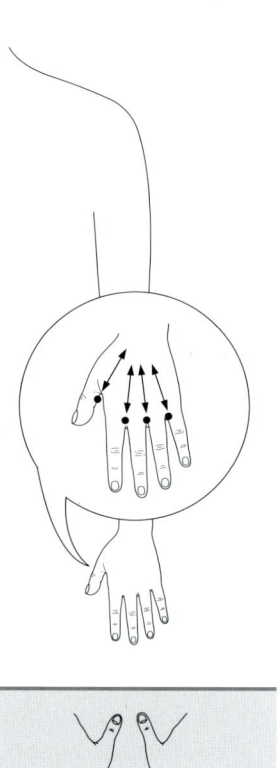

## How to Motion

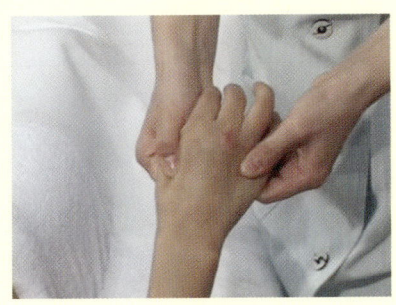 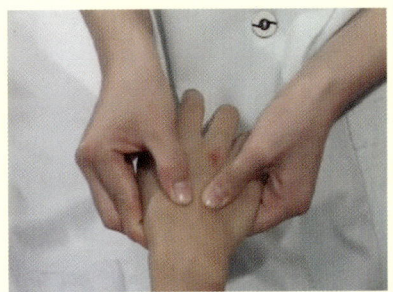

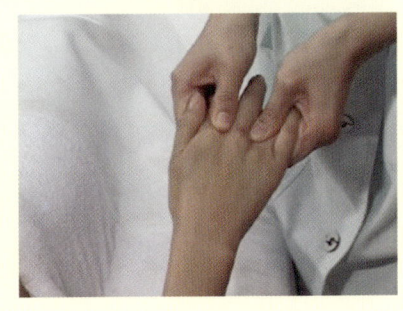

- 피술자의 손등이 위로 향하게 한다.
- 모지복을 이용하여 중수골을 훑어 올라간 후, 다시 쓸어내려와서 팔사혈을 압한다.

손과 발이 붓고 아픈 증상을 개선한다.
손가락을 아름답게 한다.

## 팔관리 15단계 **손가락 압하기**

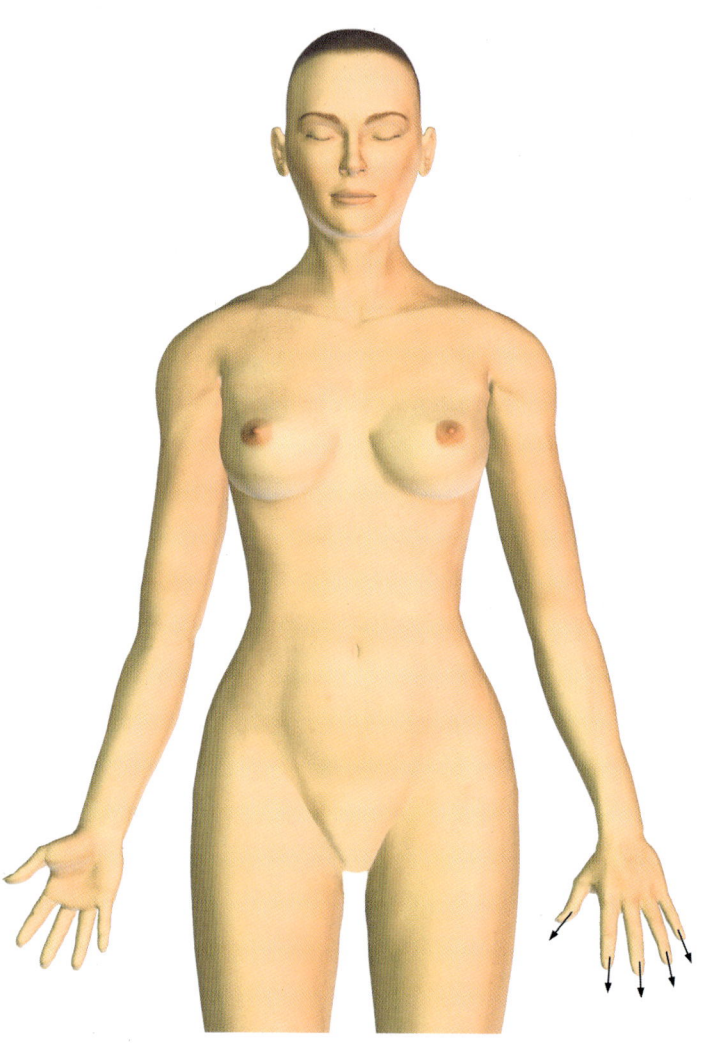
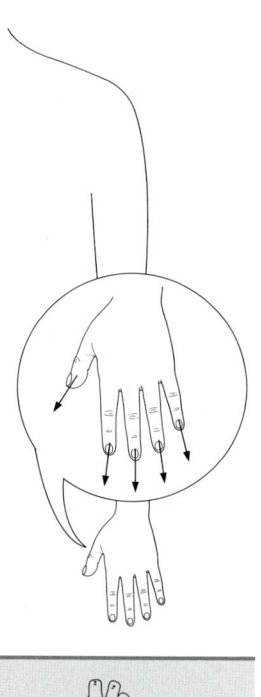

## How to Motion

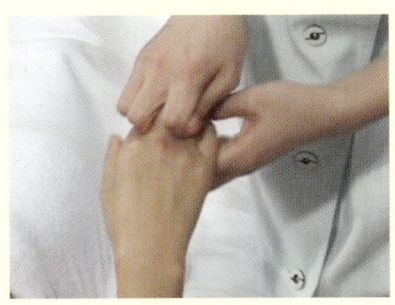
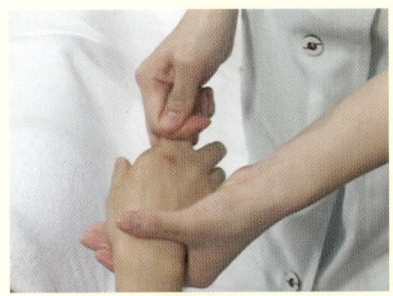
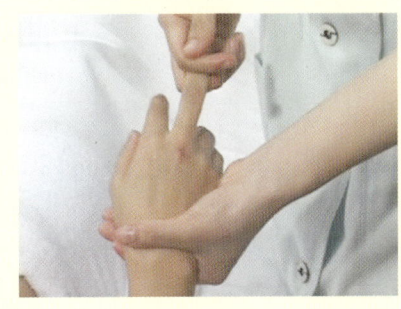

- 손가락의 뿌리부위와 머리부위를 압한다.
- 손가락을 압하는 순서는 세 번째 손가락(土) → 다섯 번째 손가락(水) → 두 번째 손가락(火) → 네 번째 손가락(金) → 엄지 손가락(木)의 순이다.

손끝의 정혈과 십선을 자극한다.
손에 열이 나거나 열에 의한 미용변이를 개선한다.

팔관리 **16**단계 ## 손목 돌려주기

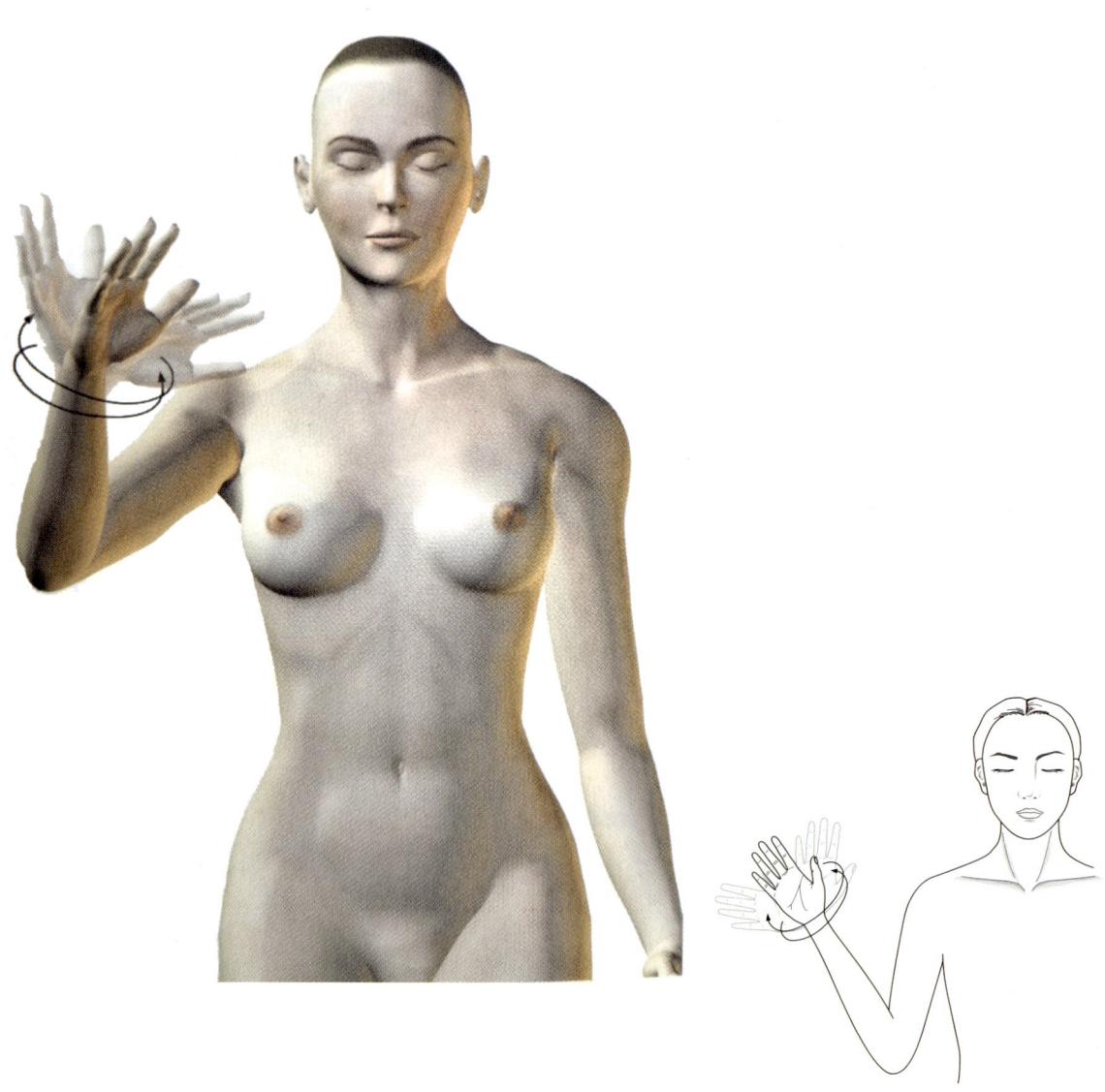

# How to Motion

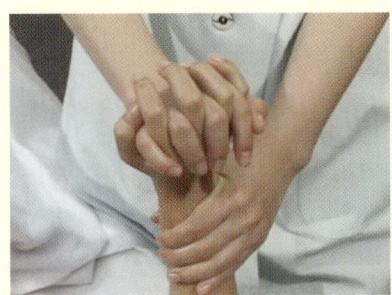
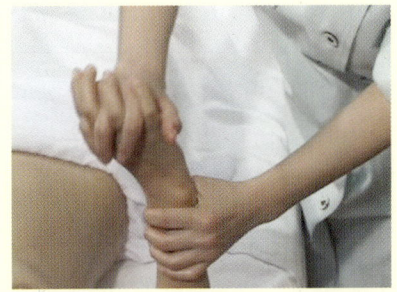
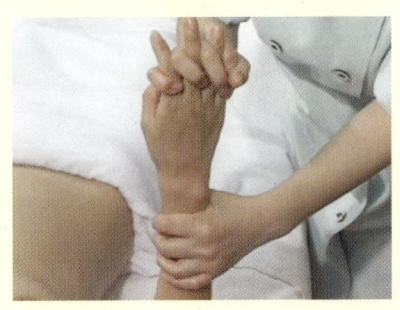

- 한 손은 손목을 잡고 다른 한 손으로는 손가락을 마주 낀 상태에서 손목을 돌려준다.
- 시계방향으로 6회 돌린 후 반대방향으로 6회 돌린다.
- 동작이 끝난 후 팔사혈로 빼준다.

손의 붓는 증상을 개선한다.
팔목의 저림을 개선한다.

팔관리 **17**단계

# 팔꿈치 고정시키고 팔 돌려주기

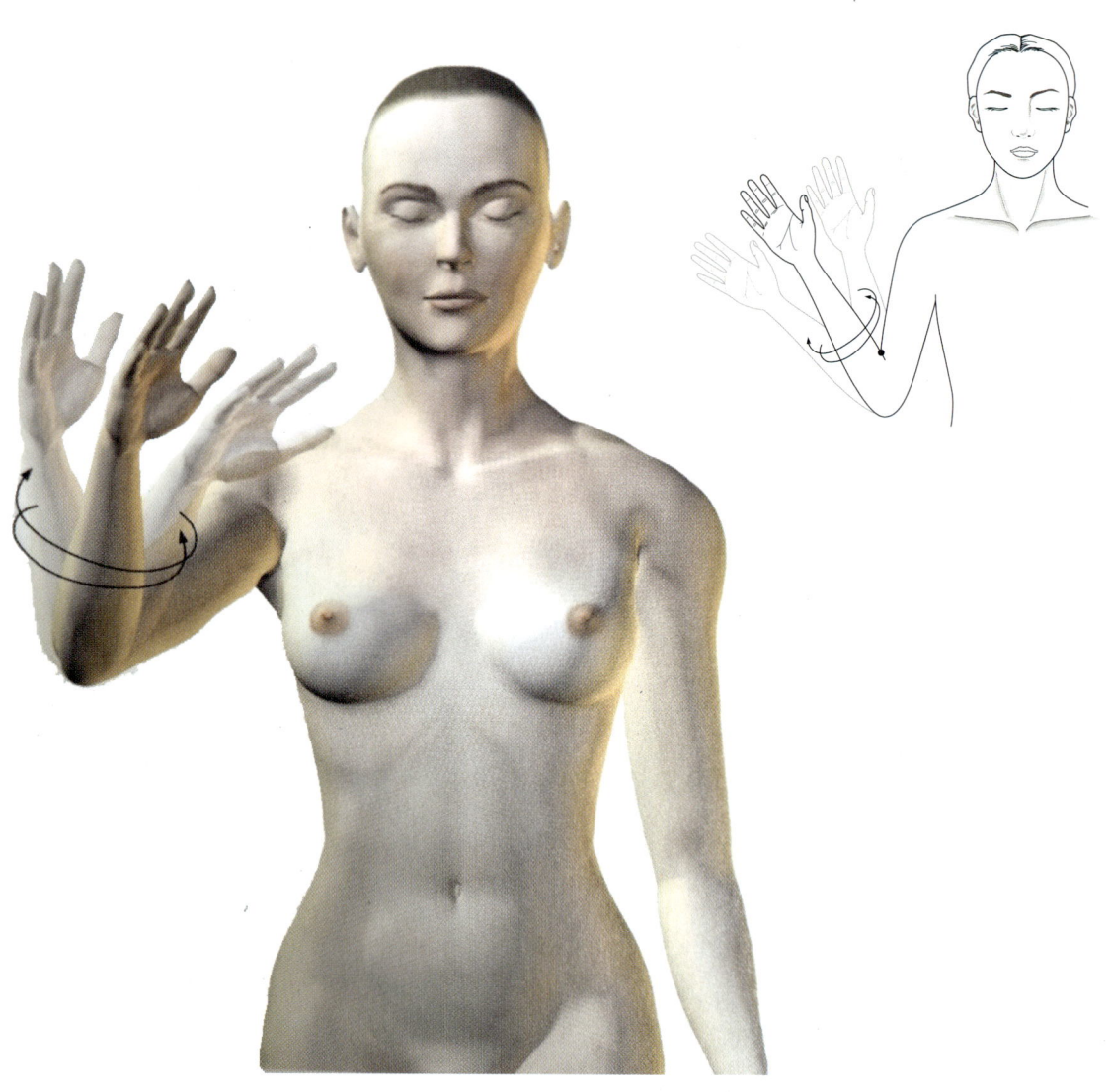

## How to Motion

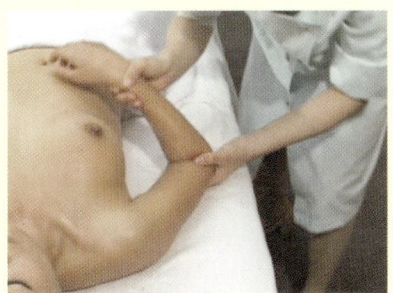 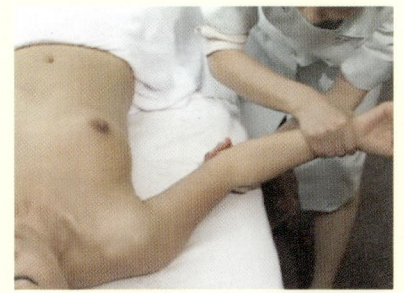

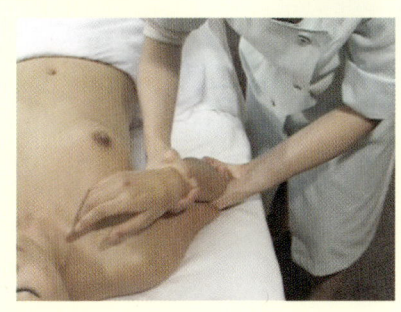

- 한 손의 모지복을 이용하여 척택이나 소해를 잡아준다.
- 다른 한 손으로는 손목을 잡고 팔을 돌려준다.
- 돌릴 때에는 원을 크게 그려준다.
- 시계방향으로 6회 돌린 후 반대방향으로 6회 돌린다.
- 동작이 끝난 후에는 모지를 주횡문 사이에 낀 후 팔을 꺾어준다.

오수혈 부위의 순행을 개선한다.
팔의 경직을 개선한다.

팔관리 18단계

## 어깨 쳐주기

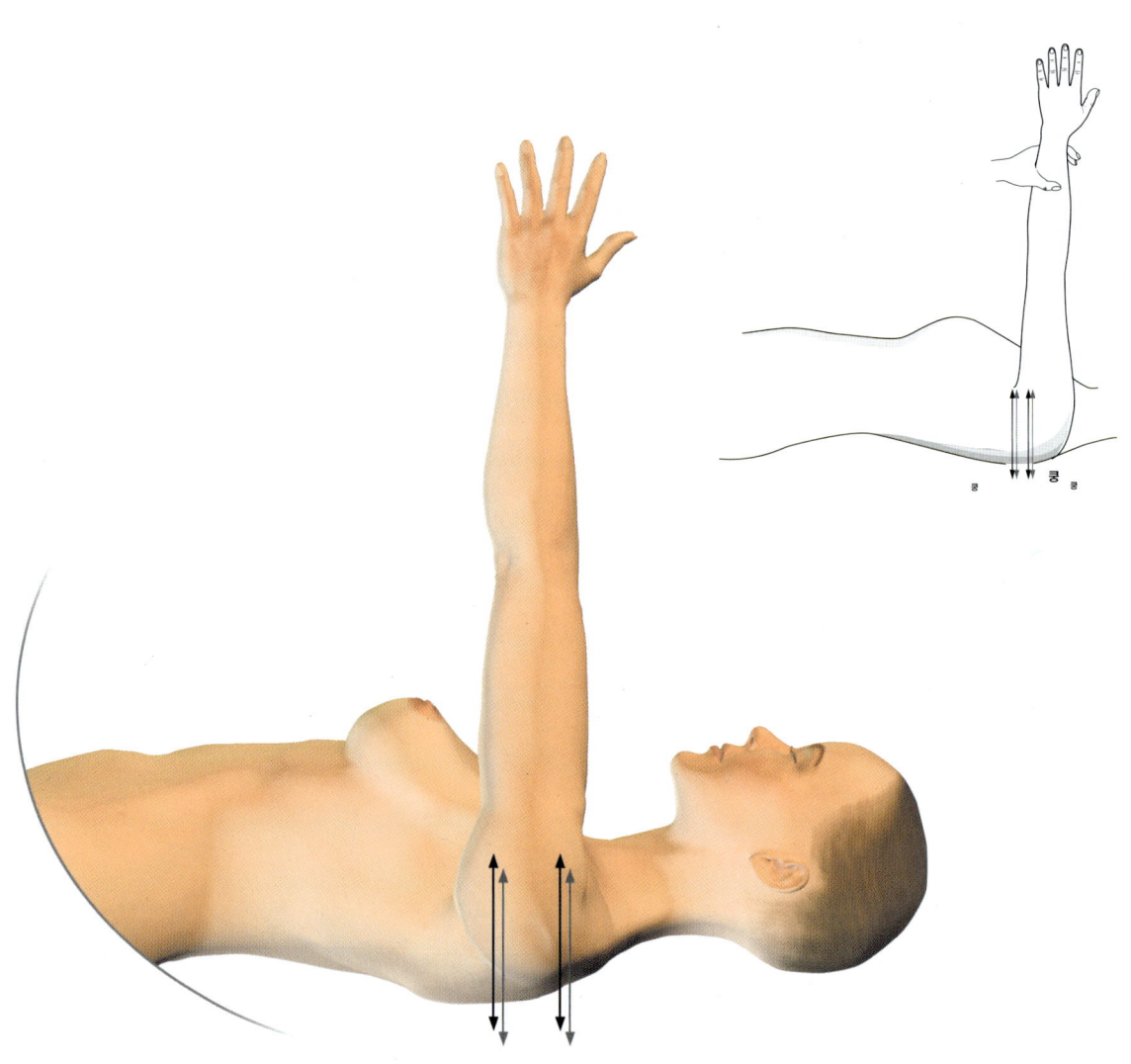

## How to Motion

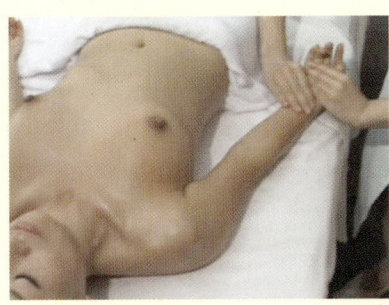
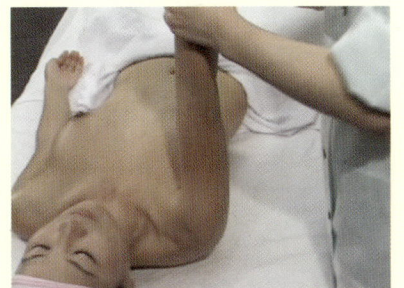
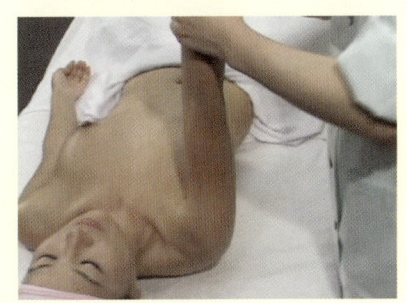

- 양손으로 손목을 잡고 팔을 수직으로 세운 후 어깨를 '쿵쿵쿵' 쳐 준다.
- 이 때 수직으로 든 손이 굽혀지지 않도록 한다.
- 동작이 끝난 후에는 팔을 자연스럽게 내려 준다.

팔과 어깨의 긴장감을 풀어준다.

팔관리 **19**단계 **전체 쓸어주기**

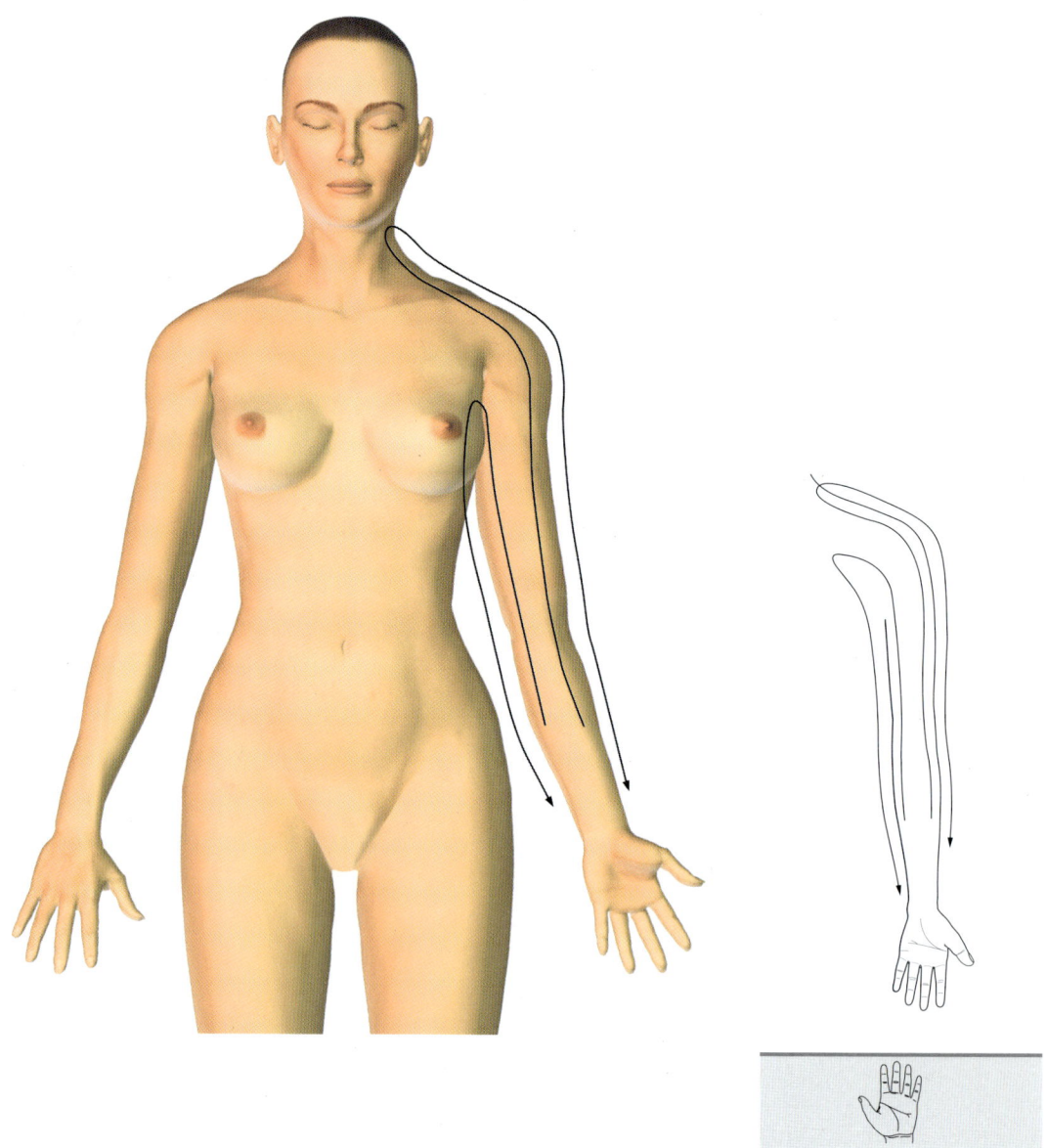

## How to Motion

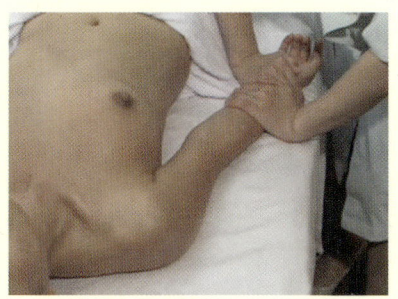 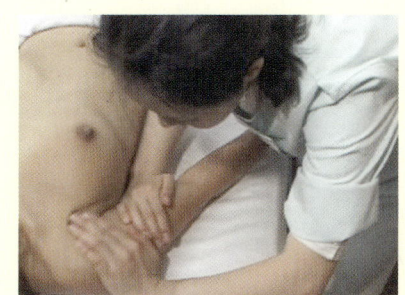

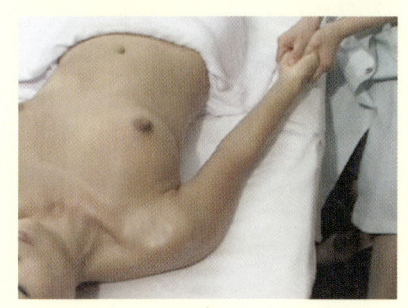

- 수장사지를 이용하여 전체를 쓸어준다.
- (피술자의 왼쪽팔을 관리할 경우) 양손을 위 아래로 하여 나란히 얹는데, 이 때 오른손이 왼손 위에 위치하게 한다.
- 손목에서 시작하여 상완부위까지 쓸어 올린 후 어깨를 돌아 양쪽을 향하여 내려온다.
- 팔목을 잡고 살짝 흔들어 준 다음, 노궁에 압을 주고 중충으로 빼준다.

팔의 마무리 동작이다.

# HOLISTIC

## MERIDIAN

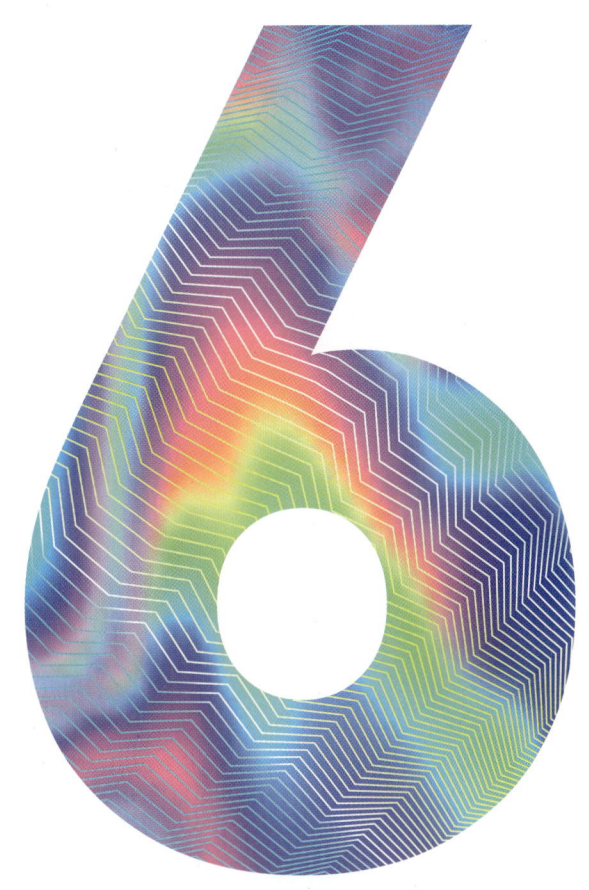

# 가슴관리

## 6 가슴관리

### 1) 의의

가슴은 심·폐가 위치한 곳이며 정중앙에는 단중혈이 있다. 또 여성의 아름다움의 상징인 유방이 있는 곳이기도 하다. 가슴관리의 주요 핵심은 가슴(유방)의 모양을 위한 관리이기보다는 폐기능을 강화하고 심포를 다스리는 데에 있다. 오행체질분류상에서도 폐경락과 관계있는 금형인은 가슴이 빈약하며, 심경락과 관계가 있는 화형인은 가슴이 비대한 경우가 많이 나타난다.

### 2) 유의점

가슴부위는 다른 곳에 비해 매우 예민한 부위이다. 유방부위를 조심하며 흉곽을 손바닥 전체를 이용하여 누르듯이 쓸어준다. 오훼돌기 아래 위치한 중부혈을 흉골을 향해서 비스듬히 쓸어준다.

① '임맥 쓸어 올리기'를 할 때에 사지복에 너무 압을 가하면 피술자가 불쾌해 할 수 있으므로 유의한다.
② '단중 퍼 올리기'를 할 때에는 압을 최대한 약하게 한다.

### 3) 관리포인트

가슴관리를 하다보면 폐기능이 약한 경우에 흉부에 알레르기가 생기는 경우가 있다. 또한 가슴을 포함한 얼굴이나 신체의 피부가 극히 예민하고 건조할 경우 폐를 강화시키는 동작이 필요하다.

① 가슴이 비대한 사람일수록 단중부위가 붉다. 이는 단중혈이 유즙분비에 관여하므로 단중혈의 기혈순환이 원활하지 않을 때 나타나는 증상인데 '단중 퍼 올리기' 동

작은 약하게 하며, '가슴 열어주기(4단계)' 동작은 세밀하게 한다. 이 때에 천돌이나 극천, 쇄골 하단에 있는 모든 혈들을 함께 자극해 주어도 좋다.

② '진동하기(9단계)' 동작은 가슴을 올려주기 위한 동작이다. 모지복을 가슴부위에 밀착하여 가슴을 강하게 끌어올리듯이 하며 옆구리에서 단중혈을 향하여 진동한다.

**4) 주요동작**

압하기, 쓸어주기, 퍼올리기, 진동하기, 원그리기

**5) 주요경락**

폐경, 임맥, 신경, 위경, 비경

**6) 주요수혈**

중부, 운문, 단중, 옥당, 자궁, 화개, 선기, 천돌, 기호, 고방, 옥예, 응창, 유근, 첩근, 흉향, 주영, 대포, 보랑, 신봉, 영허, 신장, 욱중, 유부

**7) 수기보사**

호흡보사, 유주보사

## 가슴관리 1단계 **오일 바르기**

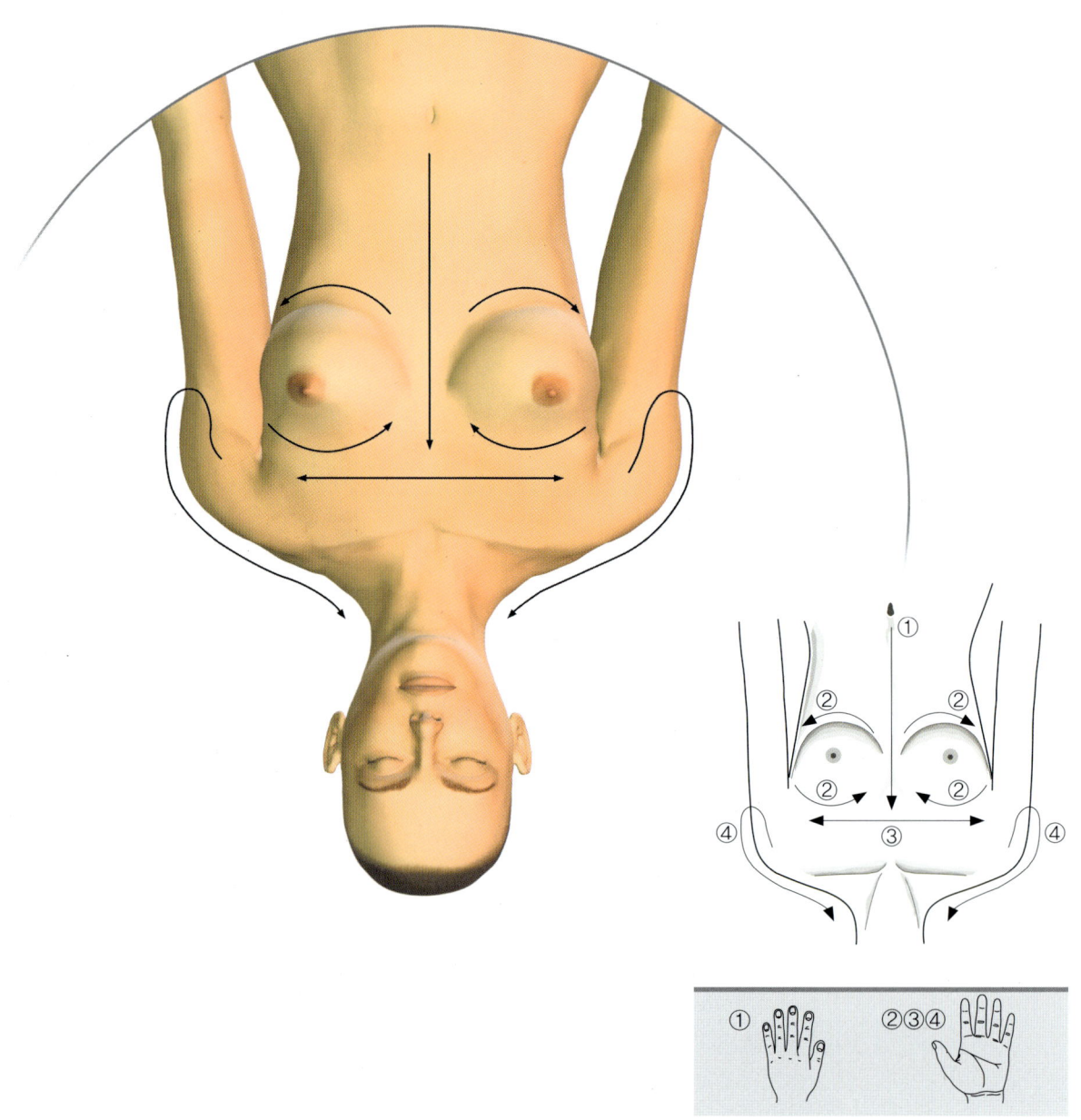

## How to Motion

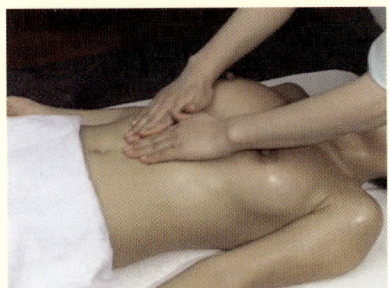 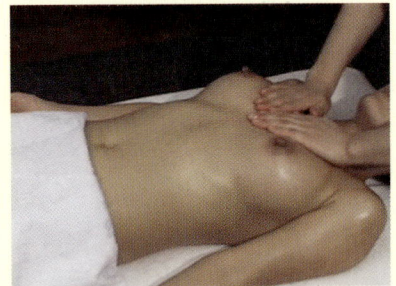

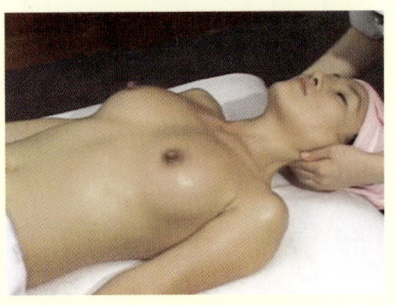

- 관리자는 피술자가 누운 상태에서 피술자의 머리(정수리)를 마주보고 선다.
- 적당량의 오일을 덜어낸 후 손바닥에서 오일의 온도를 조절한 후 가슴 전체에 오일을 도포한다.

## 가슴관리 2단계 — 임맥 쓸어 올리기

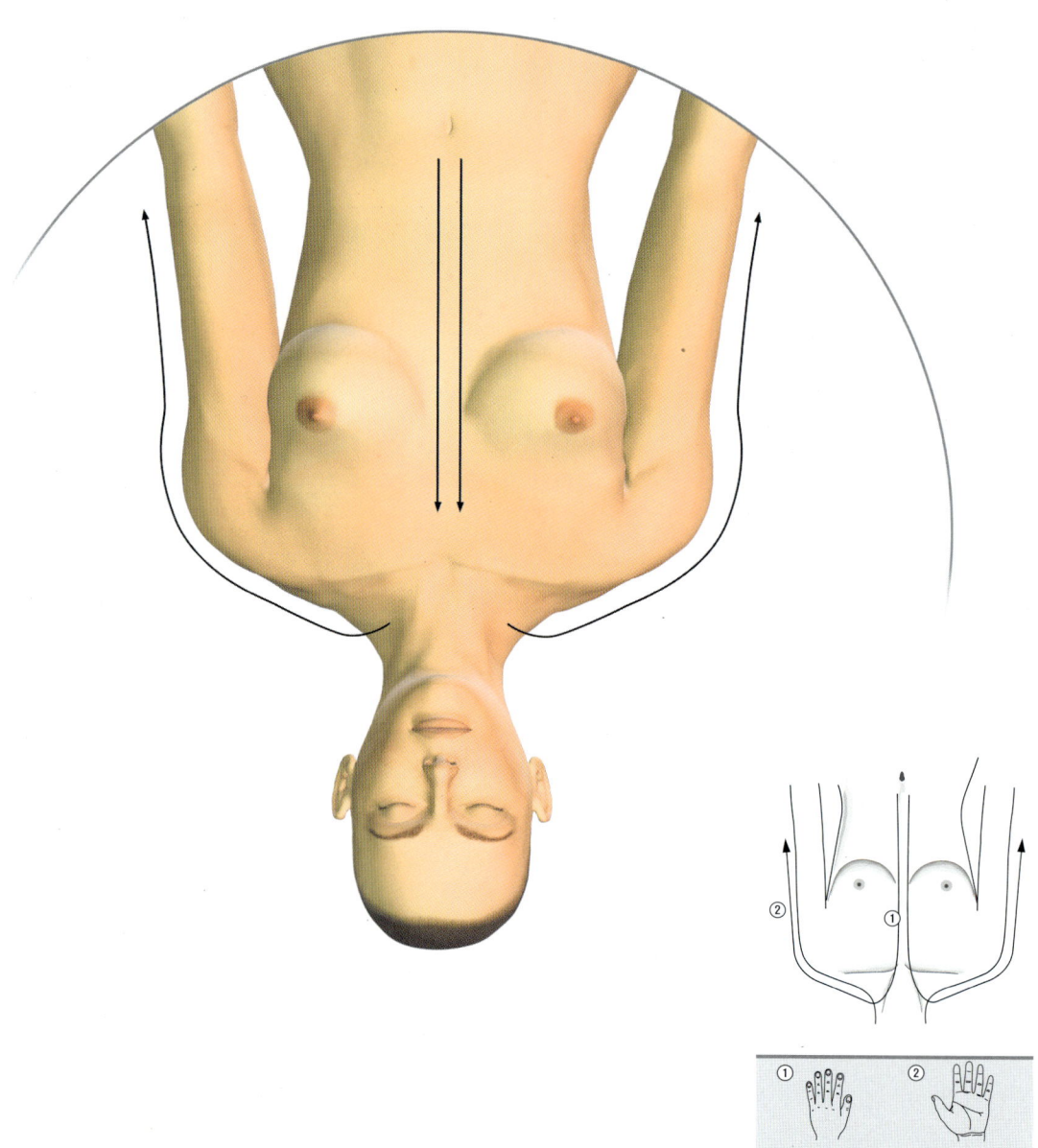

## How to Motion

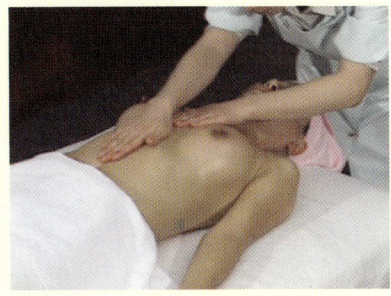
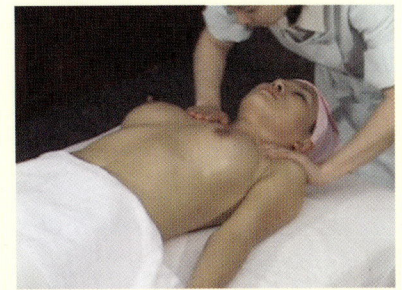
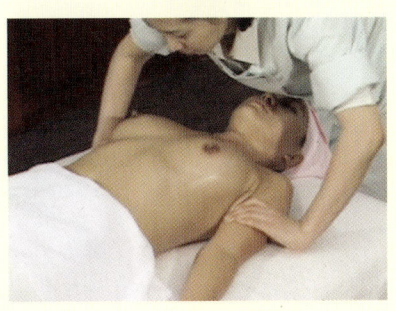

- 양손의 수장사지를 이용하여 임맥을 번갈아가면서 쓸어 올린다.
- 임맥을 쓸어 올린 후 양팔을 향해 수장사지를 밀착시키면서 쓸어 내린다.
- 3회 반복한다.

임맥을 소통시킨다.

## 가슴관리 3단계 — 단중 퍼 올리기

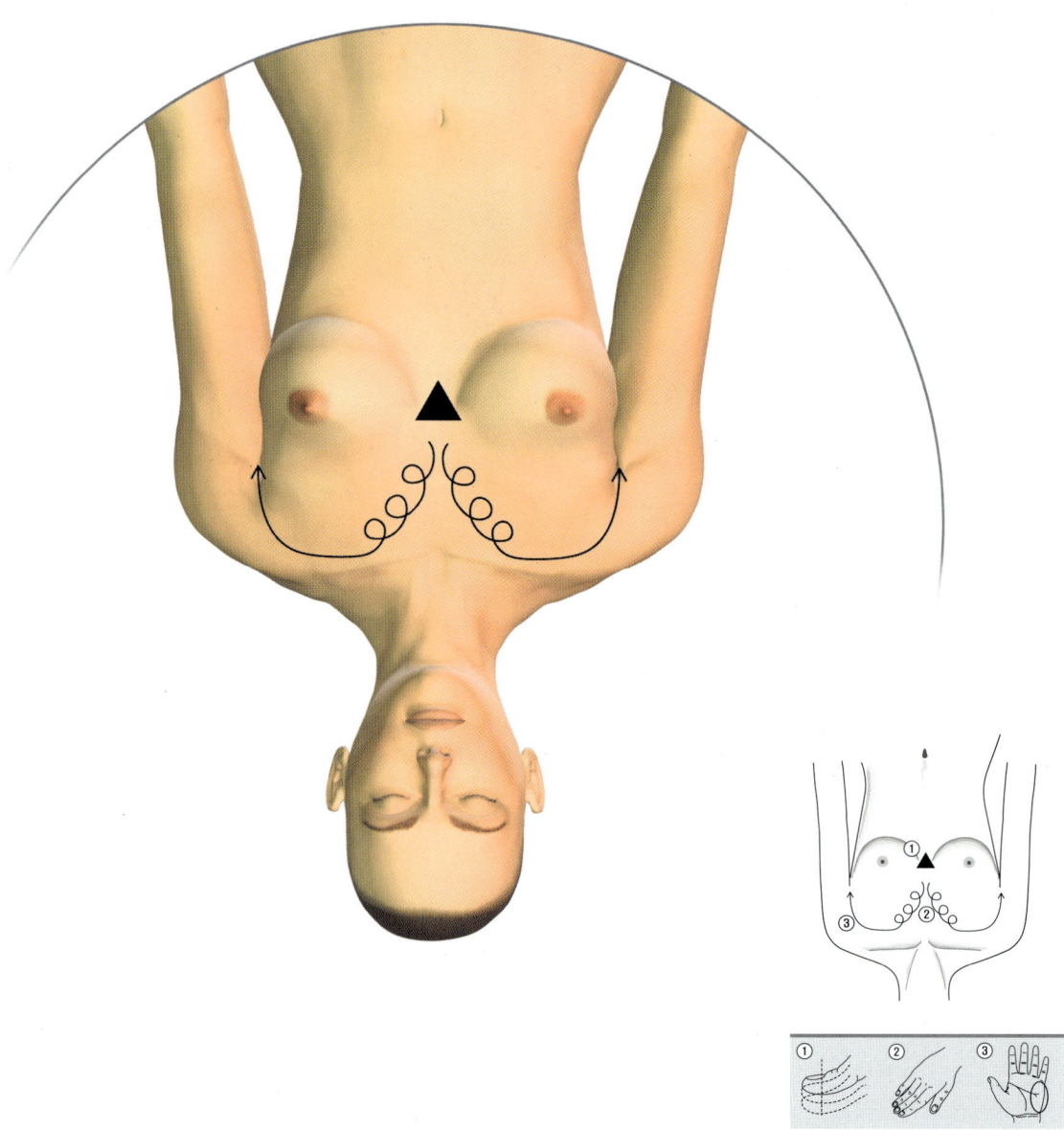

## How to Motion

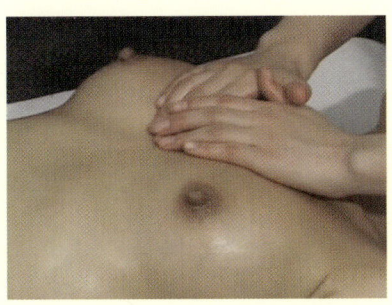
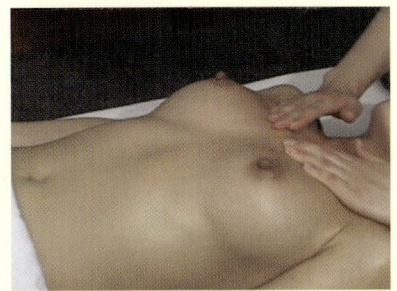
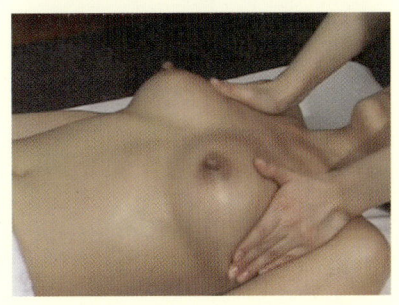

- 양손의 모지를 교차하여 잡은 후 삼지복을 이용하여 단중부위를 펌핑하듯이 퍼 올린다.
- 3회 펌핑한 후 가슴 상부에 원을 3부분으로 나누어 그려준다.
- 원을 그린 후 소지구를 이용하여 극천을 향하여 쓸어내린다.
- 가볍게 가슴하단을 돌아 올라와서 3회 반복한다.

임맥의 막힘을 개선한다.
폐의 기능을 강화한다.

## 가슴관리 4단계 가슴 열어주기

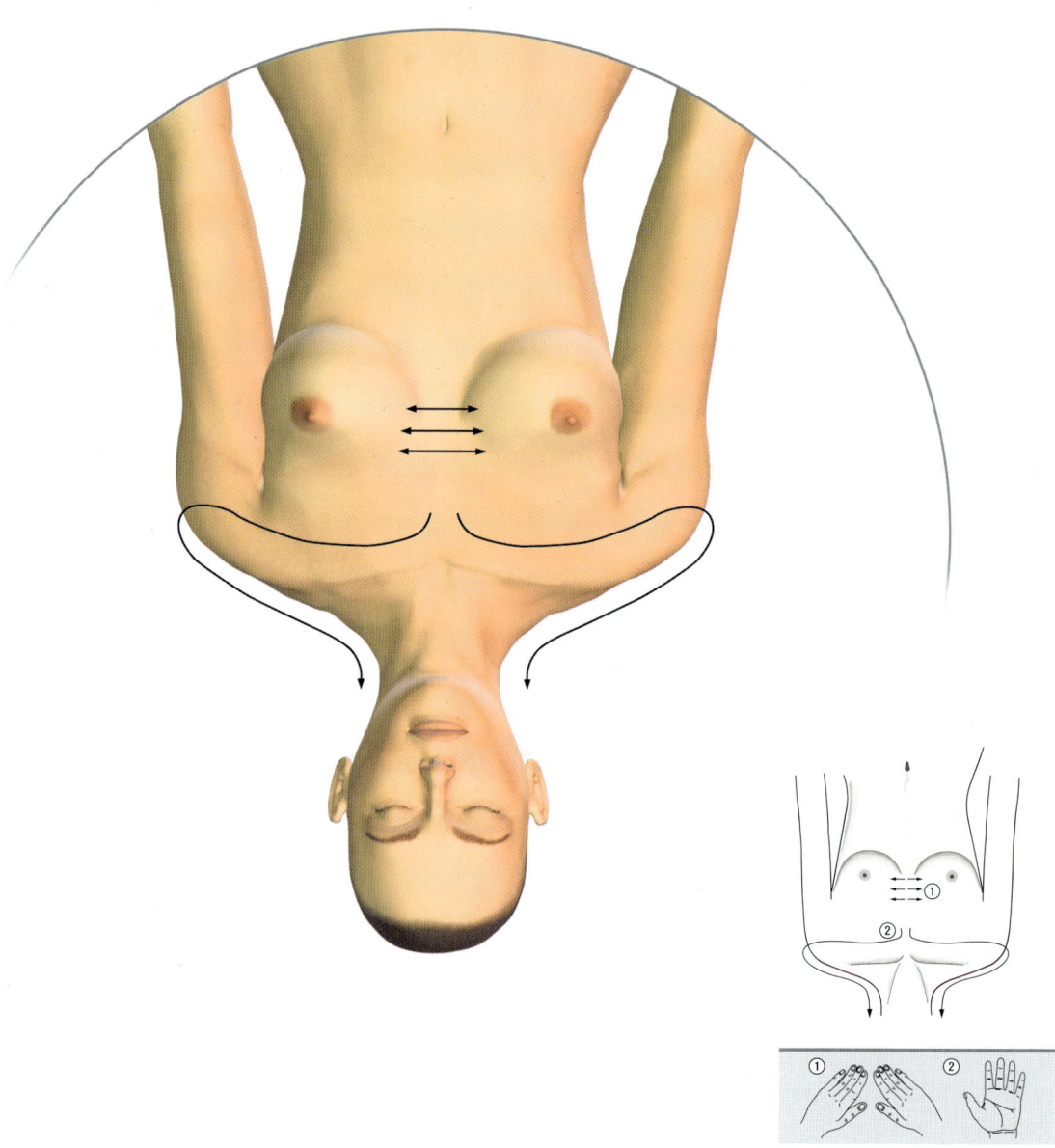

## How to Motion

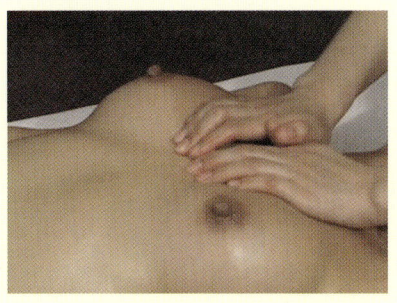 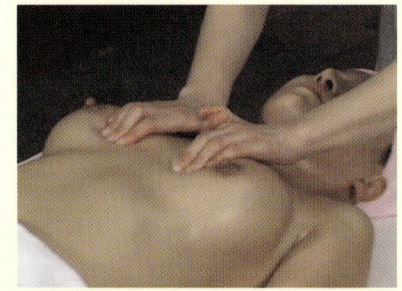

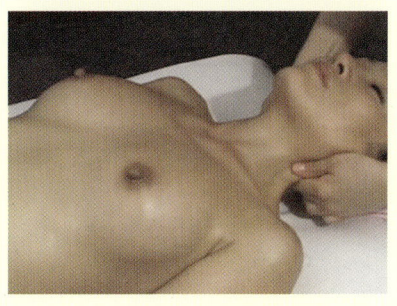

- 양손의 삼지복을 이용하여 중정, 단중, 옥당을 안에서 밖으로 열어주듯이 쓸어준다.
- 동작이 끝나면 어깨를 감싸 목 뒤를 따라 올라온 후 후발제 부위를 지압한다.
- 3회 반복한다.

가슴이 막힌 듯이 답답한 증상을 개선한다.
임맥을 강화한다.

## 가슴관리 5단계 천돌 압하기

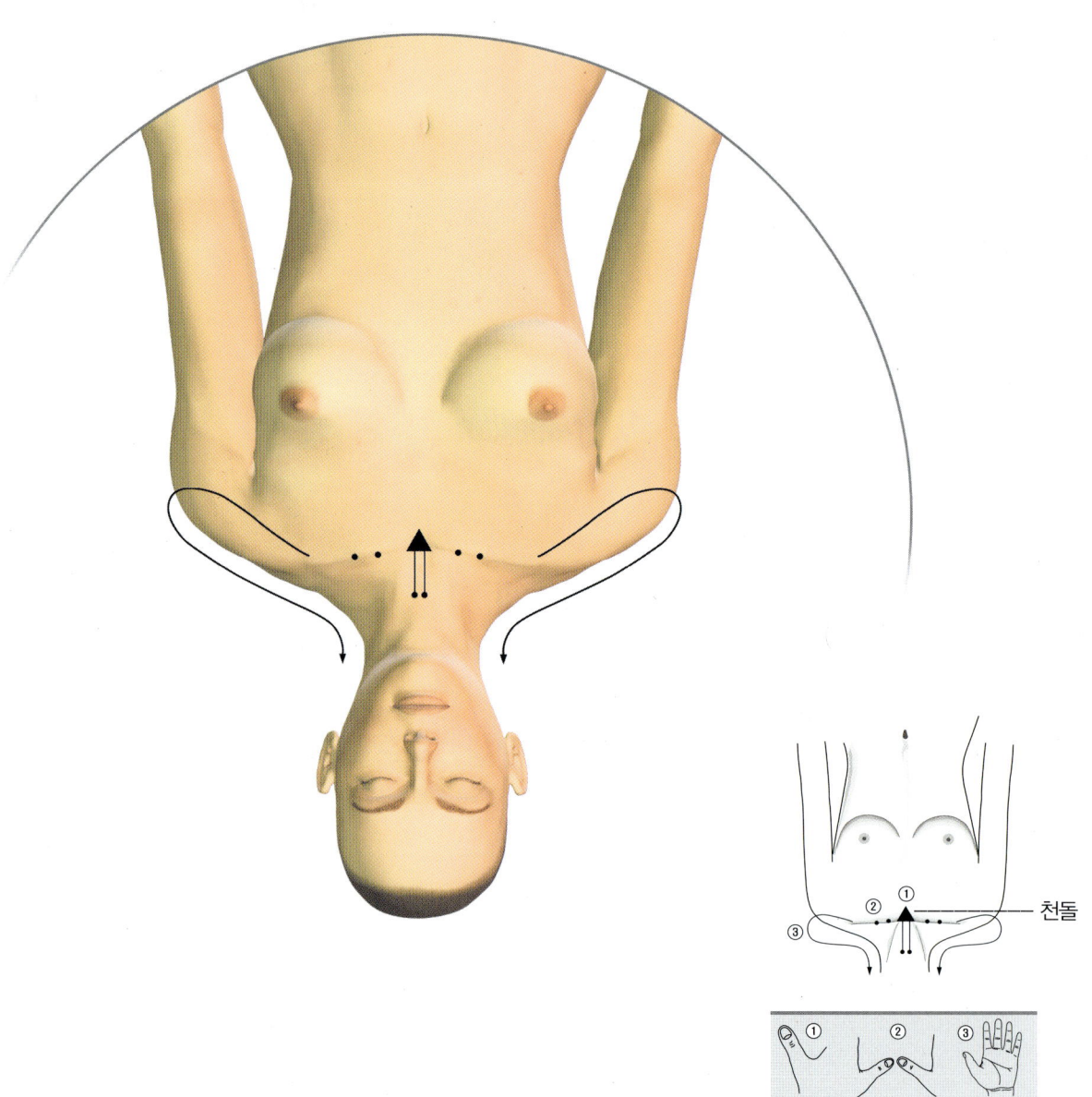

## How to Motion

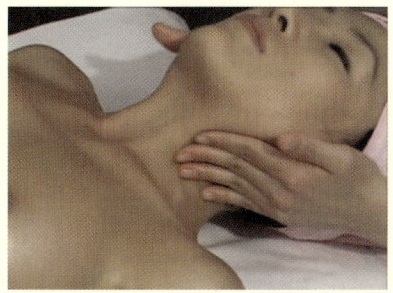
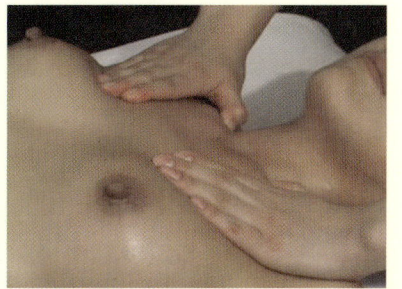
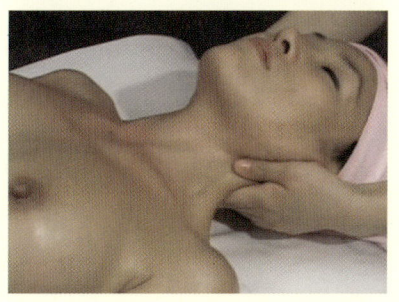

- 후발제 부위를 지압한 상태에서(4번 동작에 연결하여) 손목을 돌린 후 수장사지를 목에 밀착시켜 쓸어 내린다.
- 목을 따라 내려온 후 한 손의 모지복을 이용하여 천돌부위를 압한다.
- 천돌부위를 압한 후 양손의 모지복을 이용하여 양 쇄골을 따라 3부분으로 나누어 결분부위까지 지압한다.
- 결분부위를 지압한 후 어깨를 감싸 목 뒤를 따라 올라온 후 후발제 부위를 압한다.
- 3회 반복한다.

폐기의 약함을 개선한다.

피부의 노화를 개선한다.

## 가슴관리 6단계 — 가슴 쓸어주기

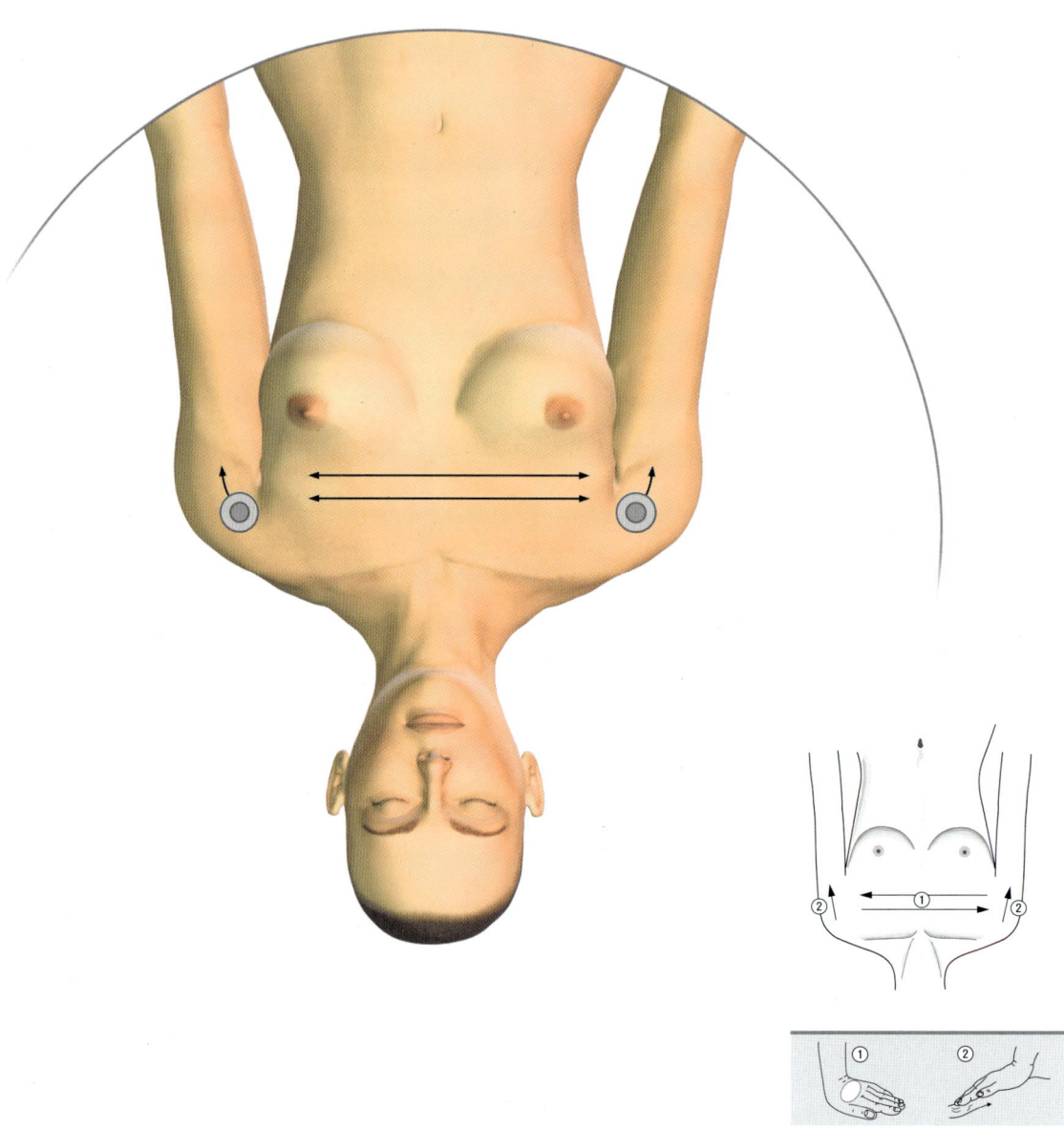

280

## How to Motion

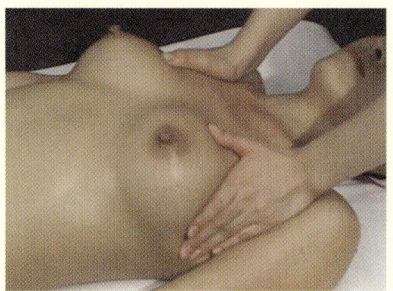
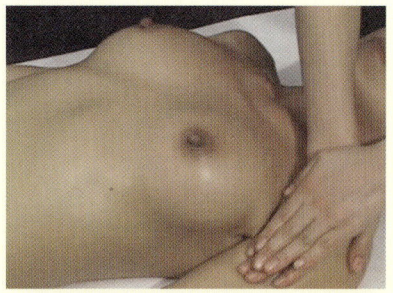
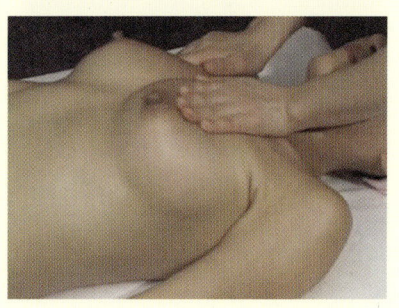

- 후발제 부위에서 가볍게 가슴 상단의 중심부로 옮겨온다.
- 양손의 수장사지를 이용하여 양쪽의 극천부위을 향해 쓸어주며 소지구를 이용하여 압을 한다.
- 오른손의 수장사지를 이용하여 가슴 상단을 밀착하여 쓸어주면서 왼쪽으로 이동한 후, 양손을 겹쳐 왼쪽의 중부·운문 부위를 압한다.
- 다시 오른손의 수장사지를 이용하여 왼쪽에서 오른쪽을 향하여 가슴 상단을 밀착하여 쓸어준다.
- 그 후 왼손을 오른손과 동일하게 오른쪽으로 이동한 후, 양손을 겹쳐 오른쪽의 중부·운문 부위를 압한다.
- 다시 왼손을 제자리로 가져간 후 양손의 소지구를 이용하여 양쪽의 극천부위를 향해 압을 한다.

폐의 기능을 강화한다.
가슴의 늘어짐을 방지한다.

## 가슴관리 7단계 폐부위 쓸어주기

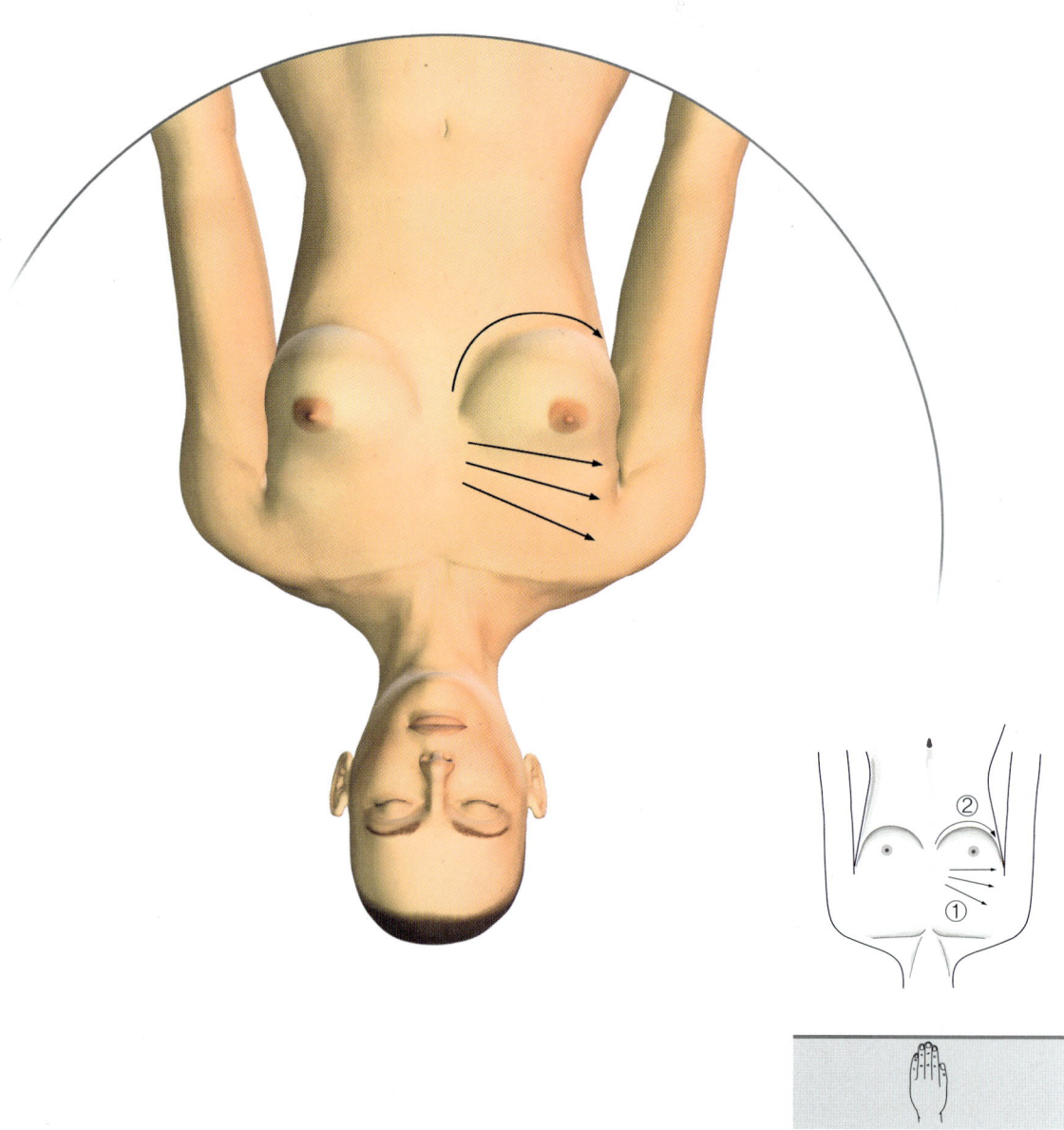

## How to Motion

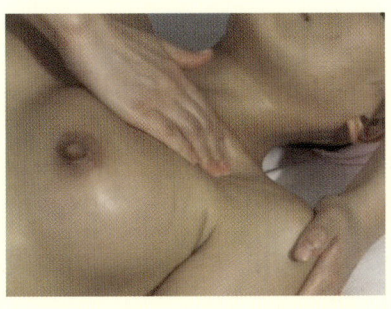
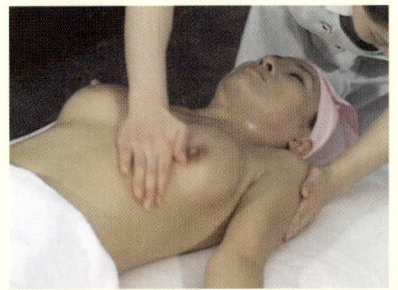
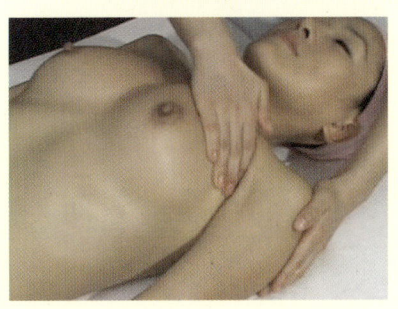

- 왼쪽 가슴의 상단 부위를 오른손의 수장사지를 이용하여 중부부위를 향해 쓸어주고, 반대방향으로 잡아준다. (이 때, 사지복을 이용하여 잡아준다.)
- 가슴 상단부위를 6회 쓸어주고, 가슴부위를 안에서 밖으로 원을 3회 그려준 후 오른쪽으로 이동한다.

폐의 기능을 강화한다.
가슴의 늘어짐을 방지한다.

## 가슴관리 8단계 — 가슴 원그리기

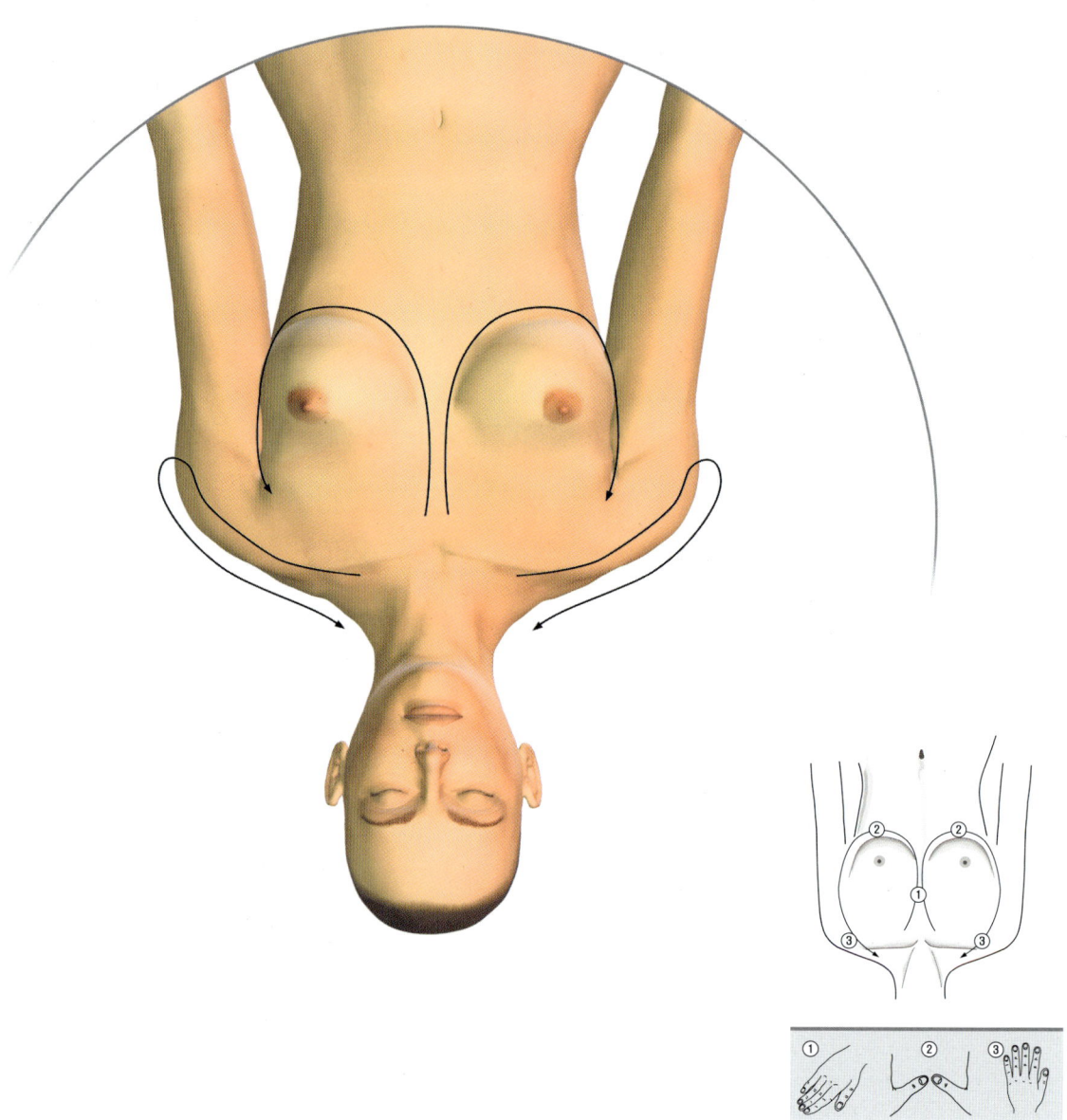

## How to Motion

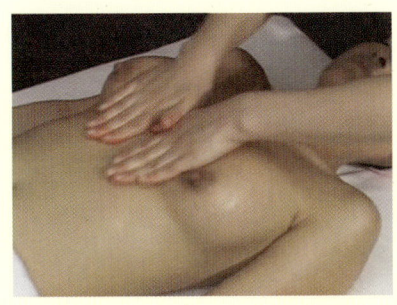
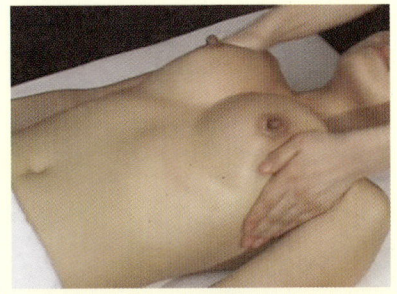
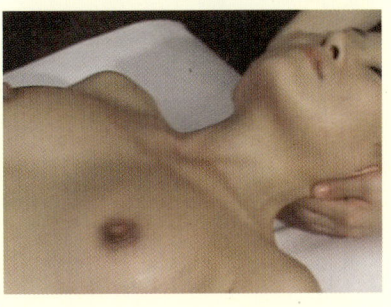

- 양손의 사지복을 이용하여 안에서 밖으로 3회 원을 그려준다.
- 이 때 가슴 사이를 내려갈 때는 검지를 중심으로, 가슴 하단을 돌아올 때는 엄지를 중심으로, 가슴 밖을 올라올 때는 수장사지를 중심으로 올라온다.
- 원을 그린 후 어깨를 감싸 목 뒤를 따라 올라온 후 후발제부위를 압한다.
- 전체 3회 반복한다.

단중의 막힘을 풀어준다.

# 가슴관리 9단계 진동하기

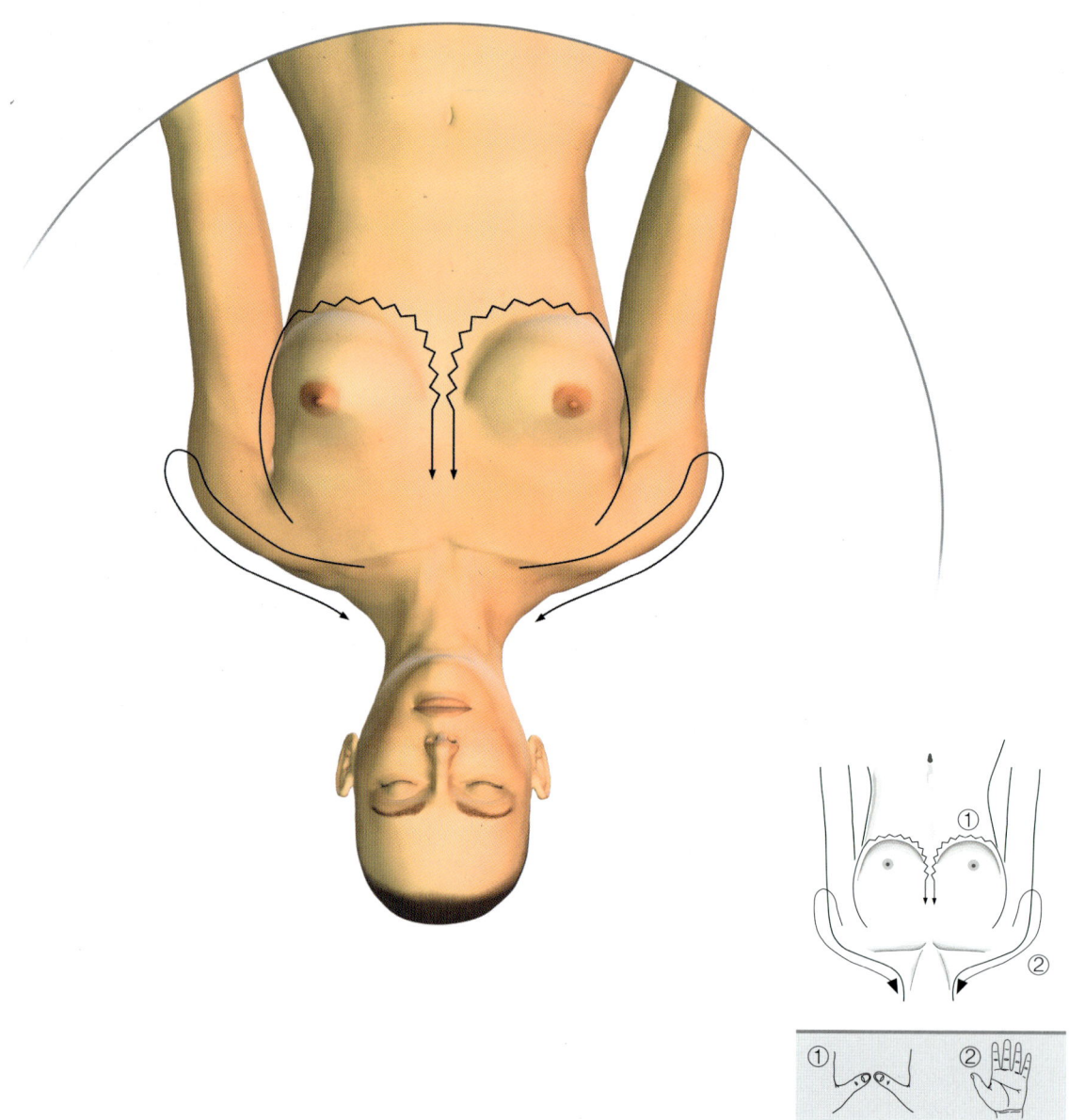

## How to Motion

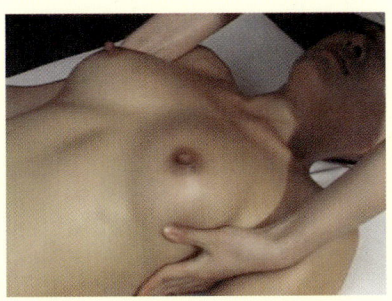 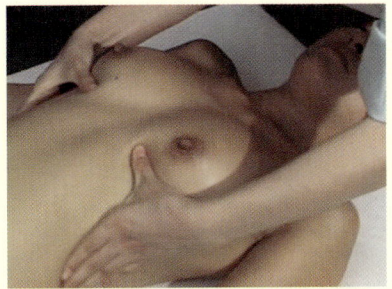

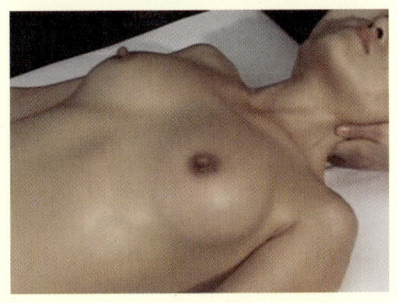

- 양손의 모지를 이용하여 가슴 외측에 댄 후, 가슴 하단을 따라 진동해서 단중 부위까지 올라온다.
- 3회 진동 후 어깨를 감싸 목 뒤를 따라 올라온 후 후발제부위를 압한다.

가슴을 모아준다.
가슴의 늘어짐을 방지한다.

## 가슴관리 10단계 갈비뼈 쓸어주기

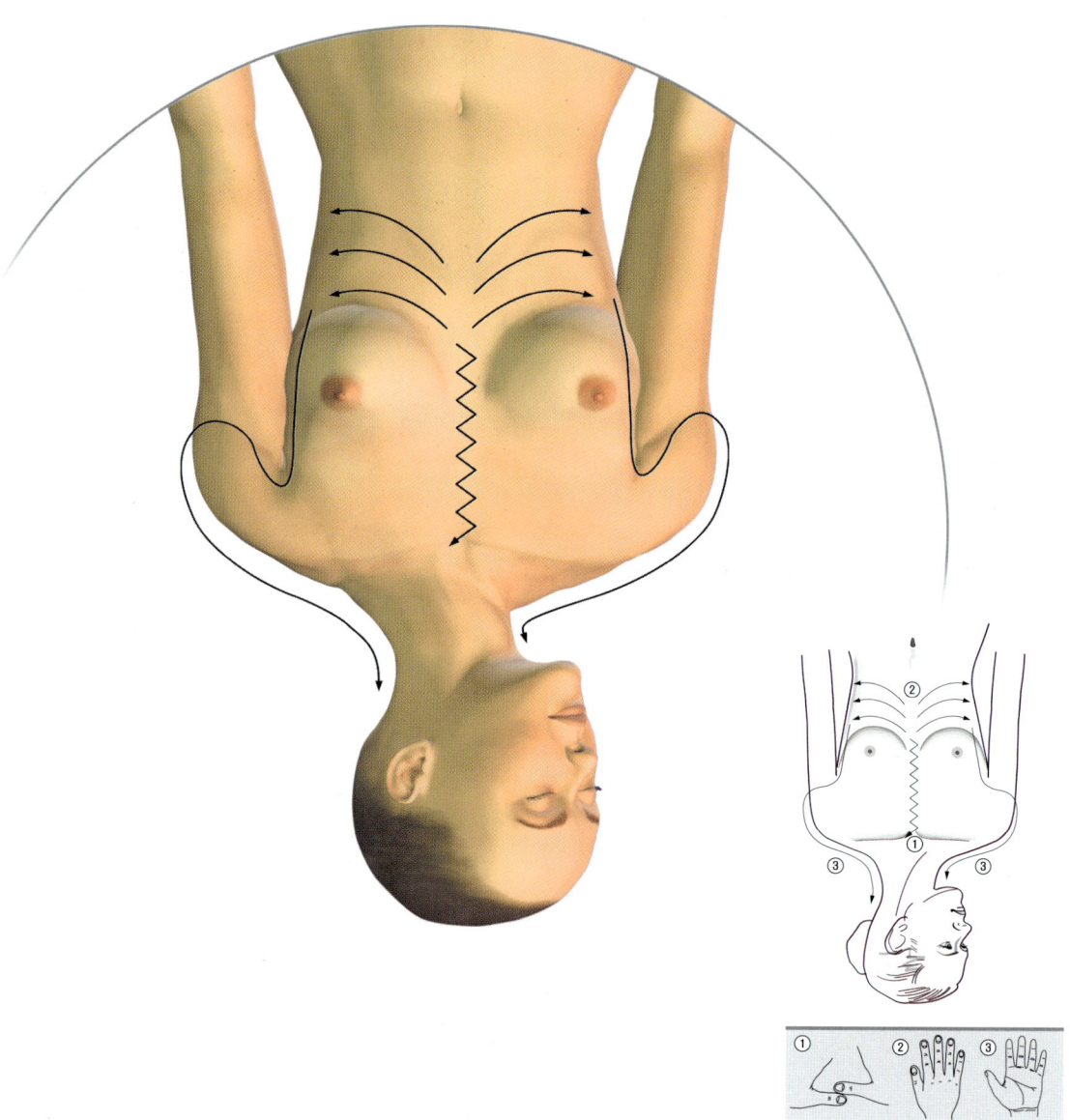

## How to Motion

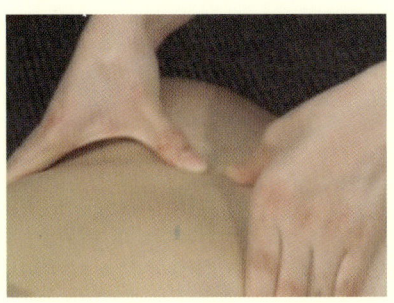
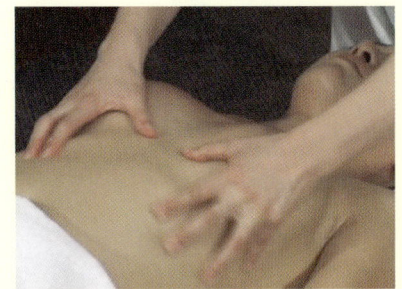
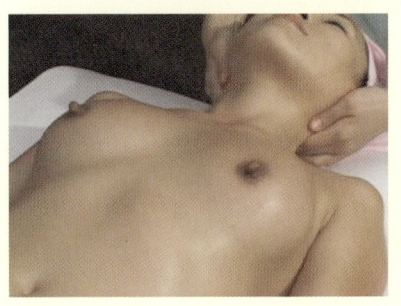

- 양손의 모지복을 이용하여 가슴의 정중선을 따라 지그재그 모양으로 쓸어주면서 내려간다.
- 양손의 사지복을 세워 갈비뼈 사이사이를 쓸어준다.
- 갈비뼈 사이를 쓸어 준 후 옆구리를 따라 올라와 어깨를 감싸 목 뒤를 따라 올라온 후 후발제 부위를 지압한다.
- 전체 3회를 반복하는데, 3회째는 얼굴관리와 연결되므로 얼굴을 한쪽 방향으로 돌려준다.

늑골 부위에 있는 혈을 풀어준다.
가슴관리의 마지막 동작이다.

# HOLISTIC

## MERIDIAN

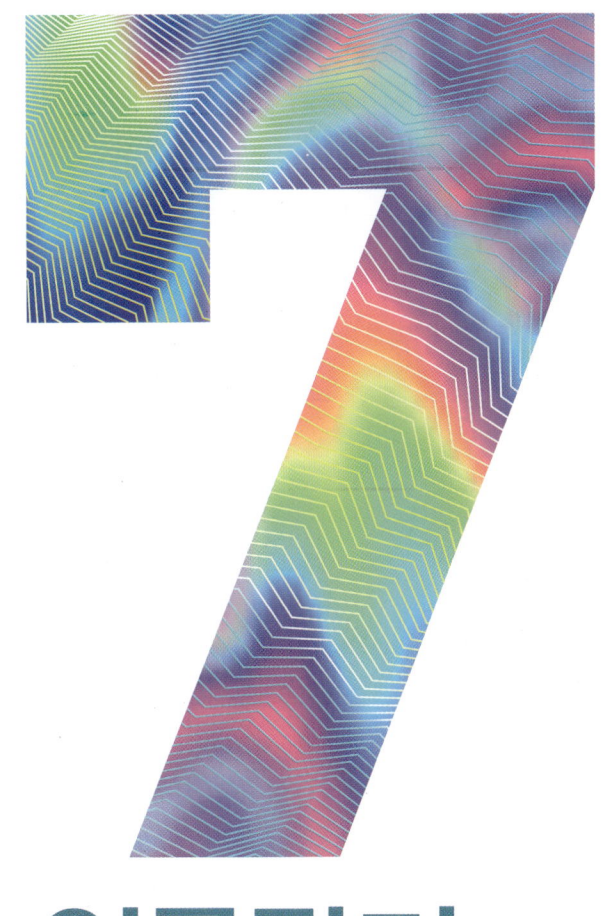

# 7 얼굴관리

## 6. 얼굴관리

### 1) 의의

홀리스틱경락관리에 있어 얼굴관리는 제품을 이용하여 효과를 얻는 것이 아니라 안면부위에 분포된 경혈을 자극함으로써 기혈을 소통시켜 안색이나 얼굴의 균형을 조화롭게 하는 데 그 의의가 있다. 일반적인 얼굴관리에서는 여드름이나 예민피부에 마사지가 극히 제한적이라면, 경락관리에서는 오히려 더욱 권장해야 할 일이다. 그러나 중요한 것은 마찰부위와 자극점에 대하여 정확한 수기관리가 이루어져야 하며, 수기테크닉이 정교하여야 한다. 혈위(수혈)는 점의 개념이므로 피부표면에 자극주지 않으며 기혈의 소통을 수월하게 하므로, 순환장애로 인한 예민함이나 피부트러블을 완화시킬 수 있다. 충분한 연습을 한 후에 관리에 임하여야 한다. 홀리스틱경락관리에서 얼굴은 매우 중요하게 다루어진다.

12경맥 365락의 혈기가 모두 얼굴 부위에 오르고 7규를 향해 달리기 때문이다.

### 2) 유의점

얼굴은 혈락이나 세락 등의 낙맥이 표피상으로 표출된 부위이기 때문에 매우 조심하여야 한다. 특히 볼부위의 피부는 폐경락과 관계가 많으므로 섬세하게 다루어져야 한다. 볼을 관리할 때에는 수장사지를 이용하여 압을 최대한 낮추며 볼뼈 밑의 영향, 거료, 권료 등의 혈을 자극하도록 한다.

① 강한 압을 피한다. 피부에 자극이 되는 모든 동작이나 도구의 이용을 금한다.
② 혈점에 유의 한다. 혈을 자극할 경우 면적을 넓게 하지 않는다.
③ 지압을 할 경우에는 굴림보사를 이용하며, 한 면에 강하게 자극하지 않는다.
④ 목을 쓸어 줄 때에는 똑같은 압으로 하지 않고 강약을 조절한다.

### 3) 관리포인트

홀리스틱경락에서는 모든 경락관리 시에 음악을 보사에 이용하기도 하지만 특히 얼굴관리 시에는 음악과 함께 하는 것이 바람직하다. 목을 쓸어주거나 볼에 진동을 줄 때 등 모든 동작에는 리듬과 강약이 필요하다. 리드미컬한 관리는 지루한 느낌이 들지 않을 뿐만 아니라 압의 정도도 강하게 느껴지지 않는다.

① 목을 쓸어줄 때에는 쓸어내릴 때 삼지복을 이용하여 힘을 주는 것이 아니라 기를 모으는 느낌으로 쓸어준다. 상행할 때에는 힘을 뺀다.
② 목에 원그리기를 할 때에는 굴림보사의 보법을 이용한다. 시계방향으로 원을 그리되 180도 정도만 굴려주고 나머지는 힘을 뺀다.
③ '진동하기(9단계)'는 본격적인 관리에 들어가지 전에 피부의 긴장을 풀어주는 동작이다. 수장사지를 밀착하여 섬세하게 진동한다.
④ '턱선 쓸어올리기(10단계)'는 바깥 손은 수장사지를 이용하여 밀착시키고, 안의 손은 2·3지를 벌려서 턱에서 귀뒤까지 쓸어올린다. 이 때에 밀착감이 중요하다. 이 동작은 턱선을 살려주는 데 매우 중요한 동작이다.

### 4) 주요동작

압하기, 쓸어주기, 늘려주기, 진동하기, 원그리기, 튕겨주기, 굴려주기, 덮어주기

### 5) 주요경락

위경, 소장경, 대장경, 담경, 삼초경, 방광경

### 6) 주요수혈

승읍, 사백, 거료, 지창, 대영, 협차, 하관, 두유, 인영, 수돌, 기사, 천창, 천용, 권료, 청궁, 천정, 부돌, 화료, 영향, 예풍, 계맥, 노식, 각손, 이문, 화료, 사죽공, 동자료, 청회, 함염, 현로, 현리, 곡빈, 정명, 찬죽, 미충, 곡차, 오처, 통천, 낙각, 백회, 전정, 상성, 신정

### 7) 수기보사

굴림보사, 호흡보사, 유주보사

## 얼굴관리 **1**단계 오일 바르기

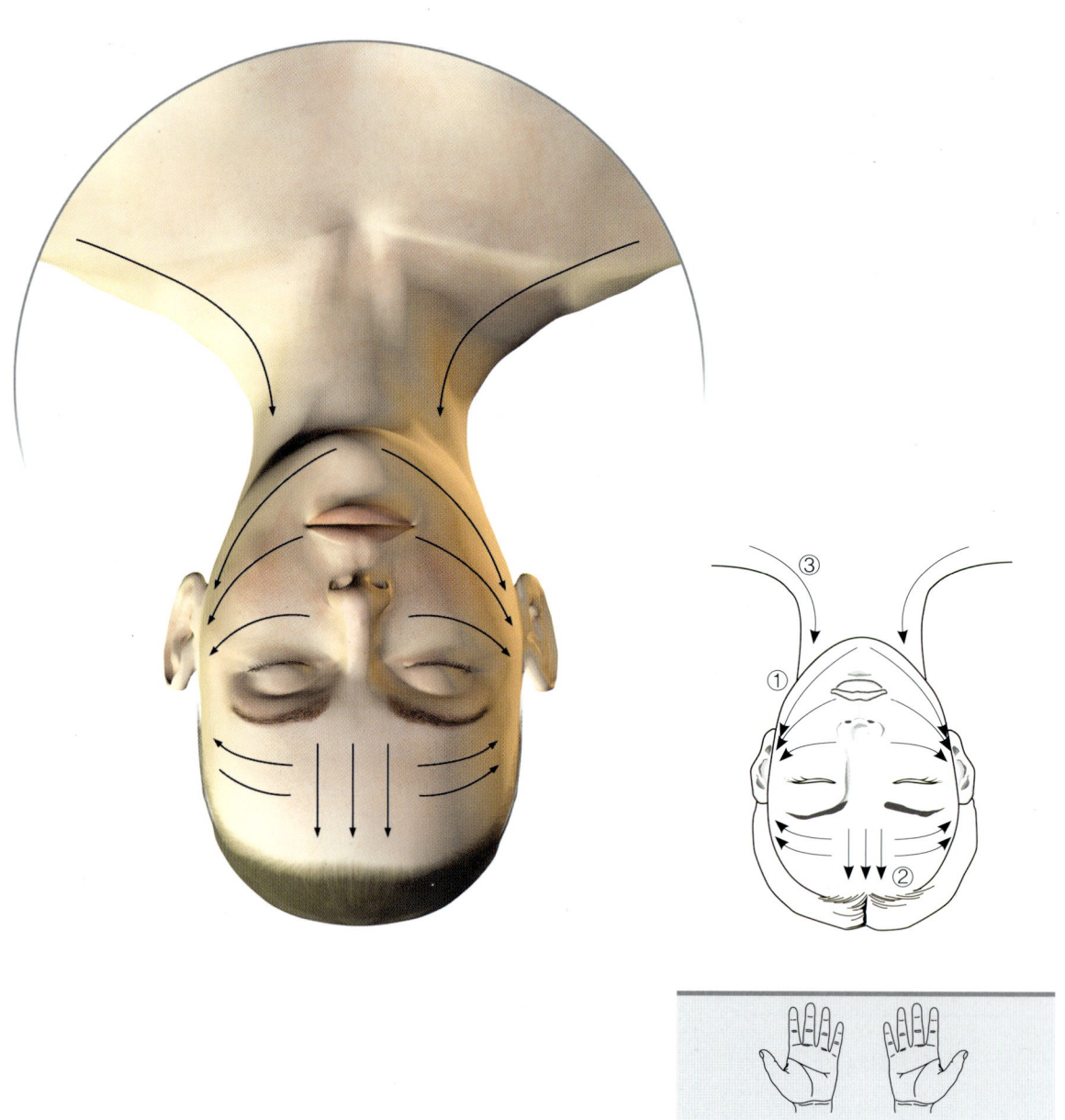

## How to Motion

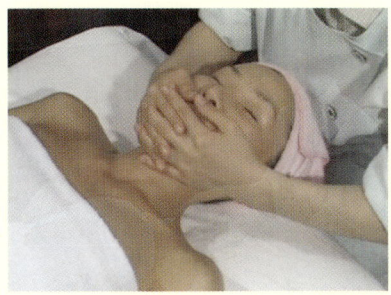 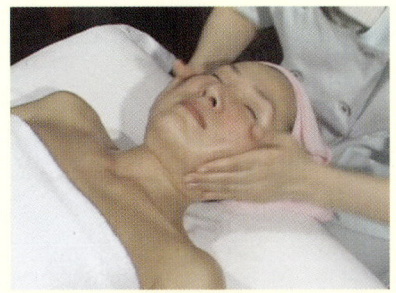

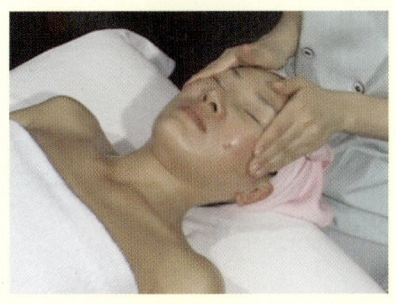

- 얼굴에 피부에 맞는 영양물질이나 크림 등을 가볍게 도포한다.
- 오일은 얼굴에 직접 바르지 않고 소량만 손이 뻑뻑하지 않을 정도로 손에 발라둔다.
- 많은 양의 오일을 도포하면 마사지의 효과가 오히려 감소하므로 적당량을 사용한다.

얼굴마사지를 위한 준비 단계이다.

얼굴관리 **2**단계

# 목 쓸어주기

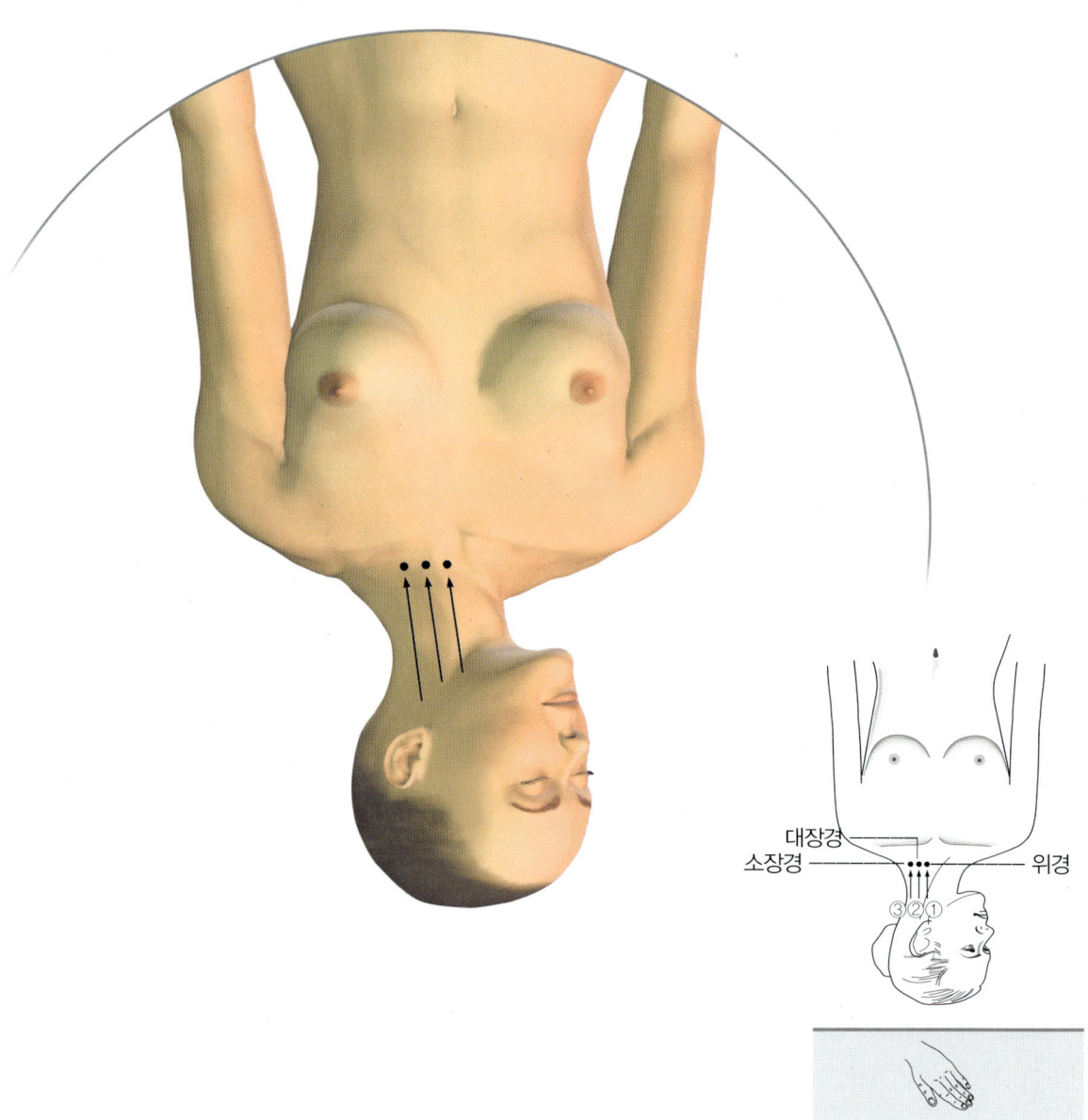

296

## How to Motion

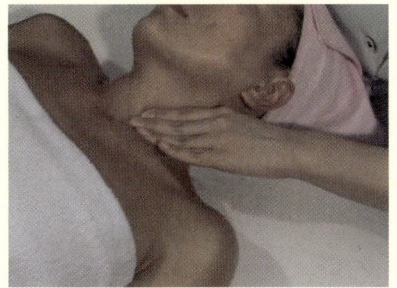 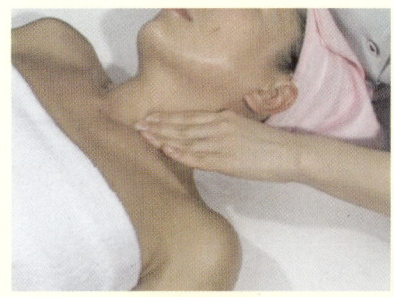

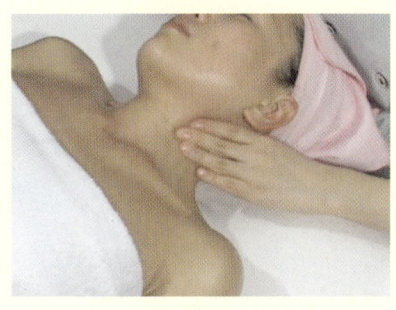

- (목의 왼쪽부위를 관리할 경우) 시술자는 양어깨를 감싸 목 뒤로 쓸어 올리면서 오른손의 수장사지로 뒷목을 감싸 오른쪽 방향으로 지긋이 당겨준다.
- 이 때 피술자는 고개를 가볍게 돌려 옆으로 향한다.
- (목의 왼쪽부위를 관리할 경우) 시술자는 왼손의 삼지복을 이용하여 목의 왼쪽 부위로 지나는 위경·대장경·소장경을 순서대로 위에서 아래로 쓸어 내려준다.
- 내릴 때는 약간 강하게, 올릴 때는 부드럽게 한다.

목의 늘어짐을 방지한다.
얼굴의 붉어짐을 방지한다.
얼굴의 안색을 개선한다.

얼굴관리 **3**단계

# 원그리기

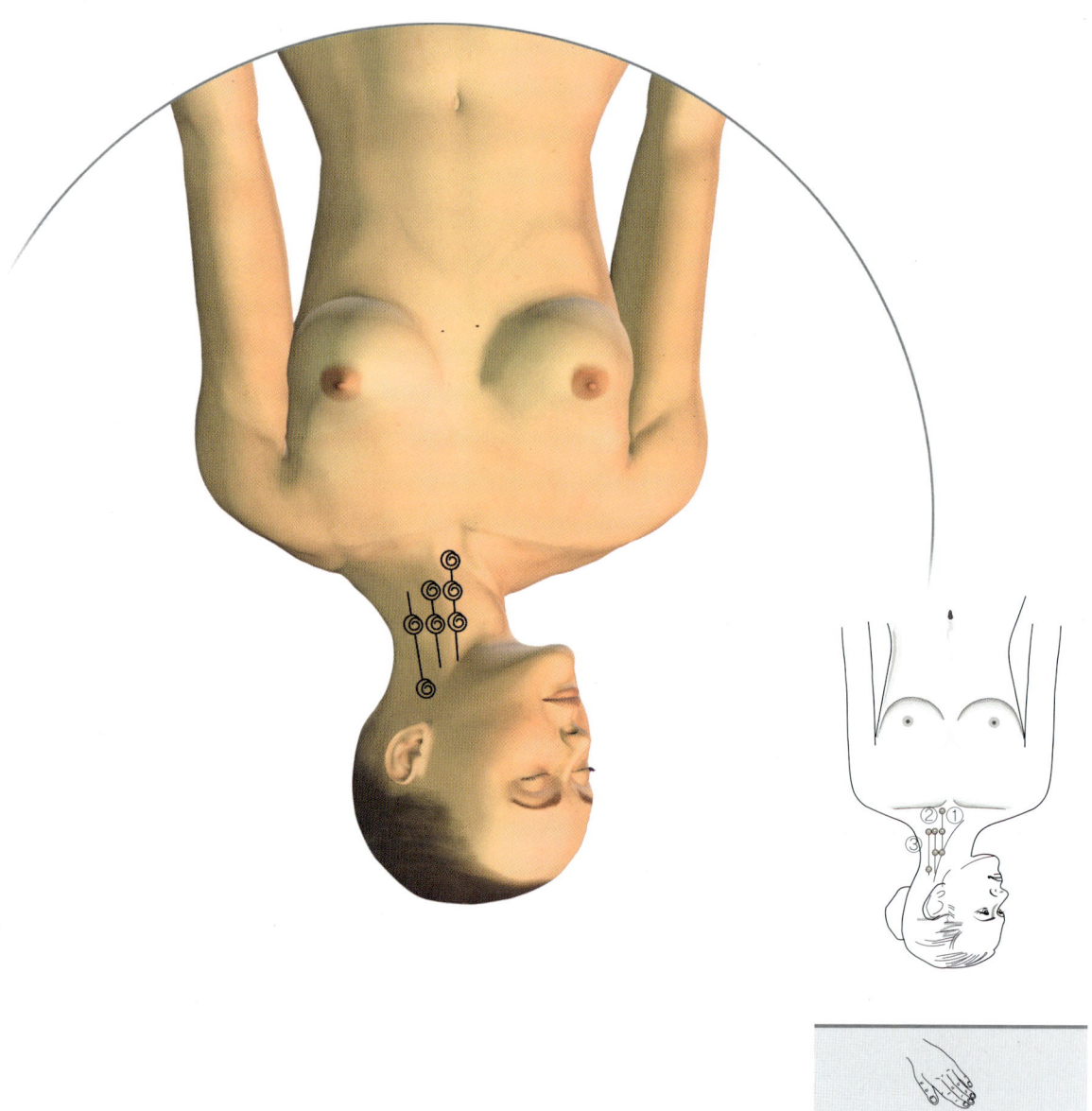

298

## How to Motion

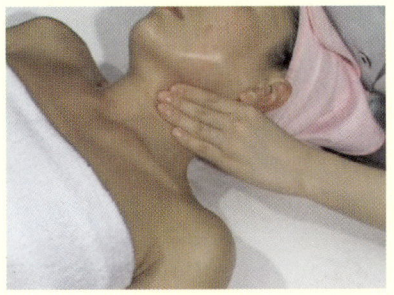 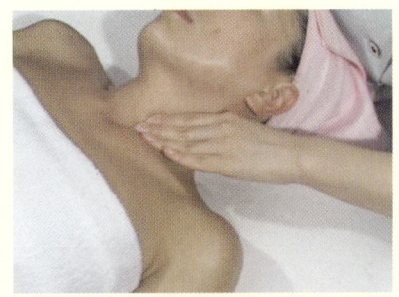

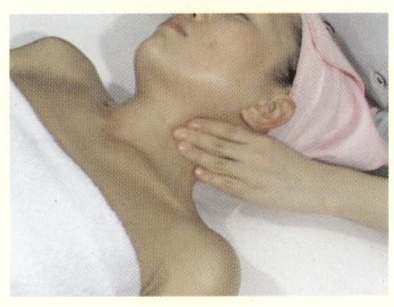

- 목 부위에 위치한 경혈을 따라서 반원을 그리듯이 이동한다.
- 순서는 위경의 인영·수돌·기사, 대장경의 부돌·천정, 소장경의 천용·천창 순으로 원을 그려준다.
- 3회 반복한다.

얼굴의 붉어짐을 방지한다.
목의 주름을 방지한다.
안면의 부종을 개선한다.

## 얼굴관리 4단계 호구로 쓸어주기

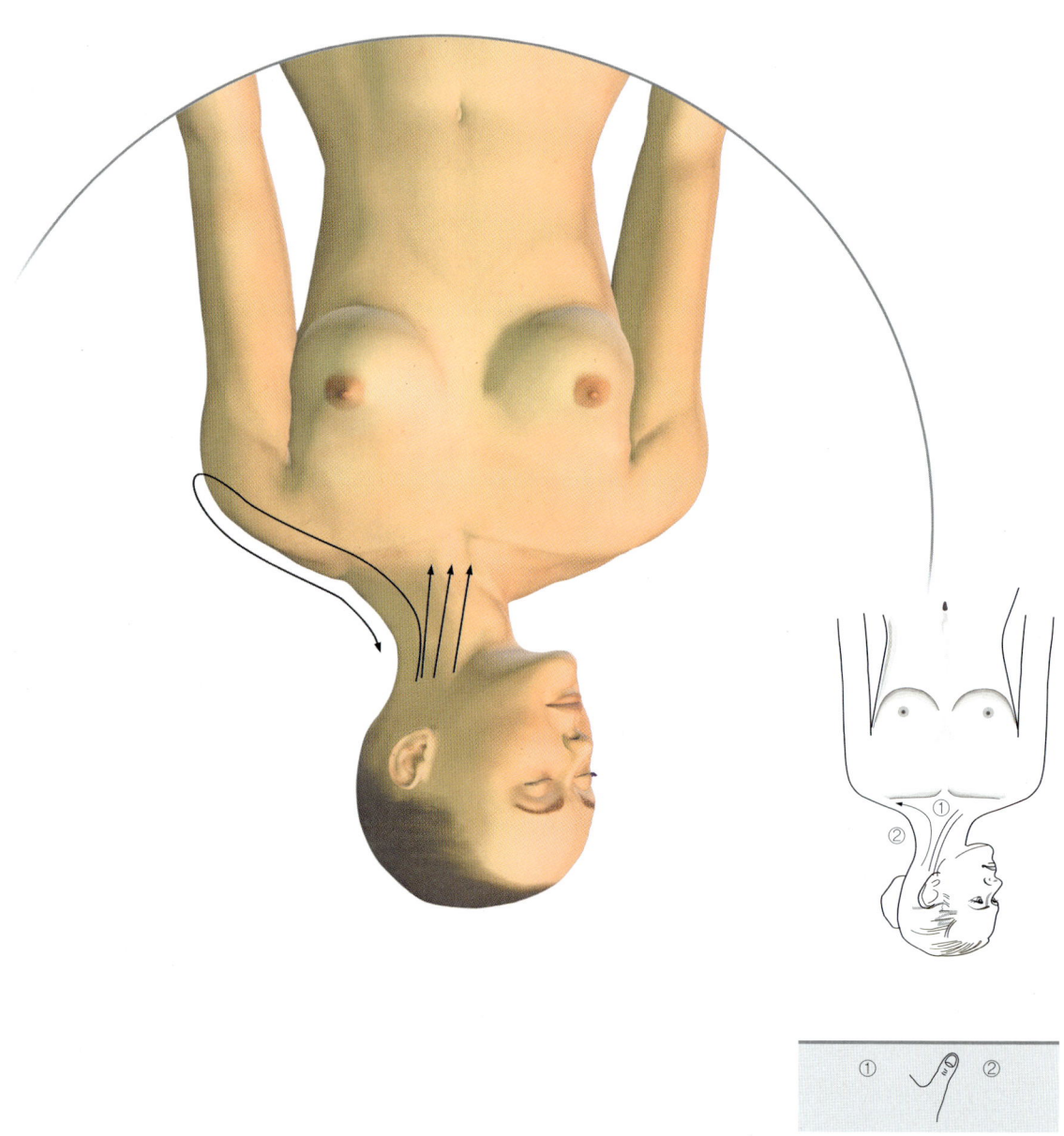

300

# How to Motion

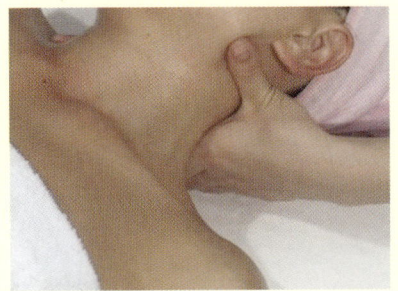
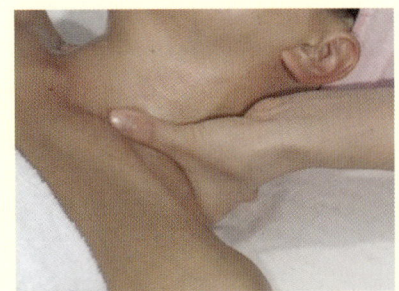
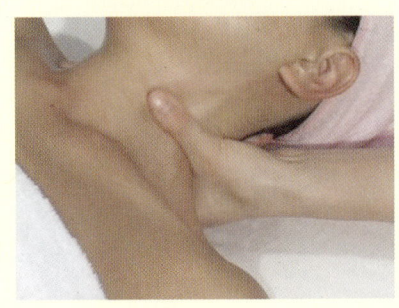

- 호구부위를 이용하여 위경·대장경·소장경을 쓸어준다.
- 수장사지로 어깨로 밀착하여 쓸어준다.

목선을 아름답게 한다.
턱선의 늘어짐을 개선한다.
안면의 부종을 개선한다.

## 얼굴관리 5단계 경추 쓸어주기

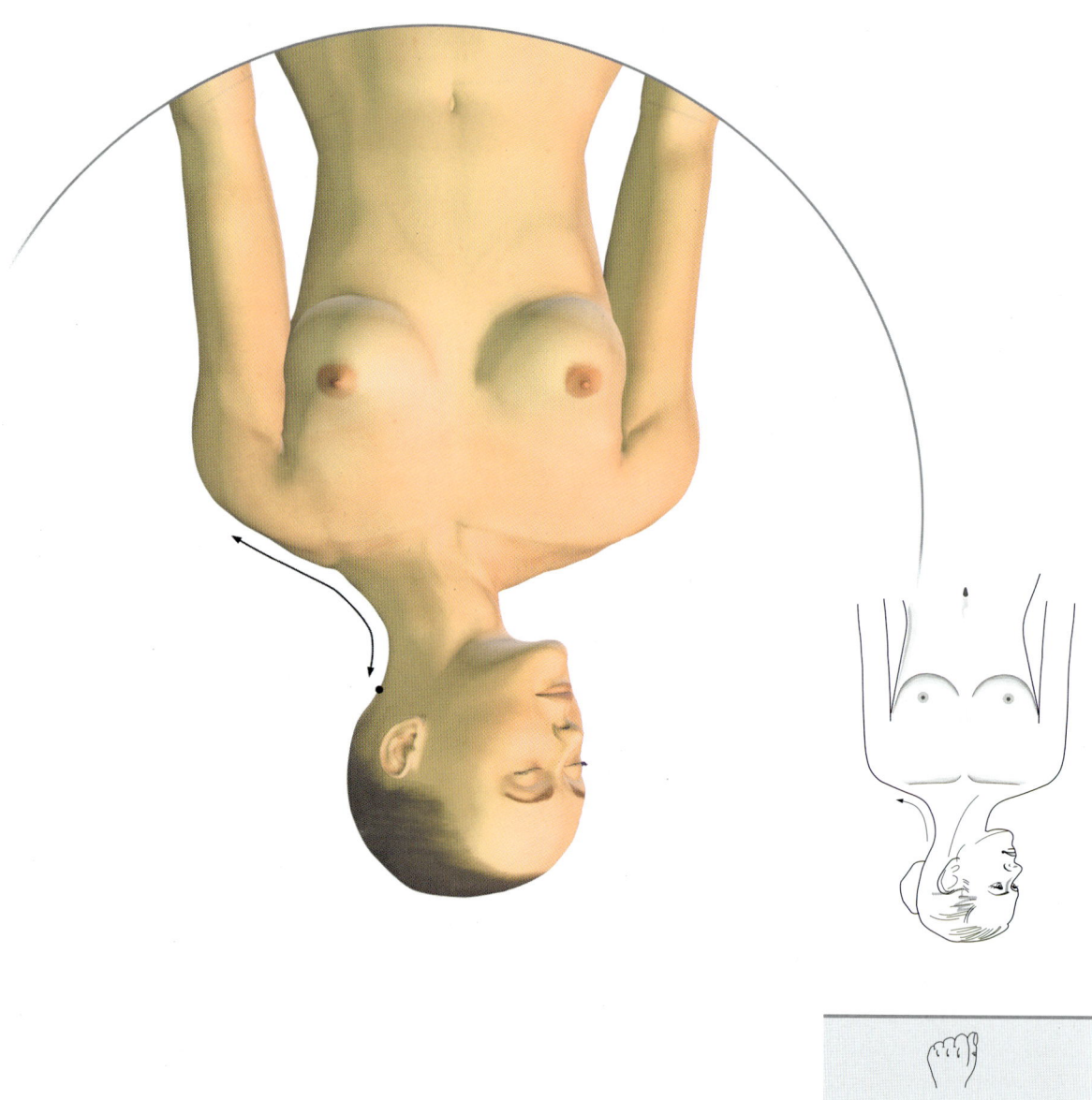

# How to Motion

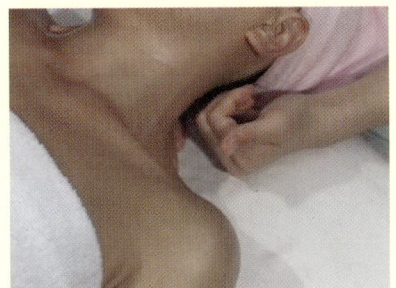 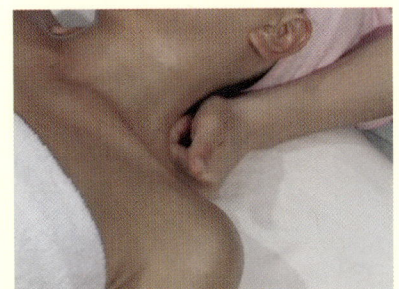

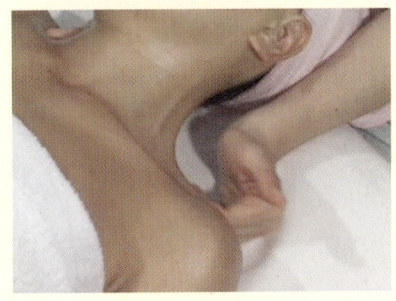

- 지과면을 이용하여 후발제에서 견정혈을 향해 쓸어준다.

목의 경직을 해소한다.
목의 주름을 방지한다.

얼굴관리 **6**단계

## 경추 늘려주기

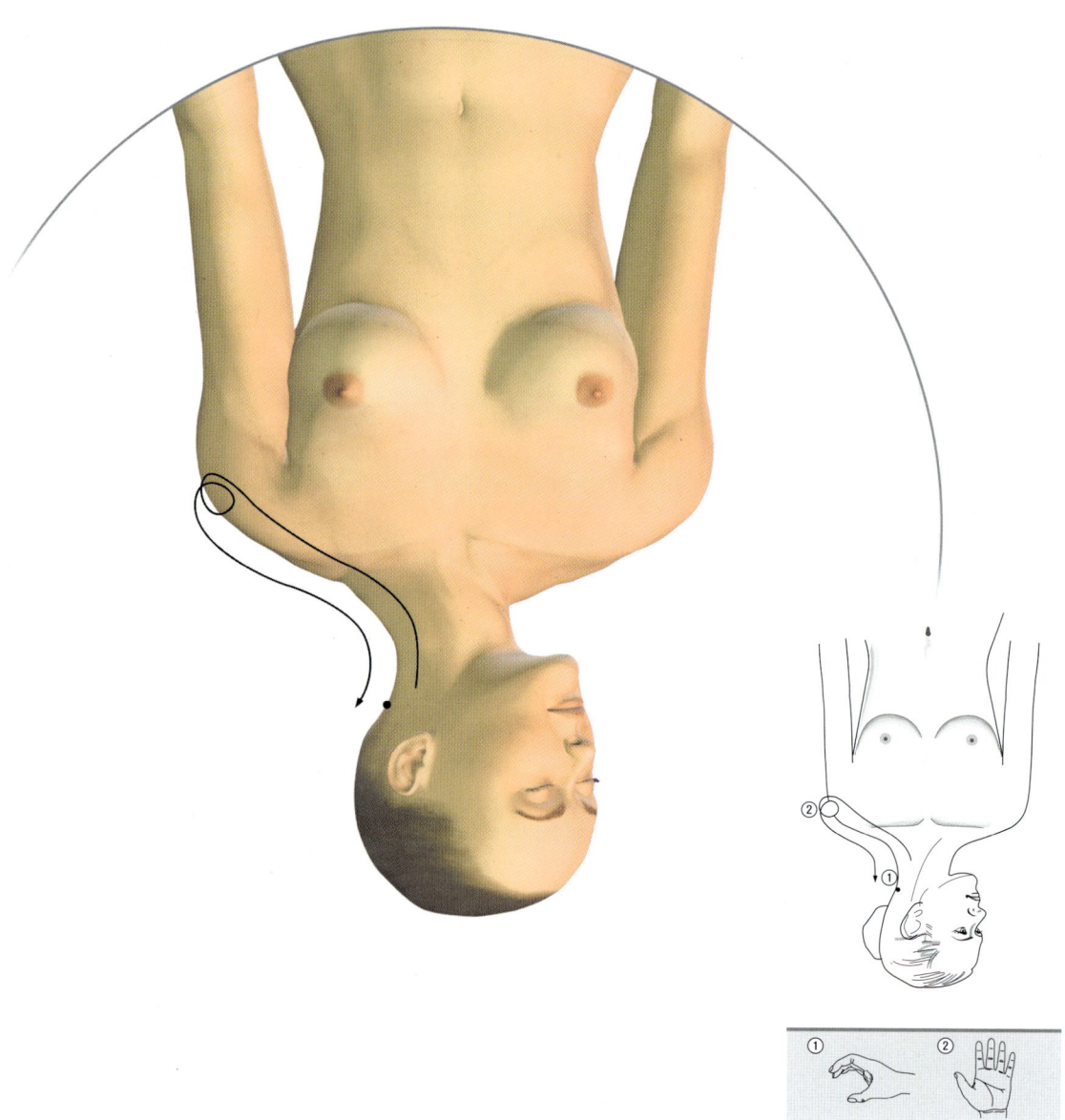

304

## How to Motion

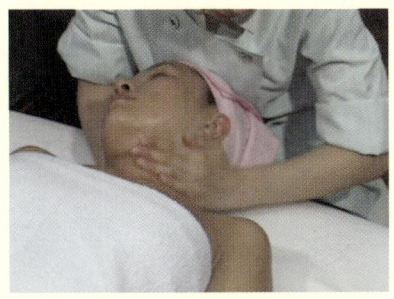
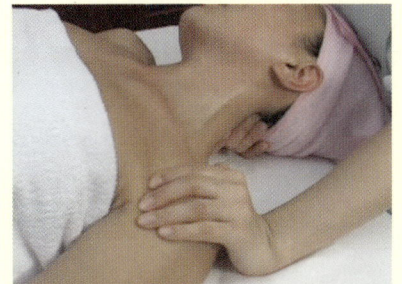
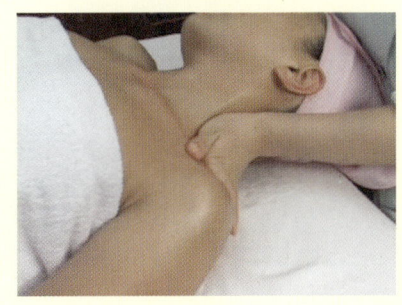

- (목의 왼쪽부위를 관리할 경우) 오른손의 수장사지로 뒷목을 감싸면서 지복부위는 완골을 잡아준다.
- 왼손의 수장사지를 이용하여 목에서 어깨를 향해 쓸어내리면서 완골을 동시에 압하여 목 부위를 신전시킨다.
- 동작이 끝난 후 왼손은 어깨를 감싸면서 목을 향해 올라온다.
- 3회 반복한 후 자연스럽게 고개를 왼쪽으로 돌려주고, 오른쪽 부위를 '얼굴관리 2단계 목 쓸어주기'부터 반복한다.
- 양쪽 모두 실기한 후 고개를 바로하여 얼굴이 위를 향하도록 한다.

목선을 아름답게 한다.
경추부위의 경직됨을 풀어준다.

## 얼굴관리 7단계 승장 굴려주기

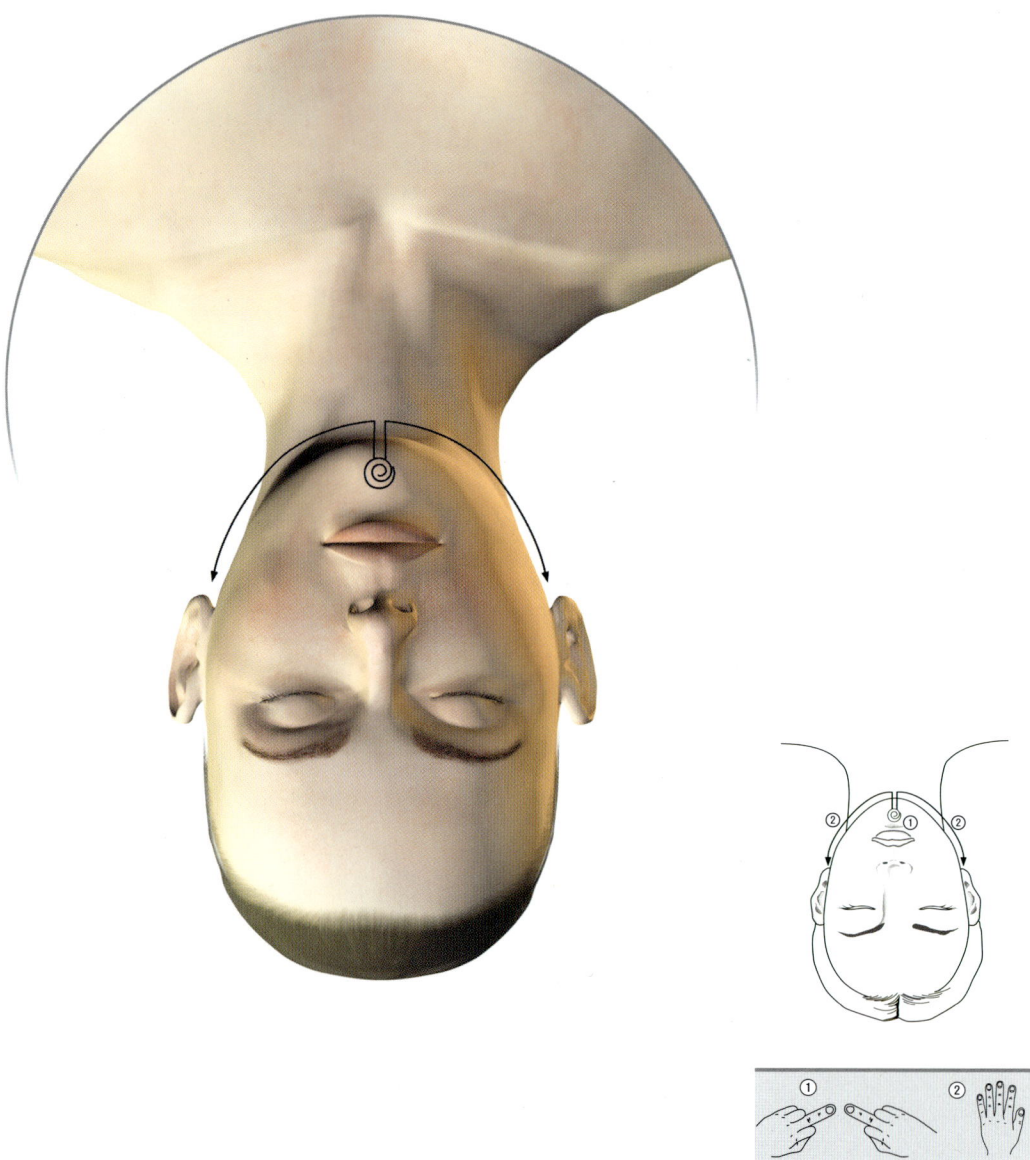

## How to Motion

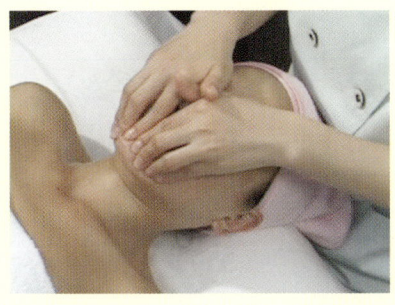
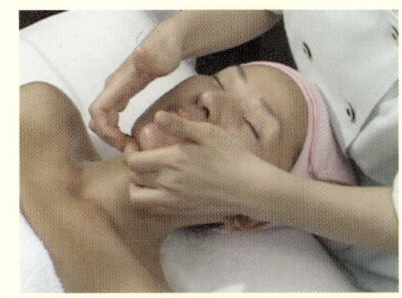
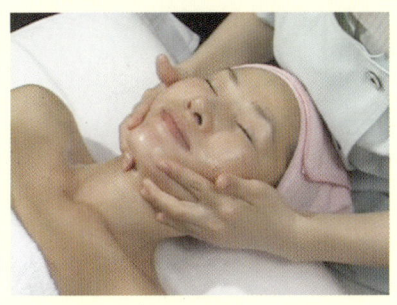

- 양손의 중지복을 이용하여 승장부위를 3회 굴려주고 염천을 압한 후, 수장사지로 턱선을 감싸 양쪽 귀 뒤까지 쓸어준다.
- 귀 뒤까지 쓸어준 후에 후발제 부위를 지그시 압한다.

턱선의 늘어짐을 방지한다.
이중턱을 방지한다.

얼굴관리 **8**단계　**삼등분하여 쓸어주기**

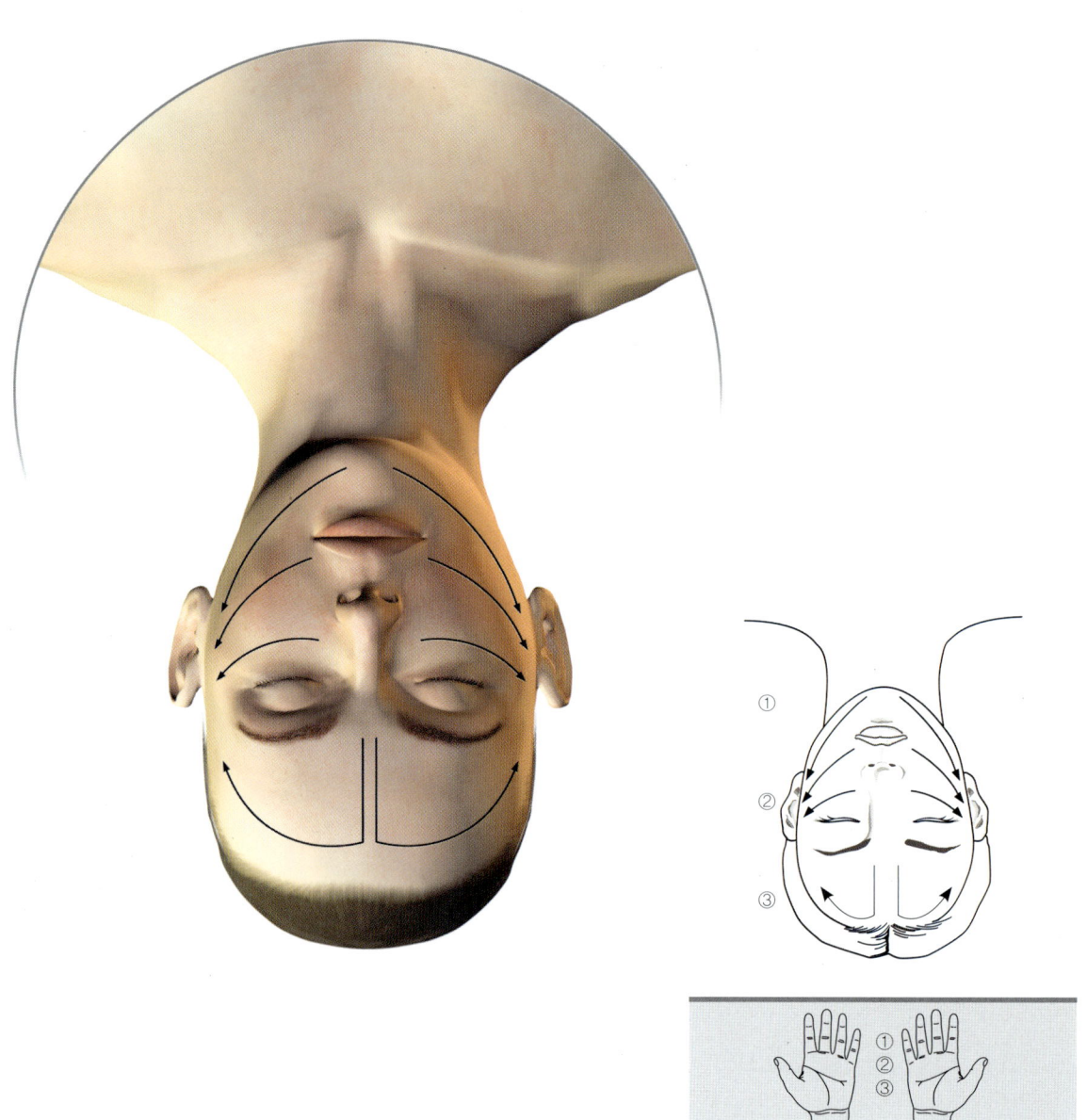

## How to Motion

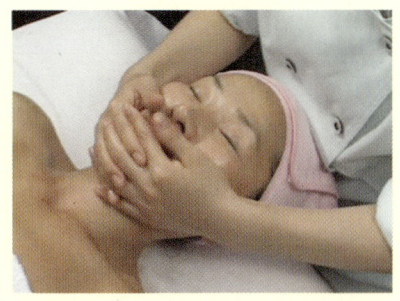 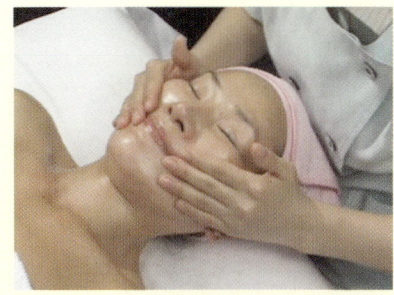

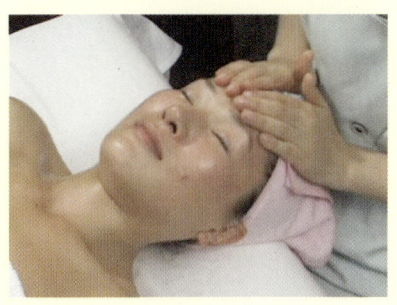

- 얼굴을 삼등분하여 쓸어 올린다.
- 턱에서 귀 뒤까지, 지창에서 청궁까지, 눈 밑에서 관자놀이까지 쓸어준다.
- 쓸어 줄 때는 수장사지를 얼굴에 밀착하여 부드럽게 쓸어준다.
- 동작이 끝나면 이마를 쓸어준다.

얼굴을 균형있게 한다.
안정감이 있게 한다.

## 얼굴관리 9단계 진동하기

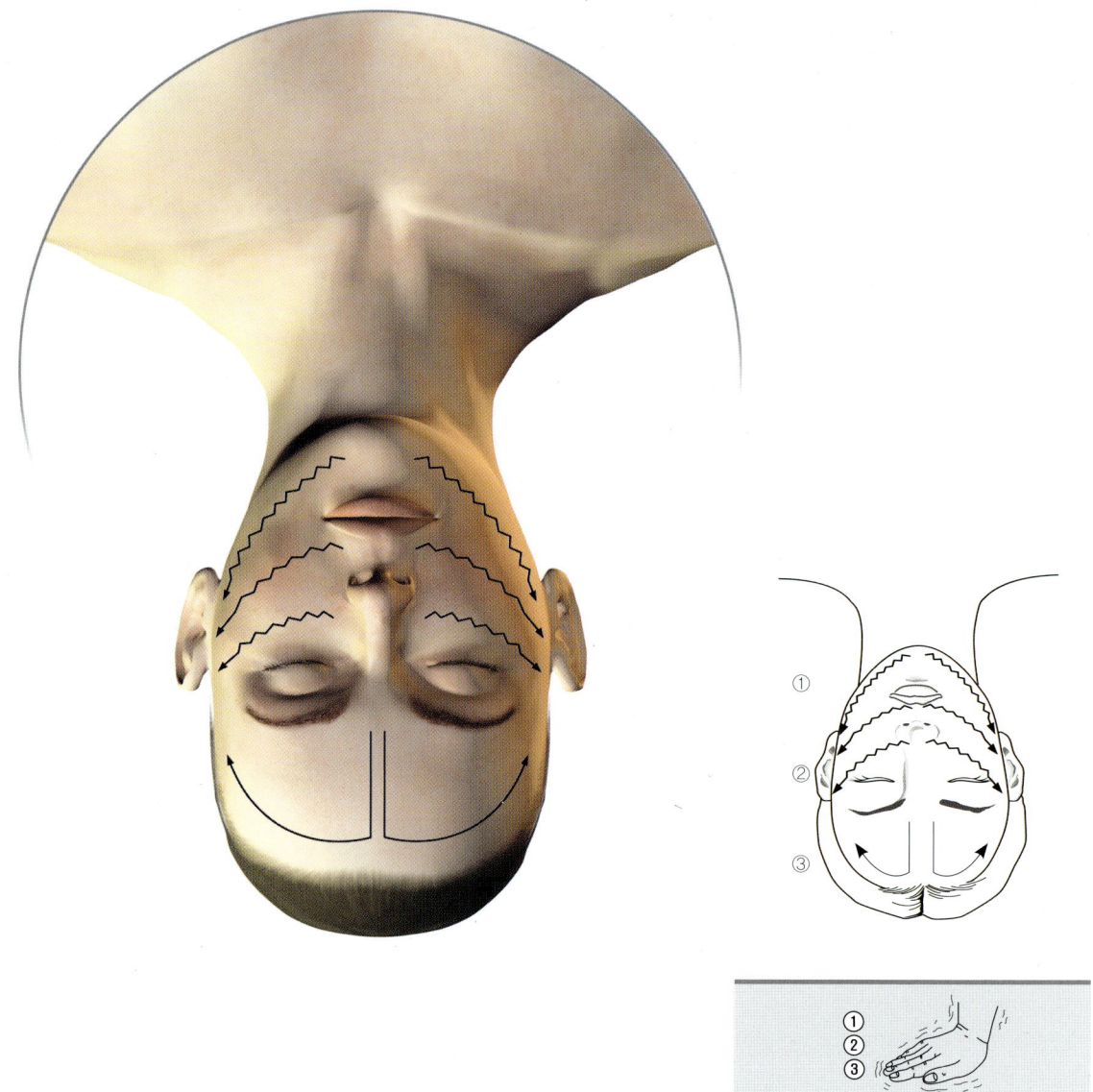

## How to Motion

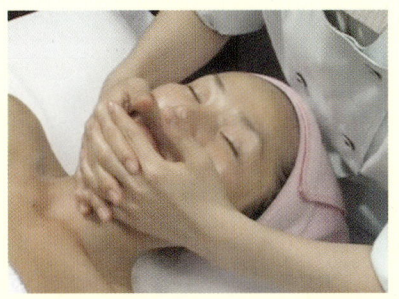 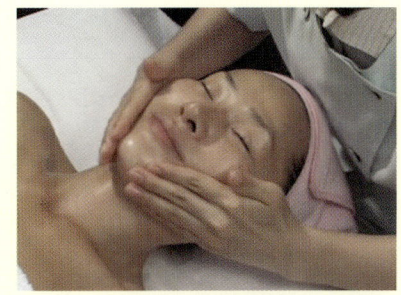

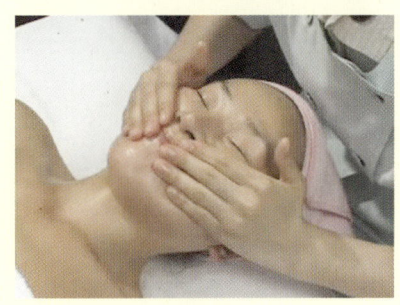

- 얼굴을 삼등분하여 쓸어 올리는데, 이때 진동하면서 쓸어준다.
- 턱에서 귀 뒤까지, 지창에서 청궁까지, 눈 밑에서 관자놀이까지 쓸어준다.
- 진동은 섬세하게 하되, 머리가 흔들리지 않도록 한다.

피부 근육의 긴장감을 푼다.
안색을 맑게 한다.

얼굴관리 **10**단계

# 턱선 쓸어올리기

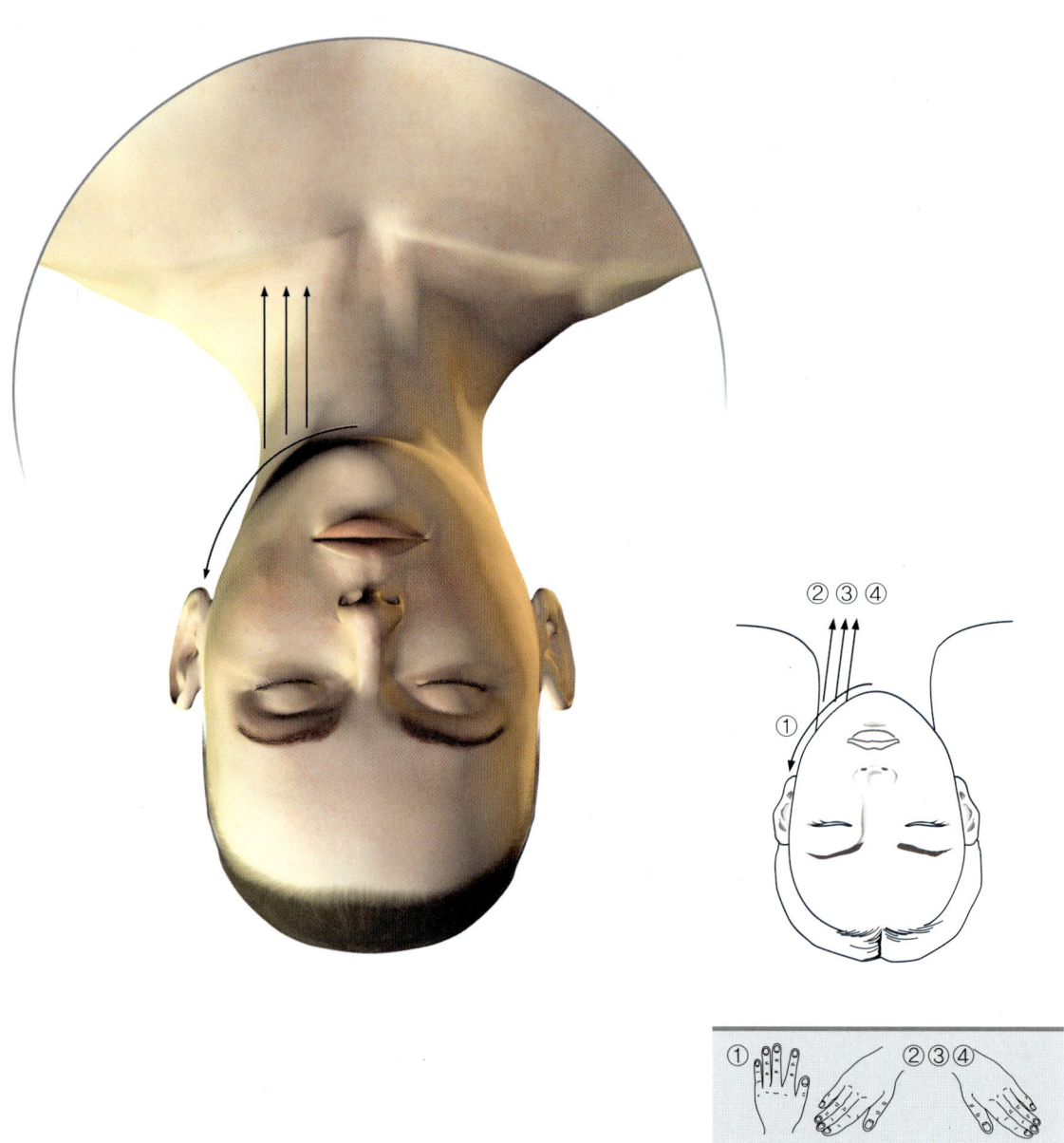

## How to Motion

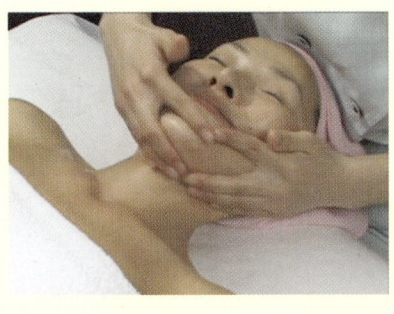
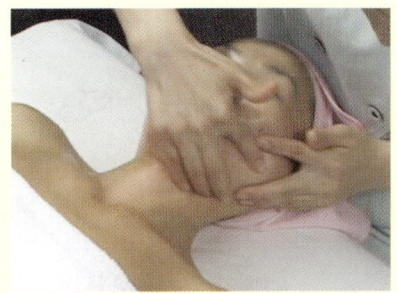
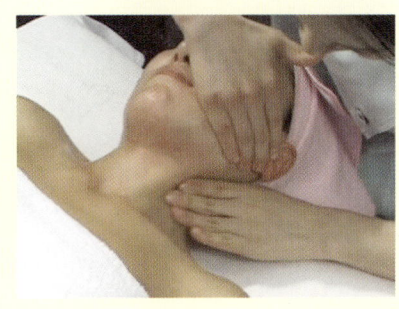

- 한 손은 수장사지를, 다른 한 손은 2, 3지를 벌려 한쪽 턱선을 승장에서 귀 뒤까지 쓸어올린다.
- 3회 쓸어올린 후 (얼굴의 왼쪽부위를 관리할 경우) 오른손으로 귀 뒤를 가볍게 잡아 고정시키고, 왼손의 사지복부위로 목을 쓸어 내린다.
- 목을 쓸어 내릴 때는 소장경·대장경·위경의 순서로 한다.
- 밀착감에 유의한다.

턱선을 분명하게 한다.
얼굴의 균형을 바로 잡는다.

## 얼굴관리 11단계

# 볼 부위 쓸어주기

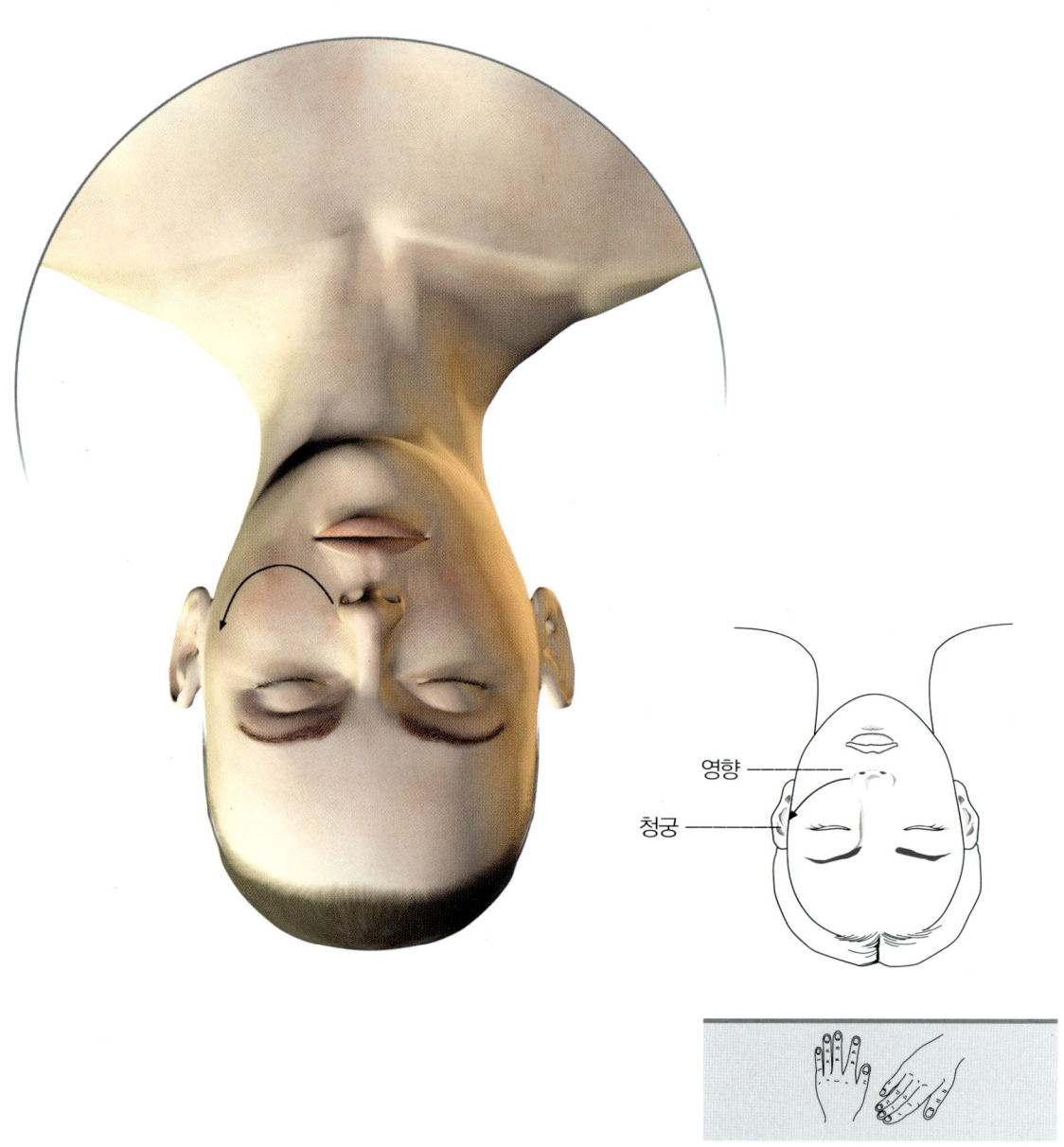

## How to Motion

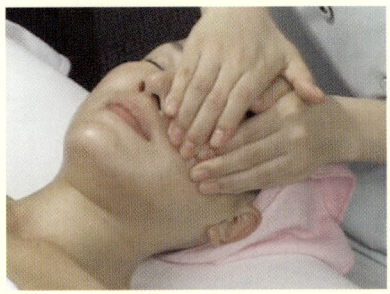 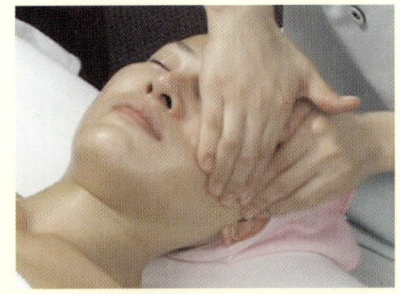

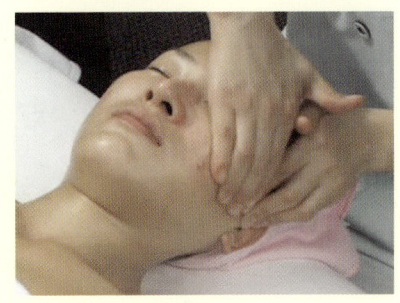

- 볼 부위를 영향에서 청궁까지 양손의 사지복을 이용하여 쓸어 준다.
- 이 때, 면을 넓게 하지 않고 영향에서 청궁까지의 선의 개념으로 이동한다.
- 3회 반복한다.

볼의 늘어짐을 개선한다.
볼의 안색을 밝게 한다.
볼의 붉음증을 해소한다.

## 얼굴관리 12단계 눈 밑 쓸어주기

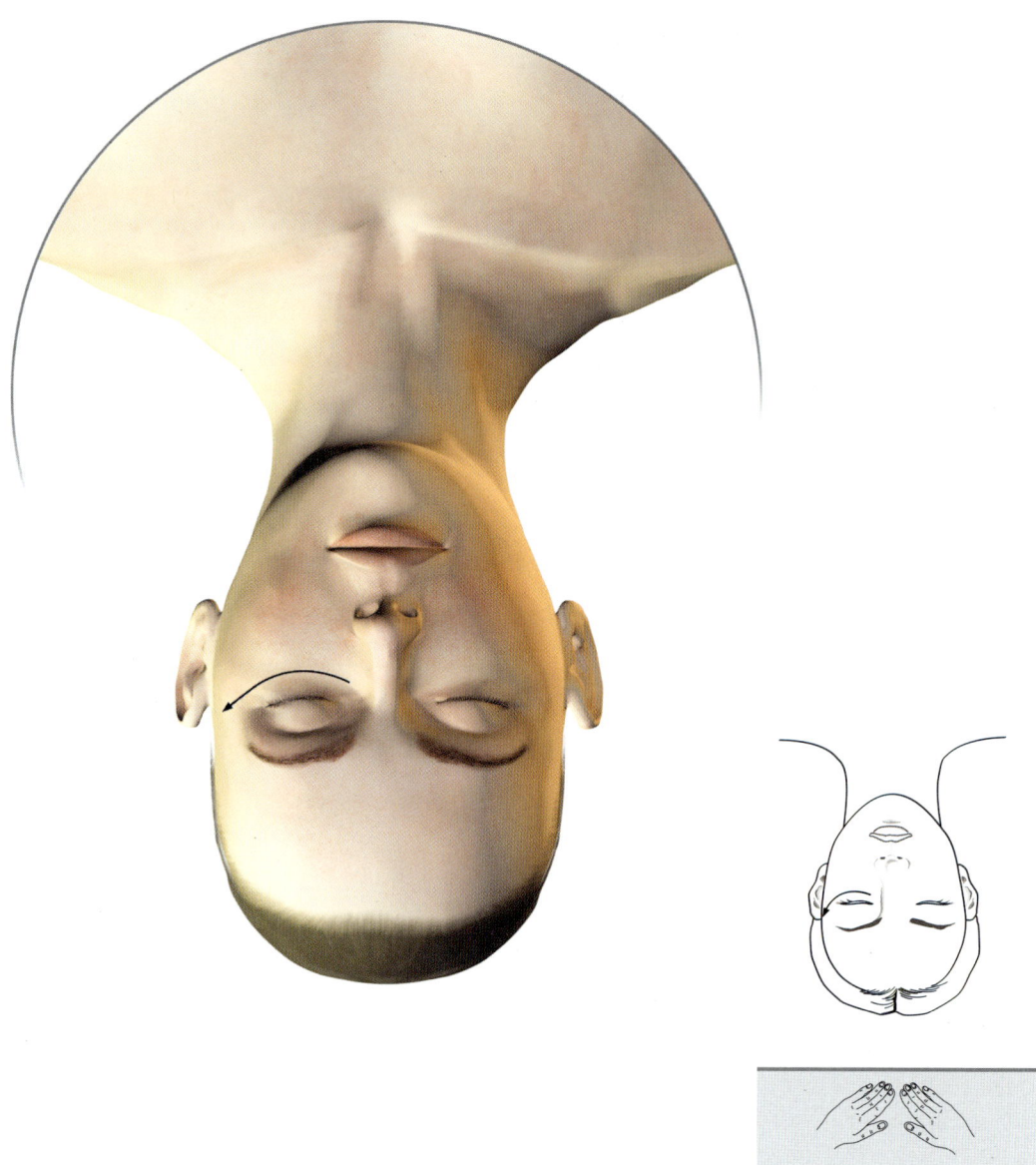

## How to Motion

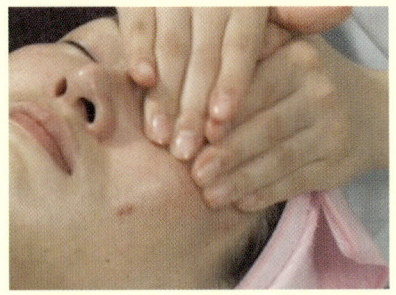
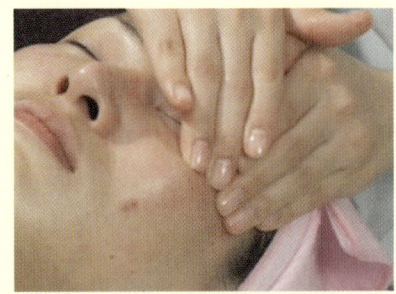
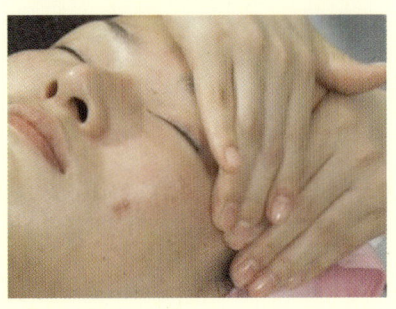

- 양손의 삼지복을 이용하여 눈 밑에서 관자놀이까지 쓸어준다.
- 볼 부위는 절대로 마찰하지 않는다.
- 3회 반복한다.

코막힘을 개선한다.
눈 밑의 늘어짐을 개선한다.
볼의 붉음을 개선한다.

### 얼굴관리 13단계
# 눈꼬리 쓸어주기

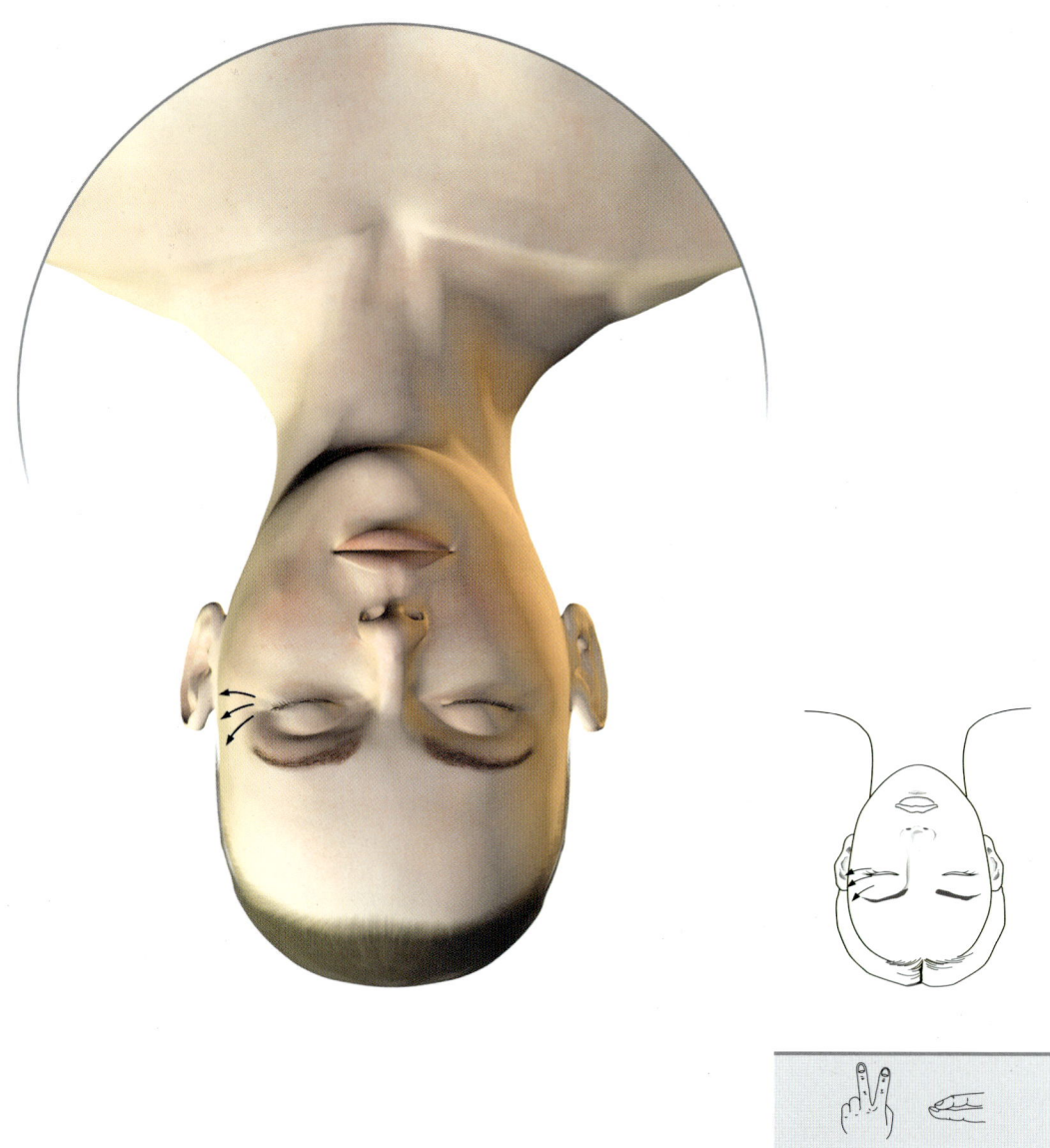

## How to Motion

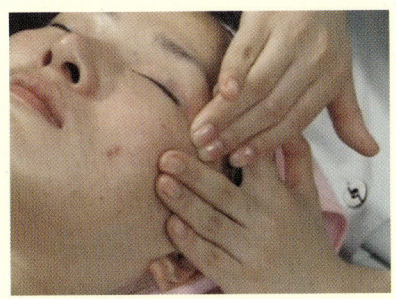
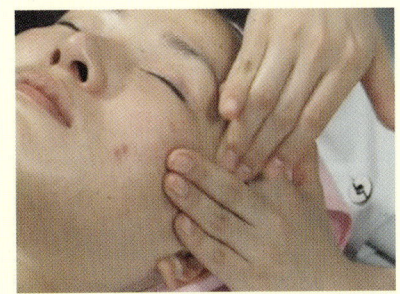
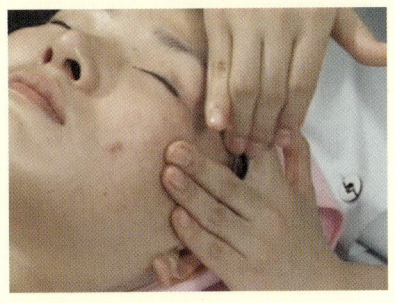

- (얼굴의 왼쪽부위를 관리할 경우) 왼손의 2, 3지를 이용하여 눈꼬리 부위를 벌려 고정 시키고 오른손의 2지복을 이용하여 3부분으로 나누어 방사선 모양으로 쓸어 준다.

눈주름을 방지한다.

얼굴관리 **14**단계 **이마 쓸어주기**

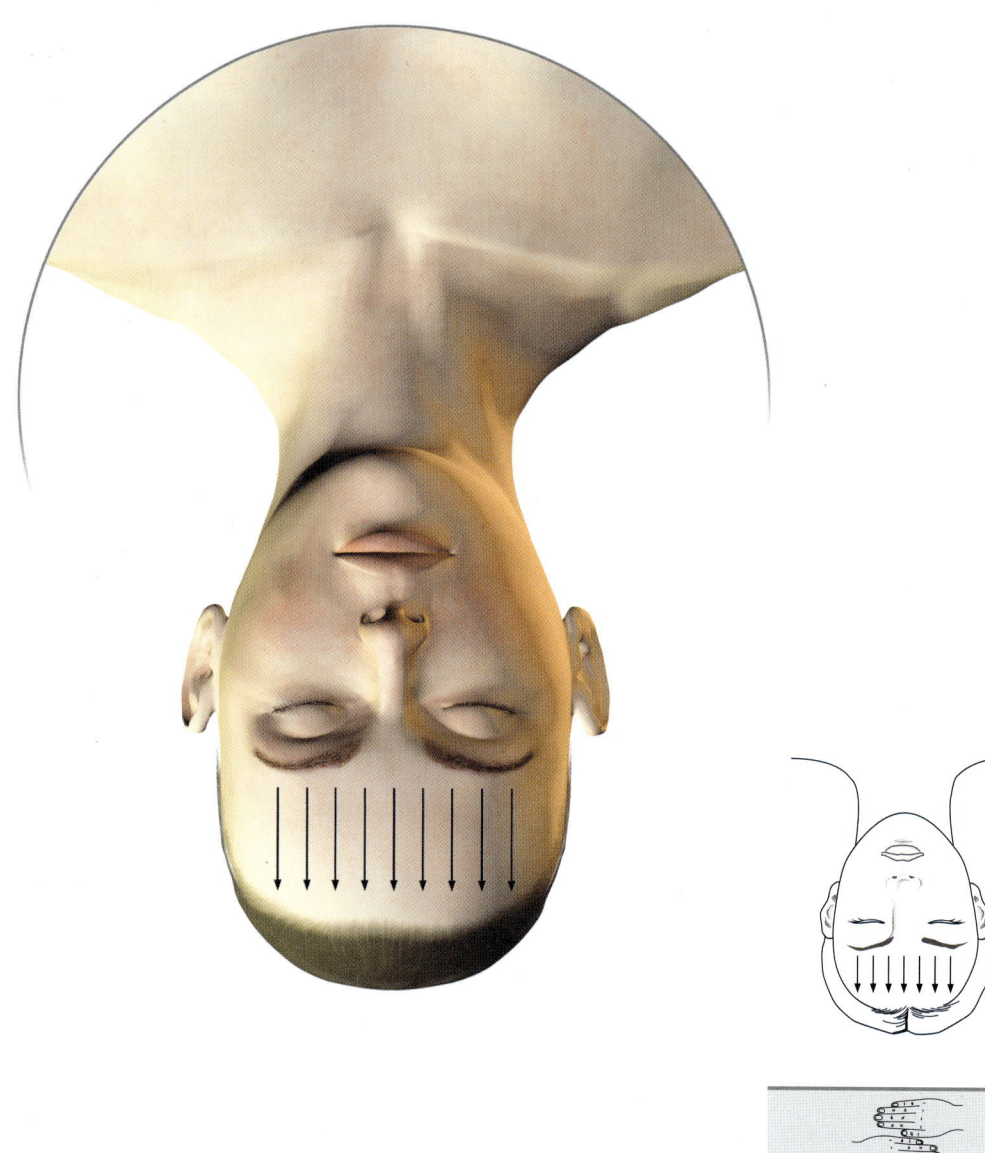

# How to Motion

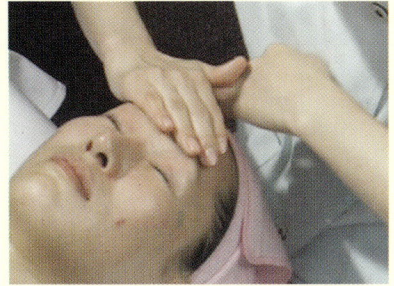 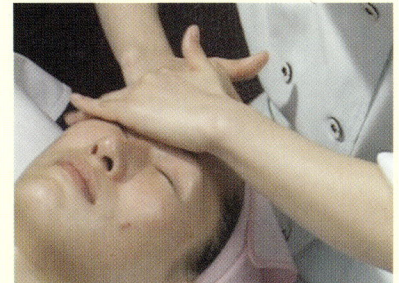

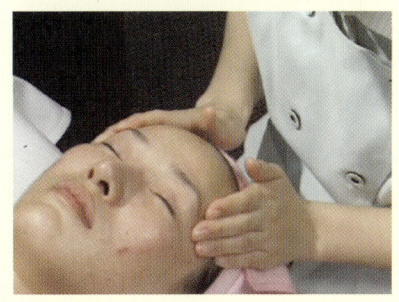

- 양손의 수장사지를 이용하여 아래에서 위로 쓸어준다.
- 동작이 끊어지지 않도록 연속적으로 쓸어준다.
- 동작은 아주 천천히 하면서 밀착감에 유의한다.
- 이마를 쓸어준 후에는 양손의 수장사지를 모아 이마 부위를 가운데서 양옆으로 쓸어주고 관자놀이를 압한다.
- 동작이 끝난 후에는 오른쪽 부위로 이동하여 10단계 턱선 쓸어올리기를 한다.
- 이어서 10단계~14단계를 3회 반복한다.

이마의 주름을 개선한다.

마음을 안정시킨다.

얼굴관리 **15**단계

# 지창 압하기

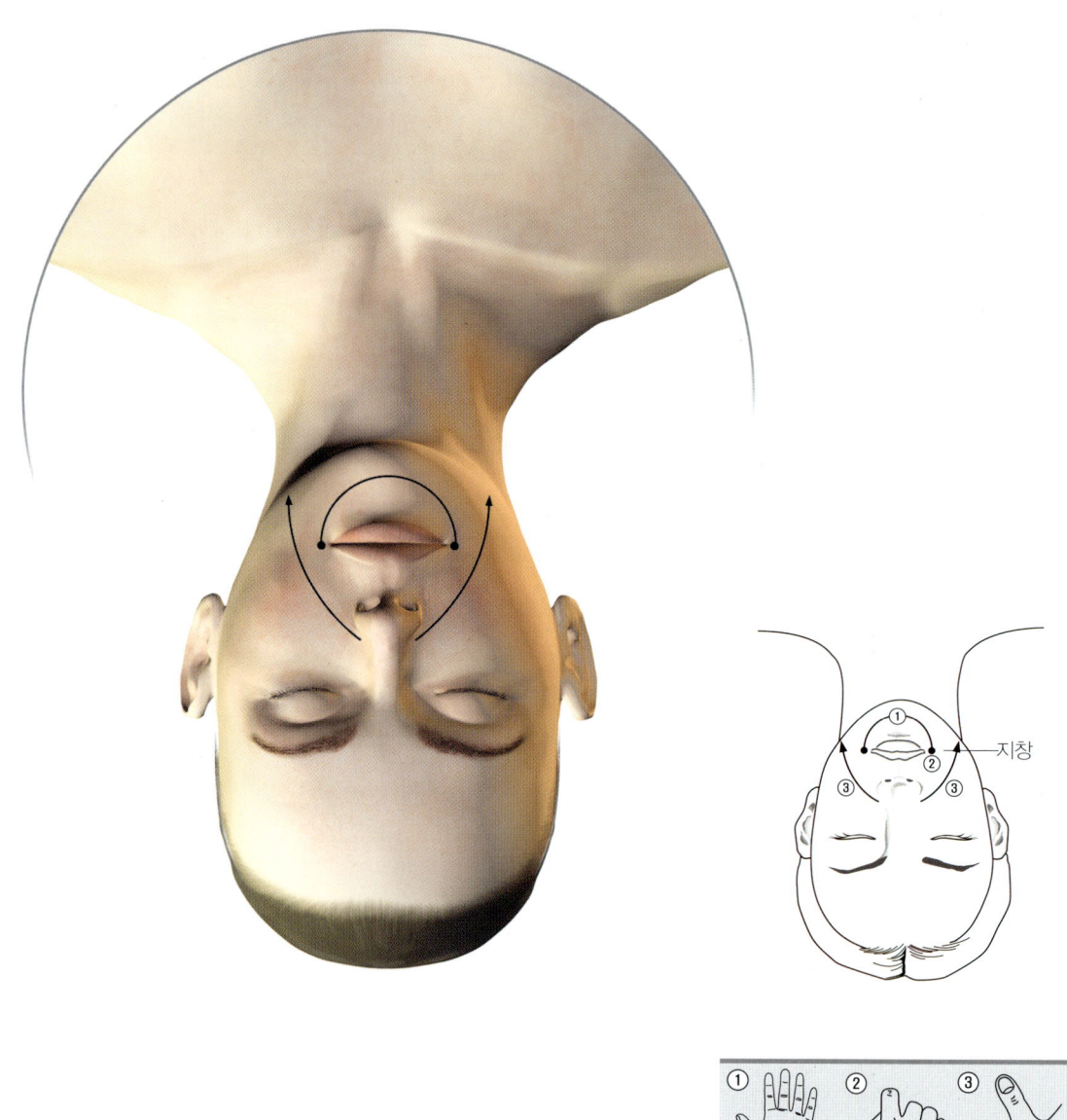

지창

322

## How to Motion

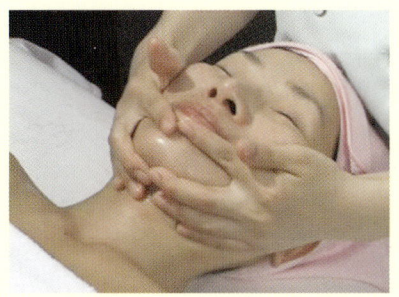 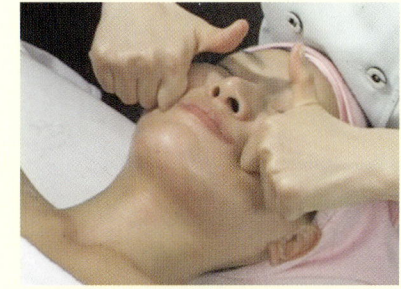

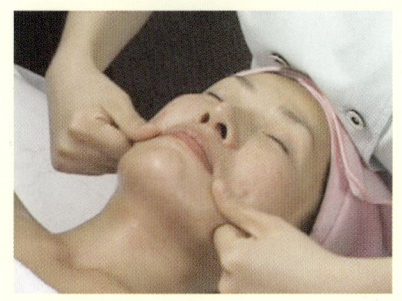

- 양손의 수장사지로 턱을 감싸 쓸어 올리면서 2지과를 이용하여 지창을 압한다.
- 3회 반복 후 모지복을 이용하여, 영향에서 지창을 향해 가볍게 1회 쓸어 내린다.
- 턱선을 쓸어줄 때에는 수장사지로 밀착감 있게 하며, 지창을 압할 때는 지긋이 위로 끌어 올리듯이 압한다.
- 3회 반복한다.

턱선의 늘어짐을 개선한다.
입 꼬리의 늘어짐을 개선한다.

얼굴관리 **16**단계

## 턱선 튕겨주기

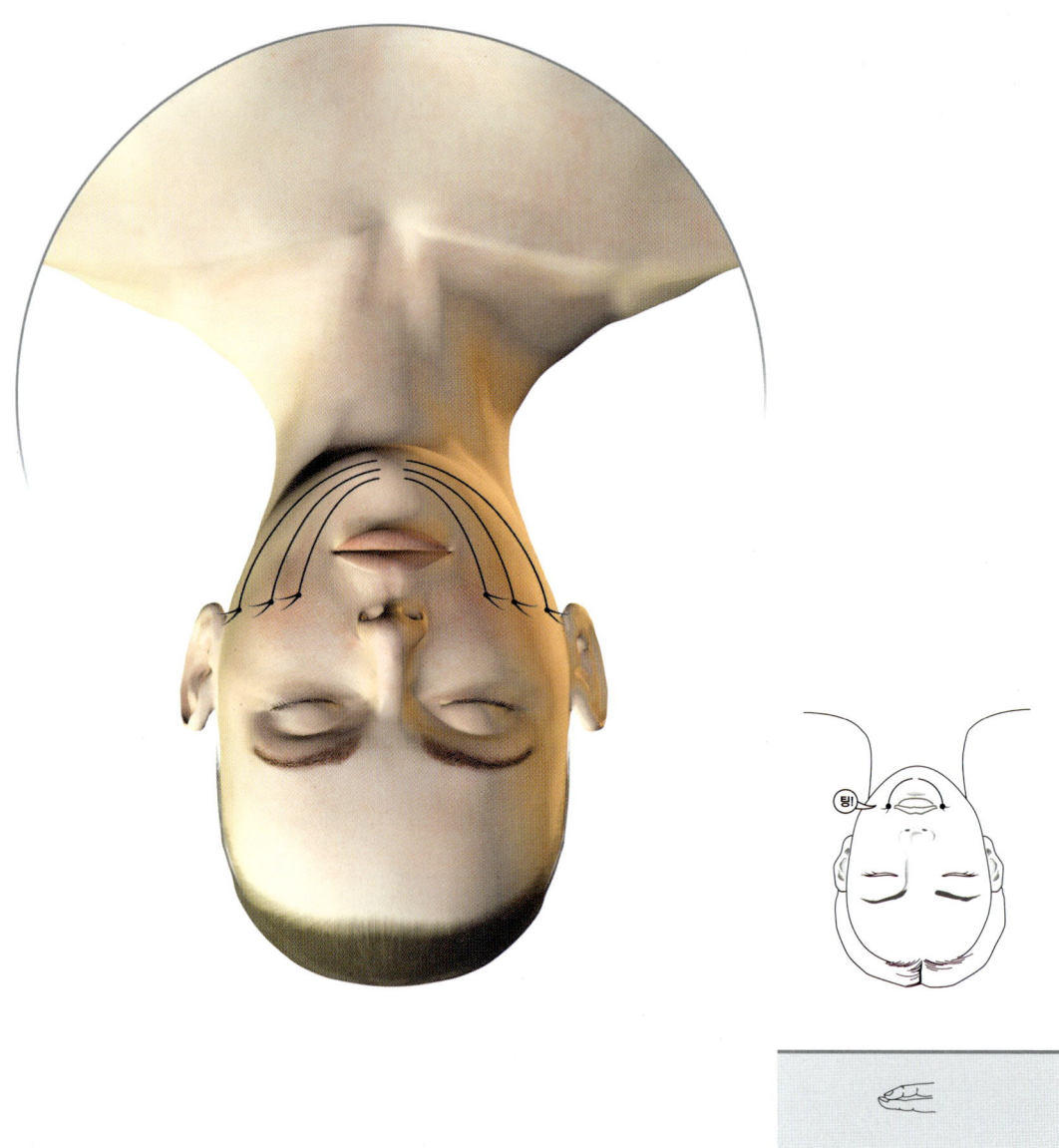

## How to Motion

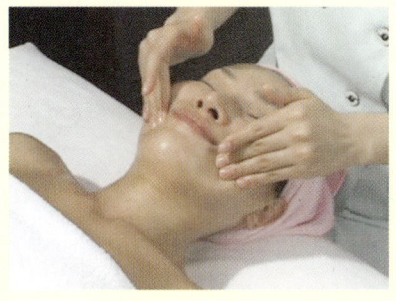 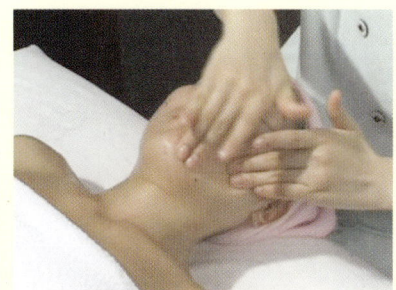

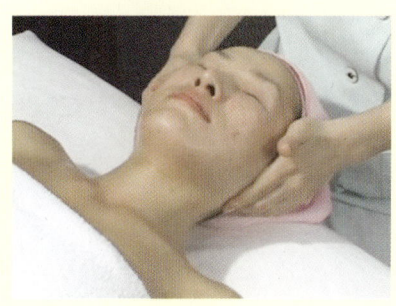

- 양손의 2지복을 이용하여 승장에서 지창까지 끌어올린 후 튕겨준다.
- 3회 반복한 후 좌우를 나누어서 튕겨준다.
- 양쪽을 나누어 튕겨줄 때에는 승장에서 지창, 승장에서 대영, 승장에서 협차, 승장에서 하관의 방향으로 행한다.
- 동작이 끝나면 양손의 수장사지로 턱선을 감싸 쓸어올리면서 후발제 부위를 압한다.

입 꼬리의 늘어짐을 개선한다.
광대뼈 아래의 늘어짐을 개선한다.

얼굴관리 **17**단계

# 코 쓸어주기

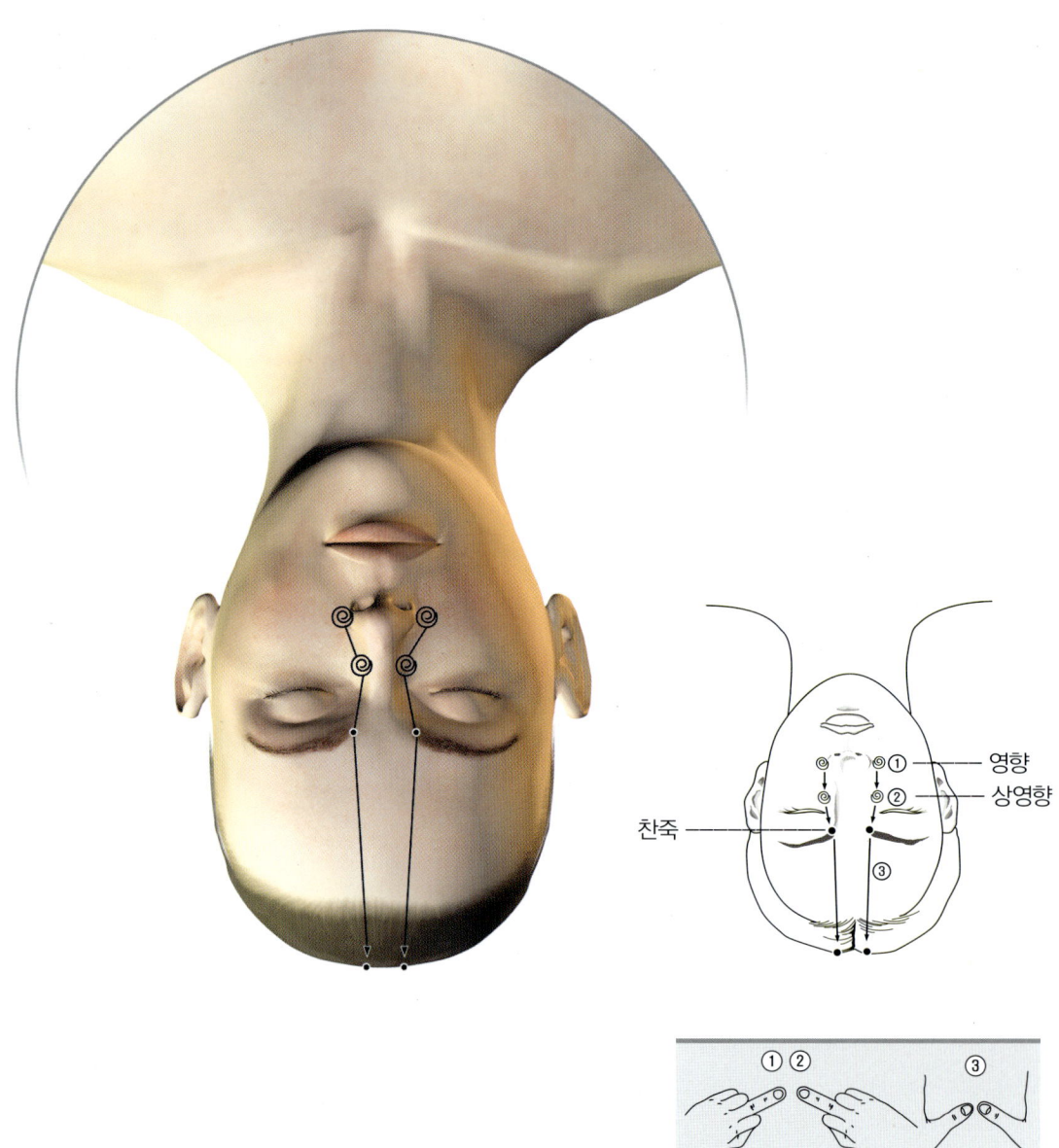

영향
상영향
찬죽

① ② ③

## How to Motion

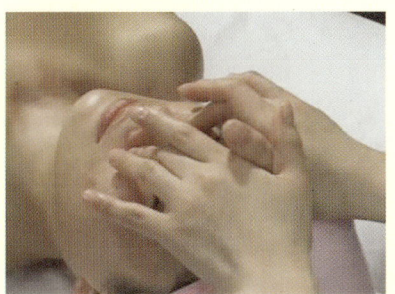 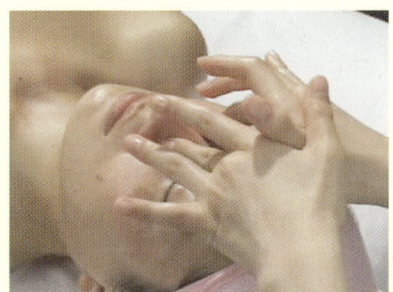

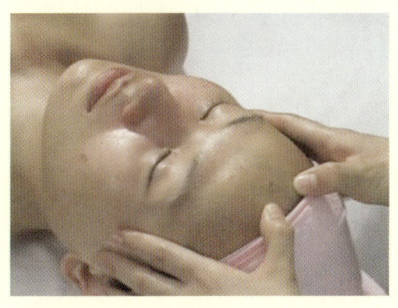

- 양손의 중지복을 이용하여 영향을 쓸어준 다음 콧마루로 이전하여 상영향을 쓸어준다.
- 이어서 그대로 쓸어 올려 찬죽을 압한 후 모지복으로 손을 바꾸어 전발제까지 쓸어준 다음 정수리 부위까지 압을 하면서 올라간다.
- 3회 반복한다.

코의 위치를 바르게 한다.
눈을 맑게 한다.

얼굴관리 **18**단계

## 눈에 원그리기

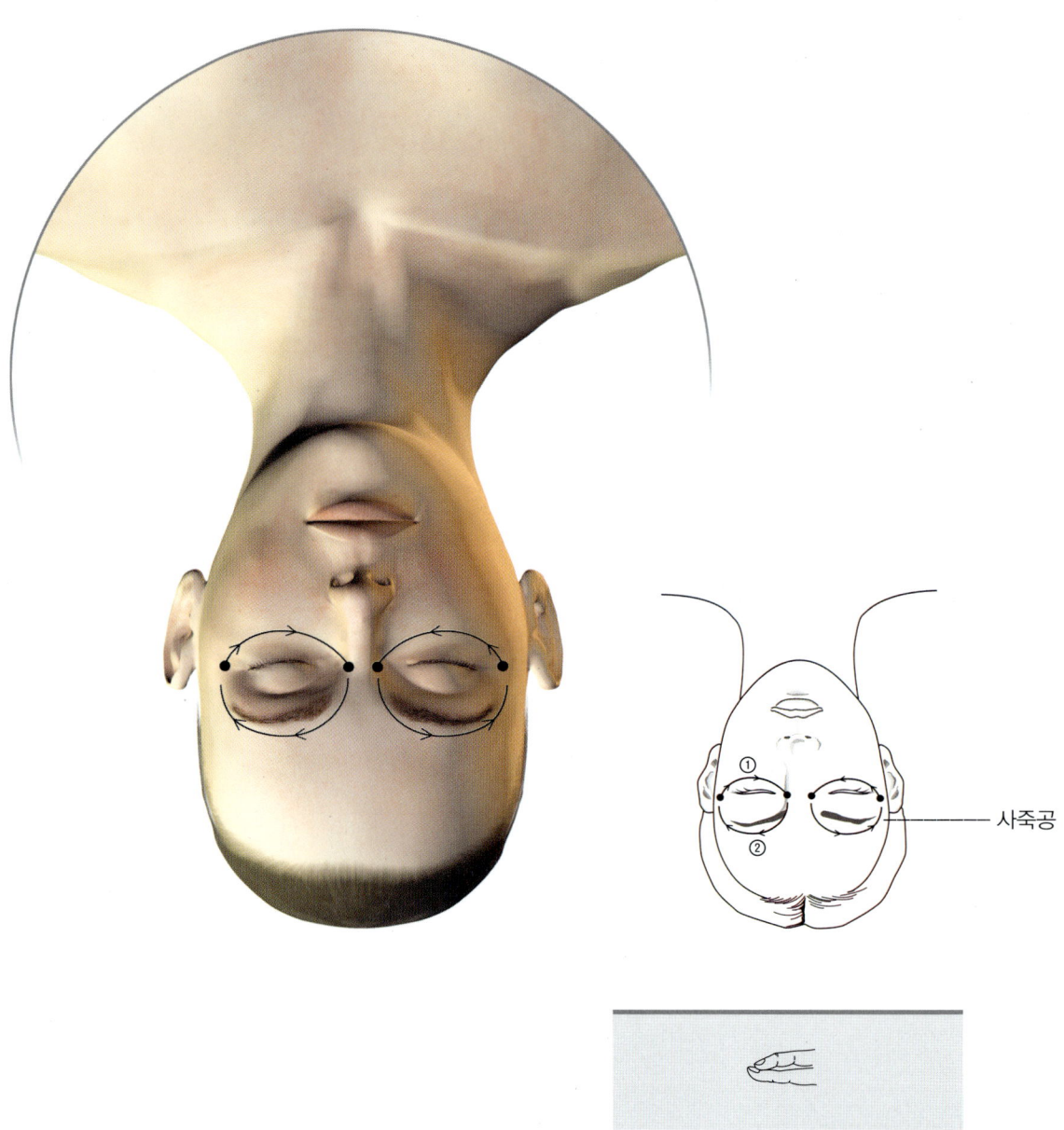

사죽공

## How to Motion

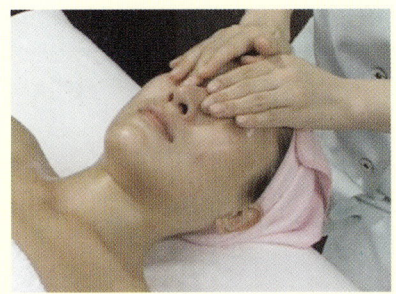 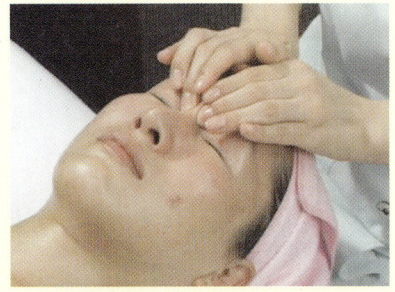

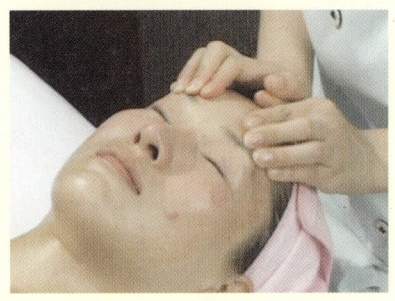

- 중지복을 이용하여 눈밑을 가볍게 돌아 정명에서 압을 주면서 눈썹을 크게 돌아서 사죽공에서 압한다.
- 이 때, 눈 밑은 가볍게 돌아주며 눈썹 부위는 강하게 쓸어준다.
- 3회 반복한다.

눈을 맑게 한다.
눈주름을 개선한다.
눈 주위의 피부색을 개선한다.

## 얼굴관리 19단계 눈동자 부위 굴려주기

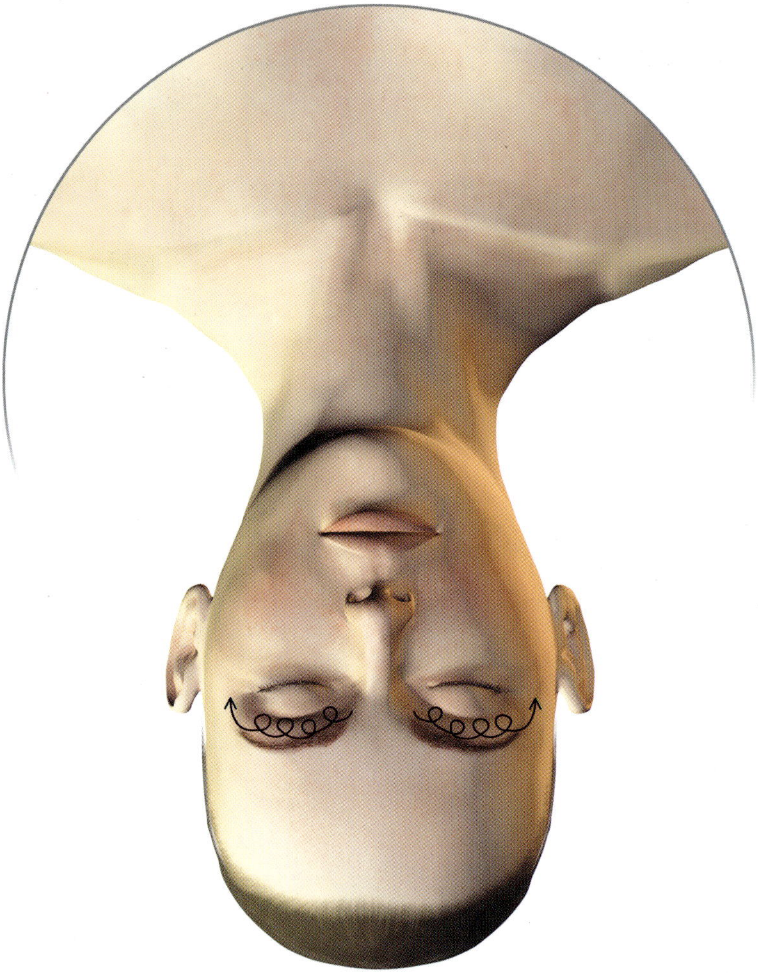

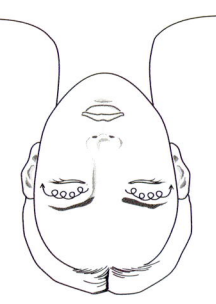
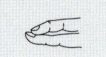

## How to Motion

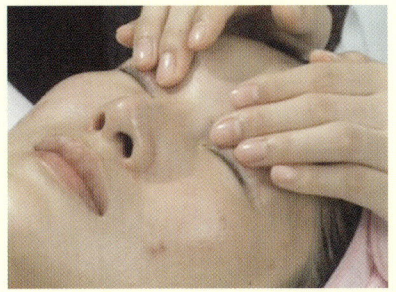 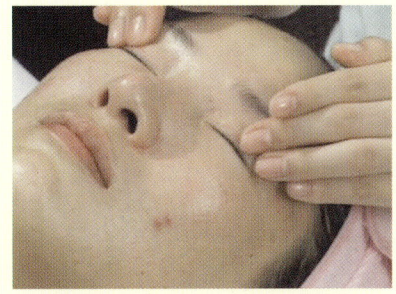

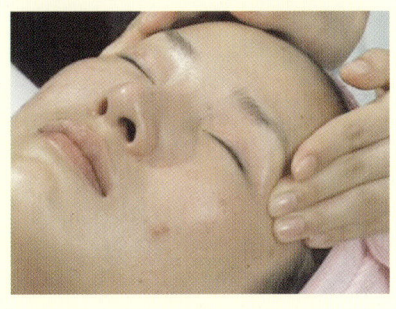

- 2지복을 이용하여 눈동자 부위를 부드럽게 원을 그리듯이 굴려준다.
- 동작이 끝난 후 사죽공을 지압한다.
- 렌즈 착용자는 이 동작을 피한다.

눈의 피로를 풀어준다.
눈주름을 개선한다.

얼굴관리 **20**단계

## 눈썹 쓸어주기

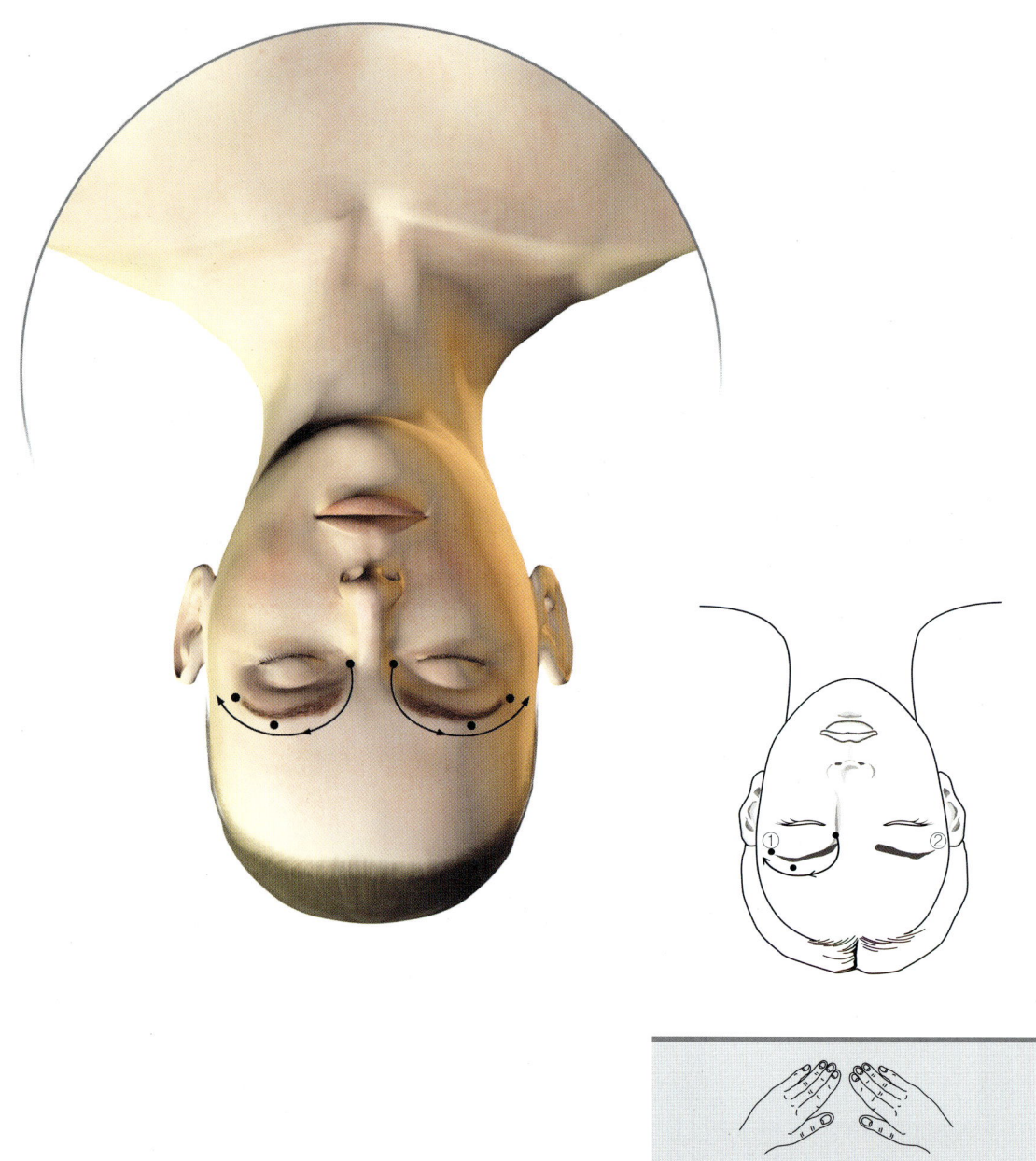

## How to Motion

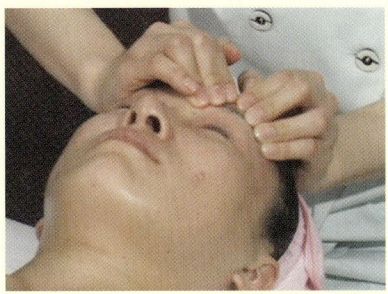 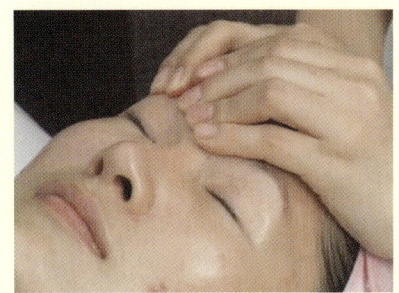

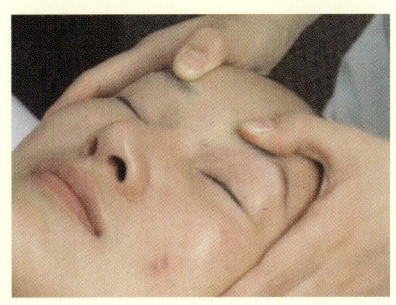

- 양손의 사지복을 모아서 양손을 정명에 대고 사죽공까지 이동하면서 강하게 압하여 쓸어준다.
- 이동할 때는 정명·찬죽·양백·사죽공의 순으로 눈썹을 위로 약간 끌어올리듯이 쓸어준다.
- 3회 반복 후에는 반대쪽의 눈썹을 쓸어준다.
- 동작이 끝나면 양손의 모지복으로 양쪽의 눈썹을 나누어 정명에서 사죽공까지 쓸어준다.

눈 주름을 개선한다.
눈의 피로를 풀어준다.
눈 주위의 피부색을 개선한다.

## 얼굴관리 21단계
# 눈 밑 압하기

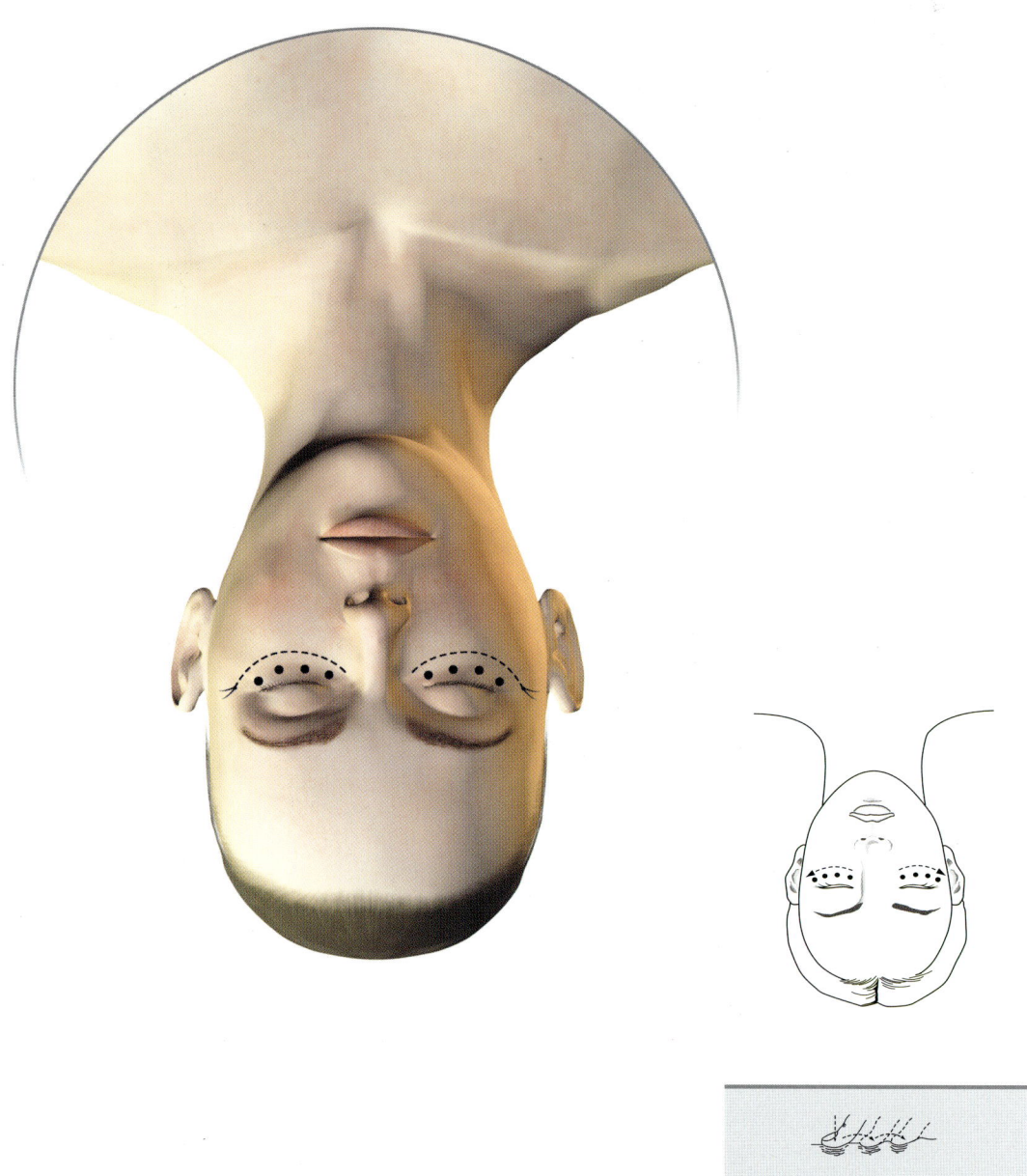

## How to Motion

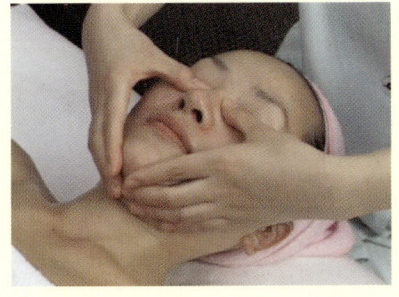 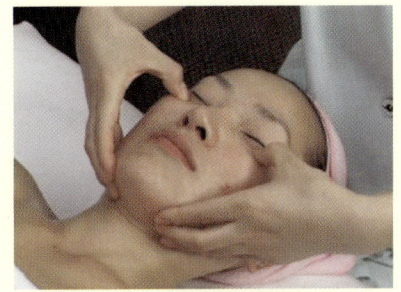

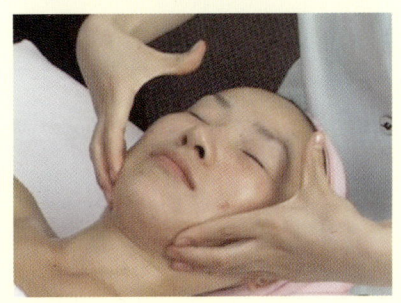

- 20단계의 동작이 끝나면서 엄지를 제외한 네 손가락은 자연스럽게 얼굴의 옆면을 따라 내려와 턱선을 받쳐주고, 모지복은 눈 밑을 안에서 밖으로 가볍게 지압하면서 이동한다.
- 동작이 끝난 후 사죽공을 튕겨준다.

눈의 늘어짐을 개선한다.
눈의 피로를 풀어준다.

## 얼굴관리 22단계 턱선 굴려주기

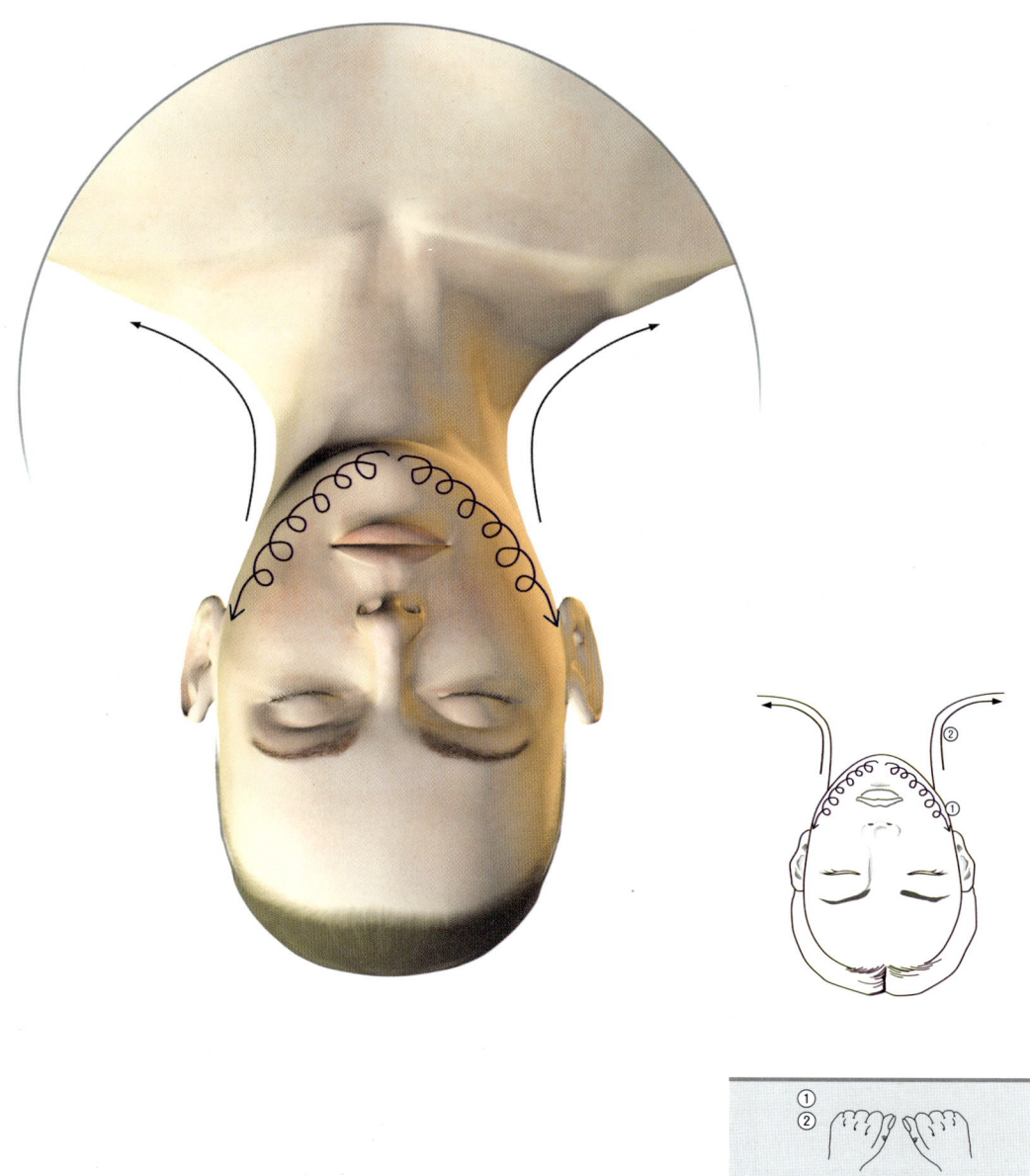

## How to Motion

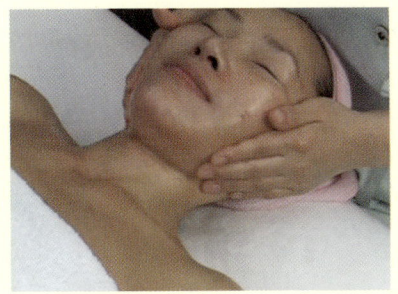
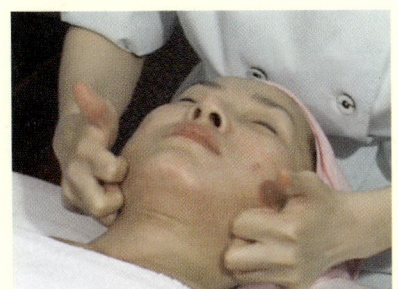
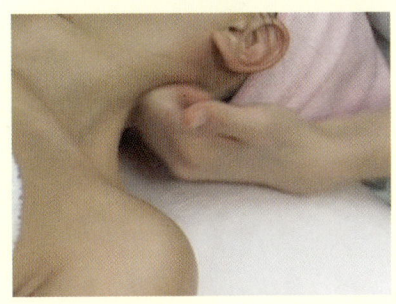

- 먼저 수장사지를 이용하여 턱선을 감싸 승장에서 귀 뒤까지 쓸어 올린다.
- 지과면을 이용하되, 지과부위를 굴려주면서 턱 밑에서 귀 뒤까지 이동한다.
- 귀 뒤까지 이동한 후에는 지과면을 이용하여 경추부위를 쓸어내린다.
- 이 때, 무거운 느낌이 들지 않도록 가볍게 행한다.

턱의 라인을 선명하게 한다.
목을 가늘게 한다.

얼굴관리 **23**단계

## 턱선 세밀하게 풀어주기

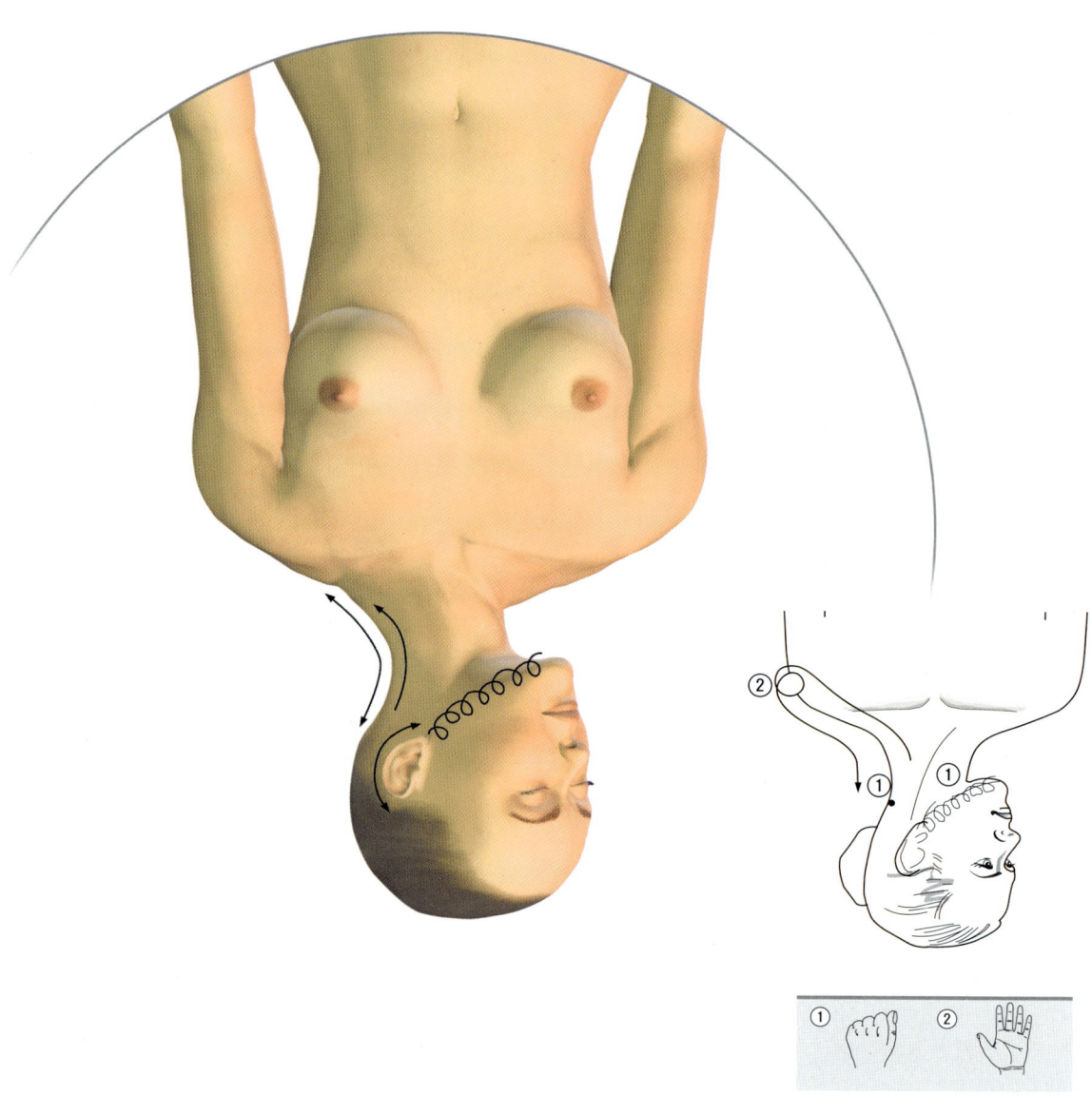

## How to Motion

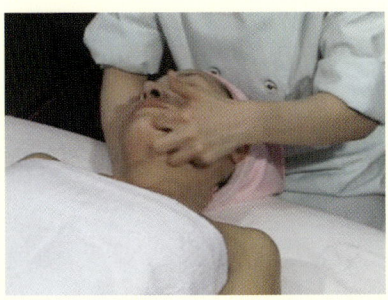
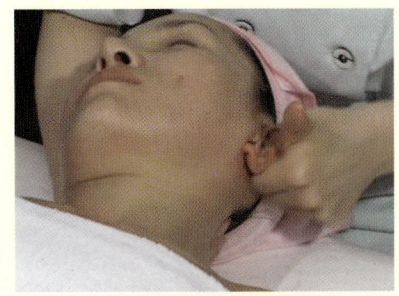
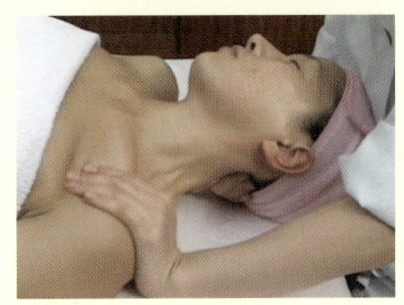

- 양손으로 어깨를 감싸 올라와(목의 왼쪽부위를 관리할 경우) 오른손으로 뒷목을 감싸 오른쪽으로 가볍게 당기면서 피술자의 얼굴을 옆으로 살짝 돌린다.
- 오른손은 뒷목을 감싸 반대쪽 완골을 잡고 다른 한 손으로는 지과면을 이용하여 턱 밑에서 귀 뒤까지 굴려준다.
- 다시 2지과면을 이용하여 귀 뒤의 유양돌기(삼초경) 부위를 마찰하고 지과면을 이용하여 경추부위를 쓸어내린다.
- 경추부위를 쓸어 내린 후 오른손은 그대로 완골을 잡고, 왼손은 수장사지를 이용하여 목에서 어깨까지 쓸어 내리면서 늘려준다.
- 동작이 끝나면 바로 24단계로 연결한다.

귀 밑의 늘어짐을 개선한다.
턱의 라인을 살린다.
목을 가늘게 한다.

얼굴관리 **24**단계

## 귀 굴려주기

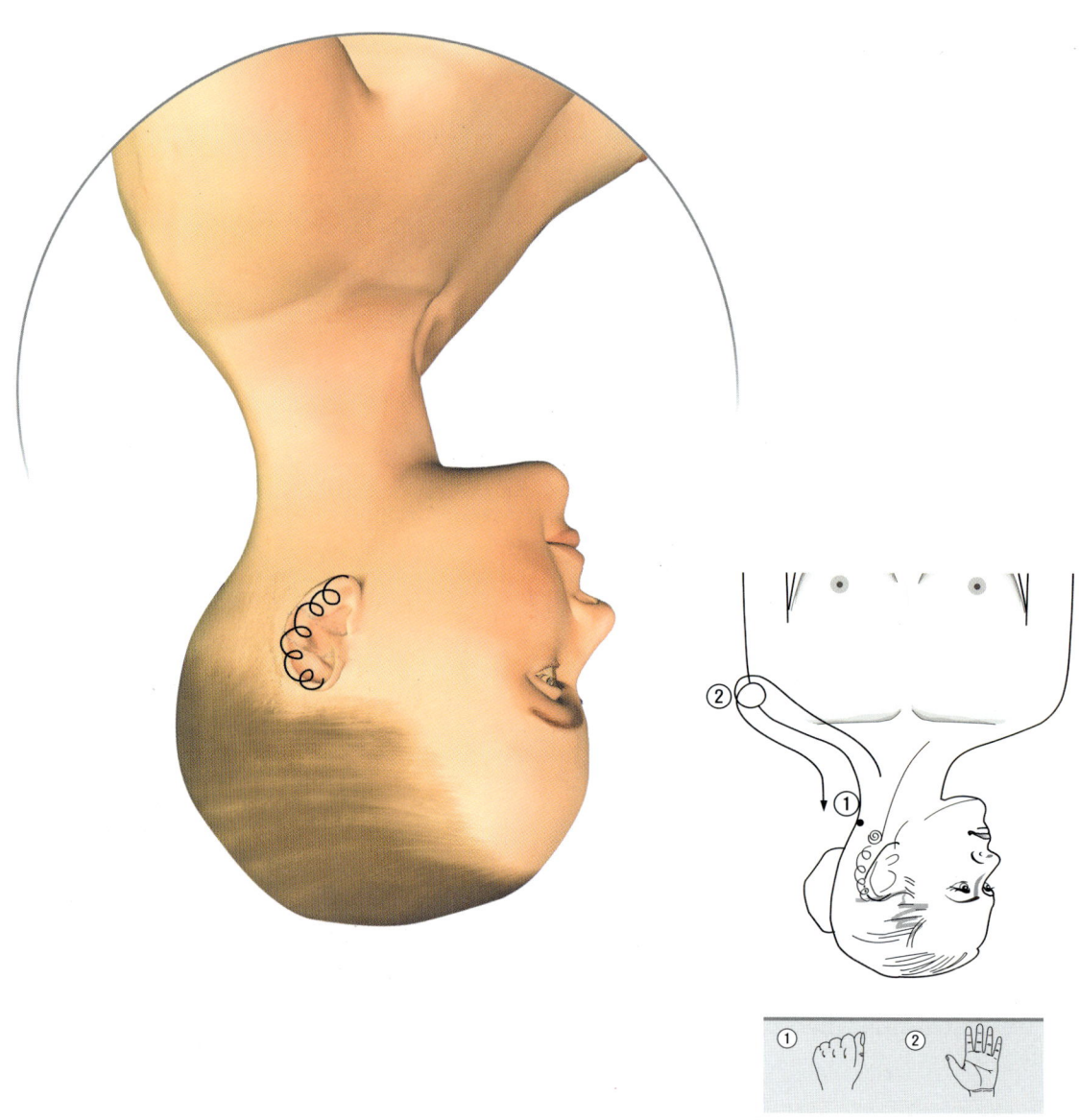

## How to Motion

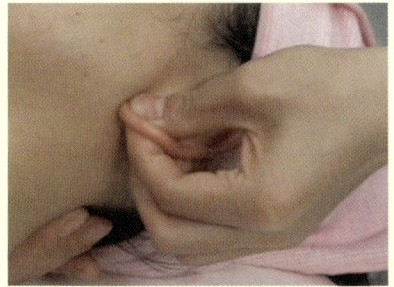 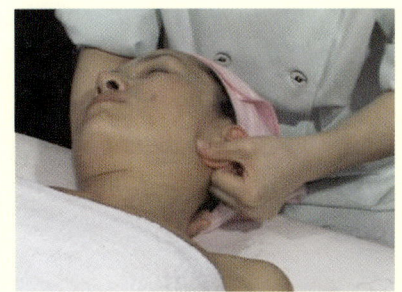

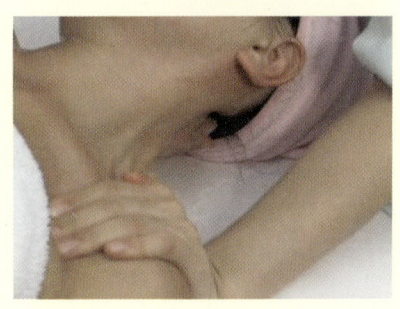

- 어깨를 늘려준 후에는 어깨를 감싸 올라와 귀를 문지르듯이 풀어준다.
- 귓불 → 귓바퀴 → 귓속을 풀어주고, 귀 앞부분의 이문·청궁·청회 부위를 모지복으로 쓸어내리고 지과부위로 다시 한번 굴려준다.
- 이어서 다시 귀 뒤의 유양돌기(삼초경)부위를 2지과부위로 마찰하면서 지과면으로 경추부위까지 쓸어내린다.
- 동작이 끝나면 목 부위를 3회 신전시키고, 반대쪽을 행한다.
- 반대쪽은 다시 '23단계 턱선 세밀하게 풀어주기'부터 시작한다.
- 양쪽의 동작이 끝나면 고개를 자연스럽게 바로 하여 얼굴이 위로 향하게 한다.

귀 밑의 늘어짐을 개선한다.
턱의 라인을 살린다.
목을 가늘게 한다.
피부의 주름을 완화한다.

얼굴관리 **25**단계

# 귀 덮어주기

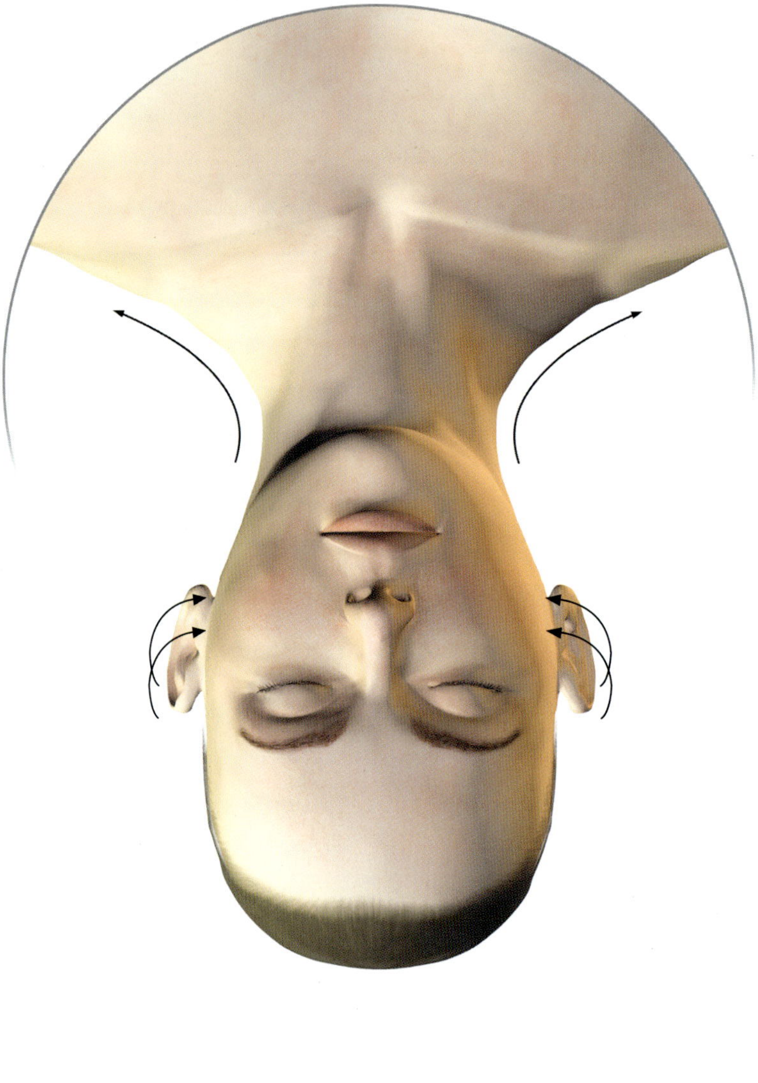

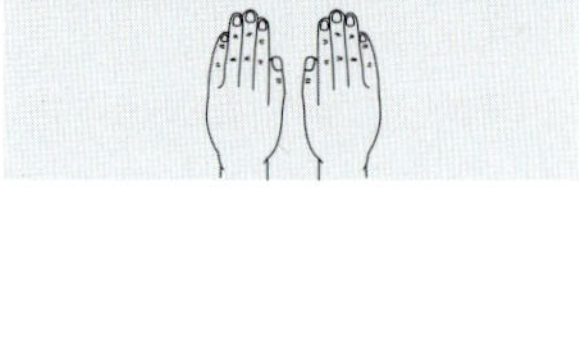

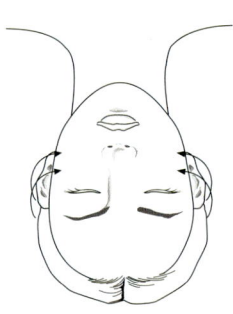
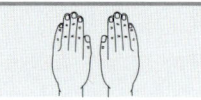

## How to Motion

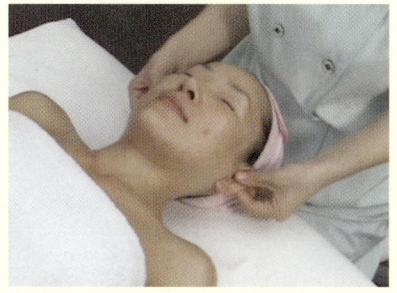 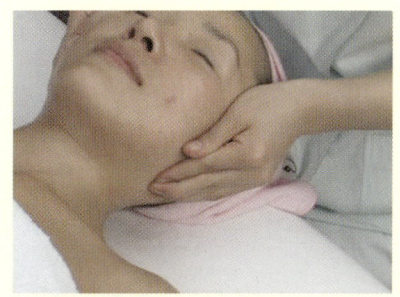

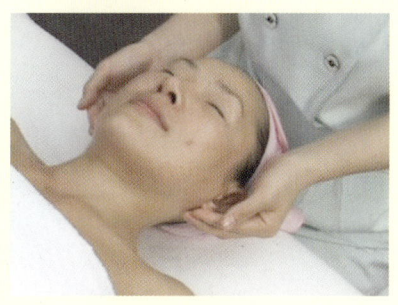

- 양손의 모지복으로 양쪽 귀를 다시 마찰한다.
- 양손을 약간 오므린 후 양손의 소지측을 귀 뒤에 대고 천천히 귀를 덮어준다.
- 약 6초 동안 귀를 덮어주면서 이동하고, 완전히 덮은 상태에서 3초간 그대로 둔다.
- 다시 6초에 걸쳐서 열어준다.
- 3회 반복한다.

마음을 안정시킨다.
피술자를 잠이 들게 한다.
피부의 주름을 예방한다.

얼굴관리 **26**단계

## 이마 쓸어주기

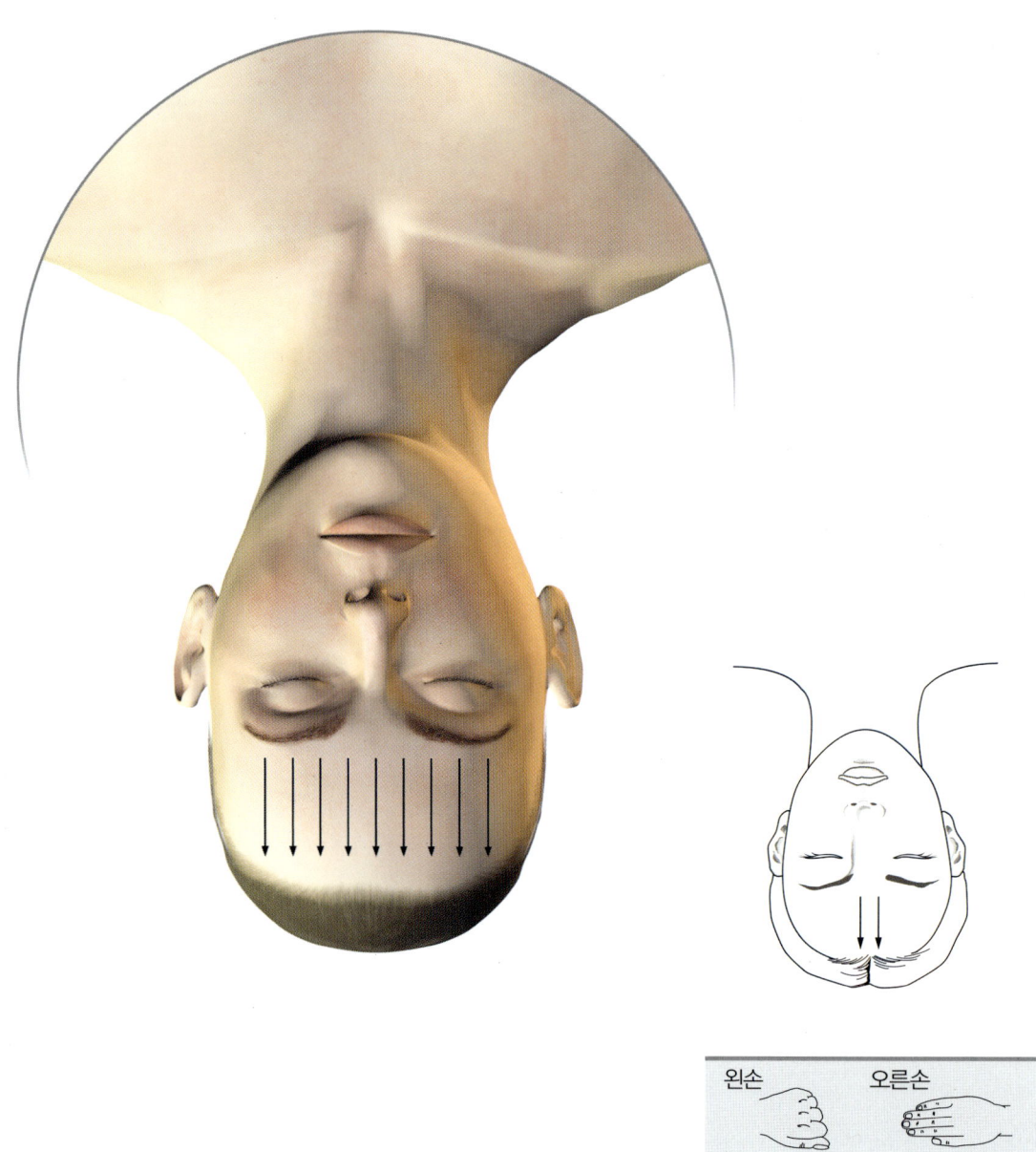

| 왼손 | 오른손 |

## How to Motion

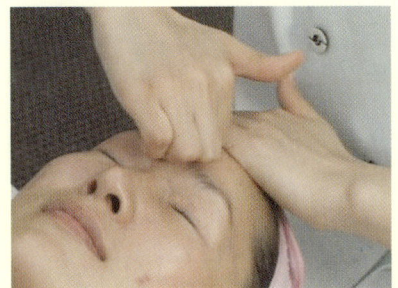 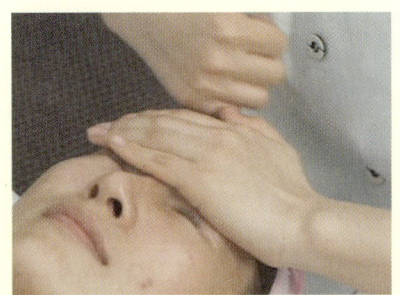

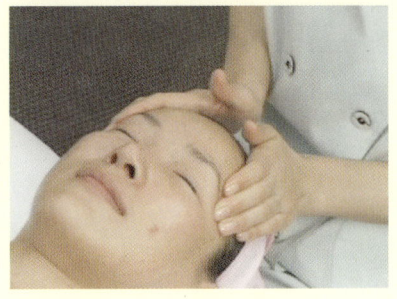

- 한 손은 수장사지를, 다른 한 손은 지과면을 굴려주면서 인당에서 신정까지 6회 쓸어 올린다.
- 이마 전체를 6부분으로 나누어 이동하면서 쓸어올린다.
- 동작이 끝나면 관자놀이를 압한다.

미간과 이마의 주름을 방지한다.
스트레스로 인한 머리 무거움 증상을 개선한다.

## 얼굴관리 27단계 주요혈 압하기

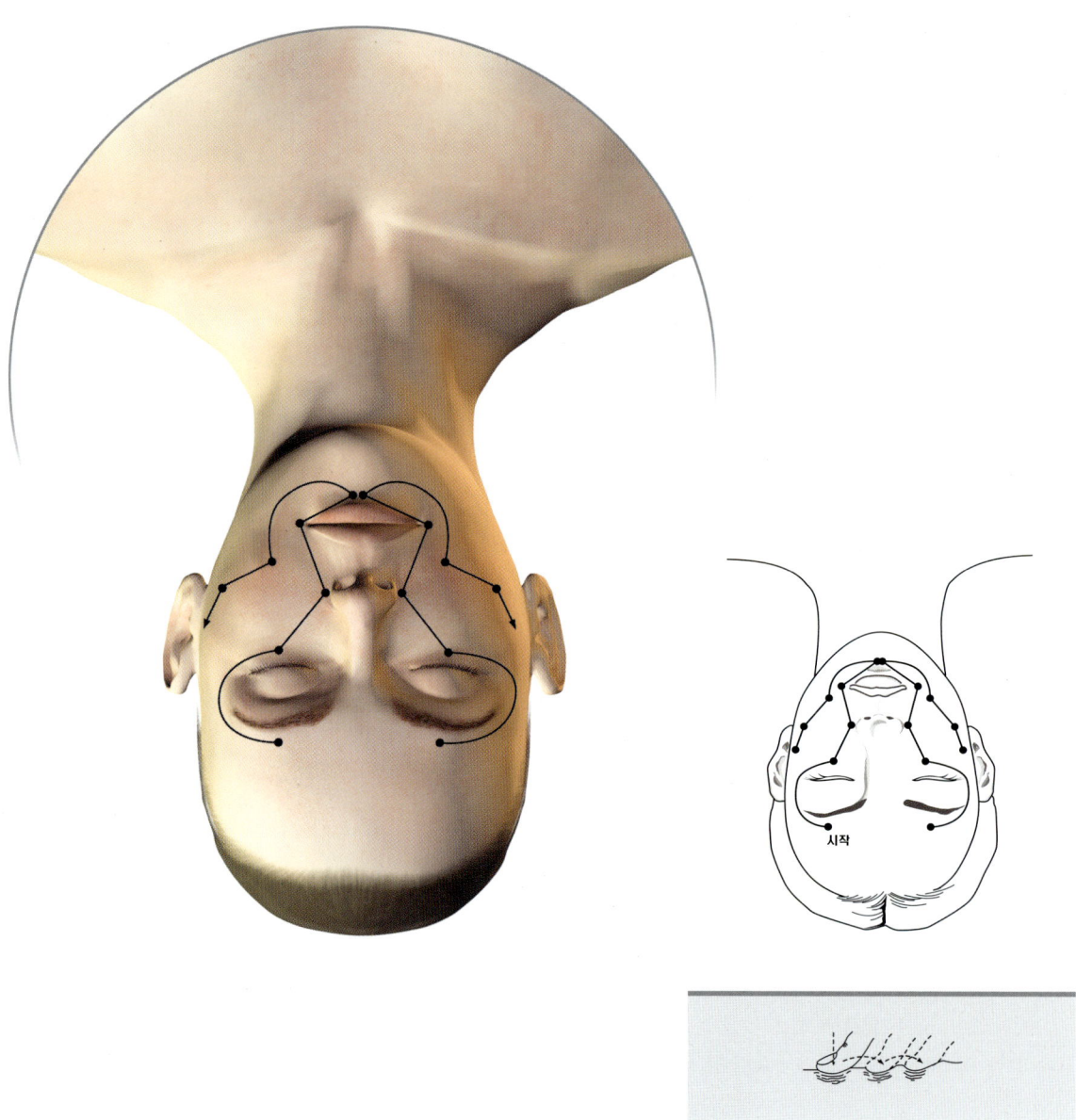

## How to Motion

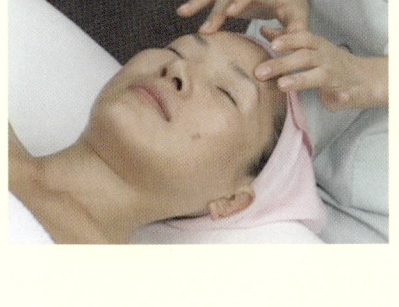
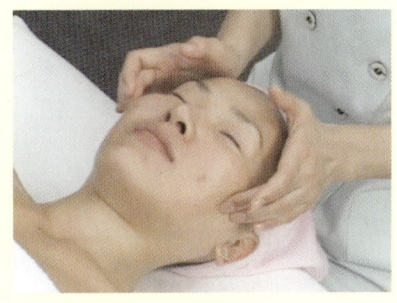

- 얼굴의 중요한 미용혈을 따라 중지복을 이용하여 지압하면서 이동한다.
- 양백 → 사백 → 영향 → 지창 → 승장 → 대영 → 협차 → 하관의 순서로 한다.
- 동작이 끝나면 양손의 모지구를 이용하여 이마를 안에서 밖으로 쓸어준다.

피부의 안색을 맑게 한다.
얼굴 근육의 뭉침을 개선한다.

얼굴관리 **28**단계

# 혈 부위 원 그리기

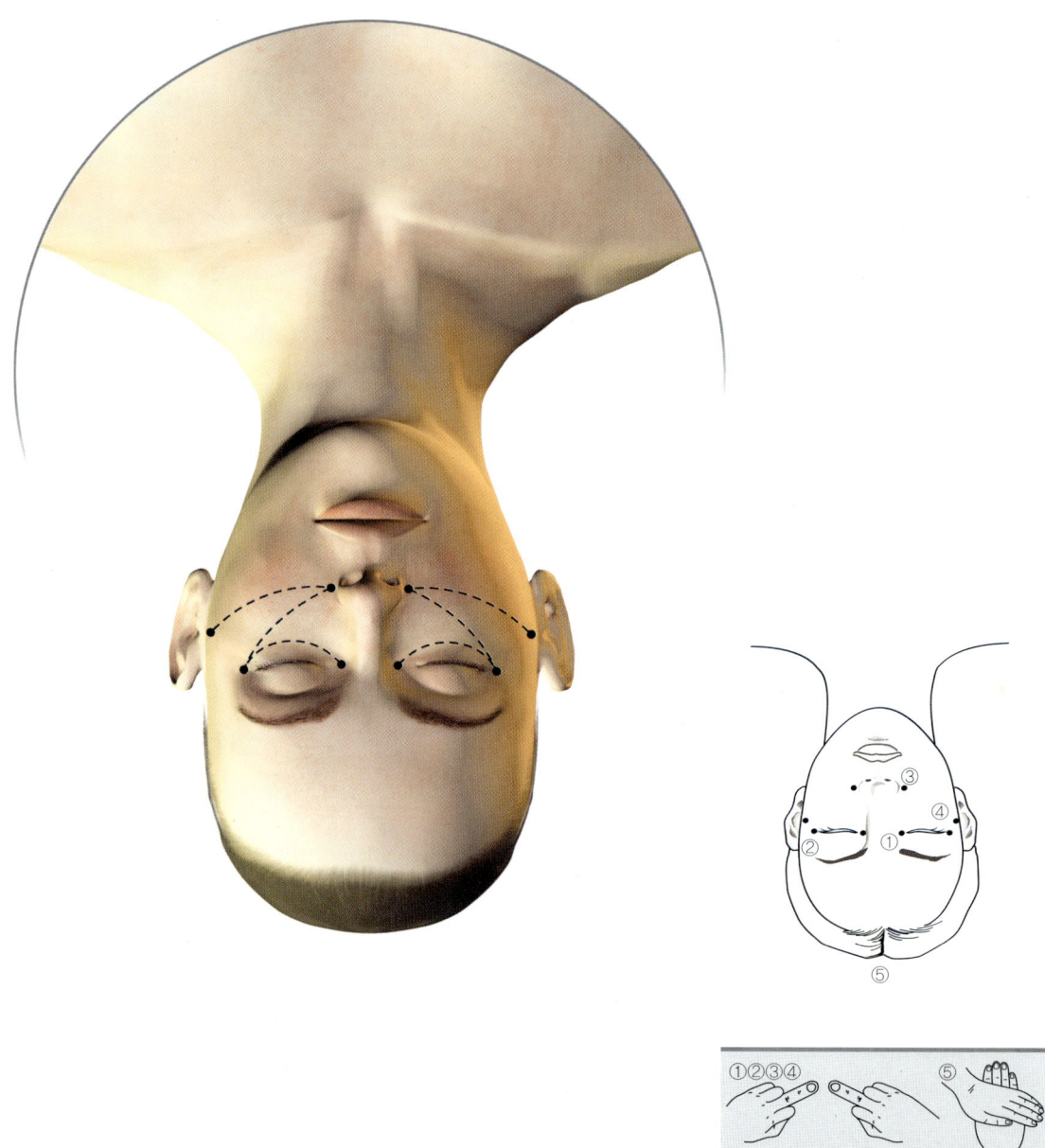

## How to Motion

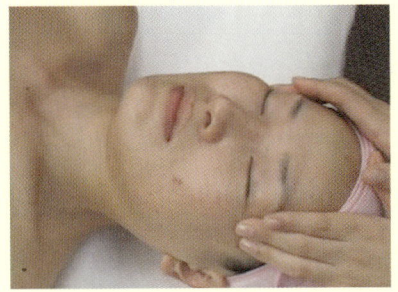 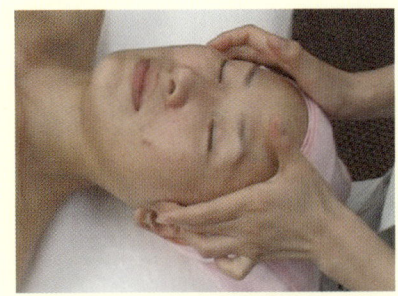

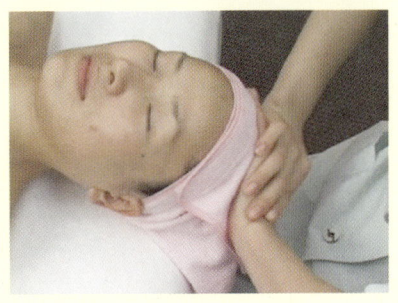

- 중요혈에 중지복을 이용하여 안에서 밖으로 6회 돌려주고, 다시 반대 방향으로 6회 돌려준다.
- 이 때 피술자가 숨을 들이쉴 때 시술자는 힘을 빼고, 내쉴 때 압을 준다.
- 주요혈의 순서는 정명 → 동자료 → 영향 → 청궁 → 백회의 순이며, 마지막의 백회는 양손의 노궁부위를 포개어 백회에 대고 행한다.

얼굴을 조화롭게 한다.
머리를 맑게 한다.

얼굴관리 **29**단계

# 얼굴 쓸어주기(마무리 동작)

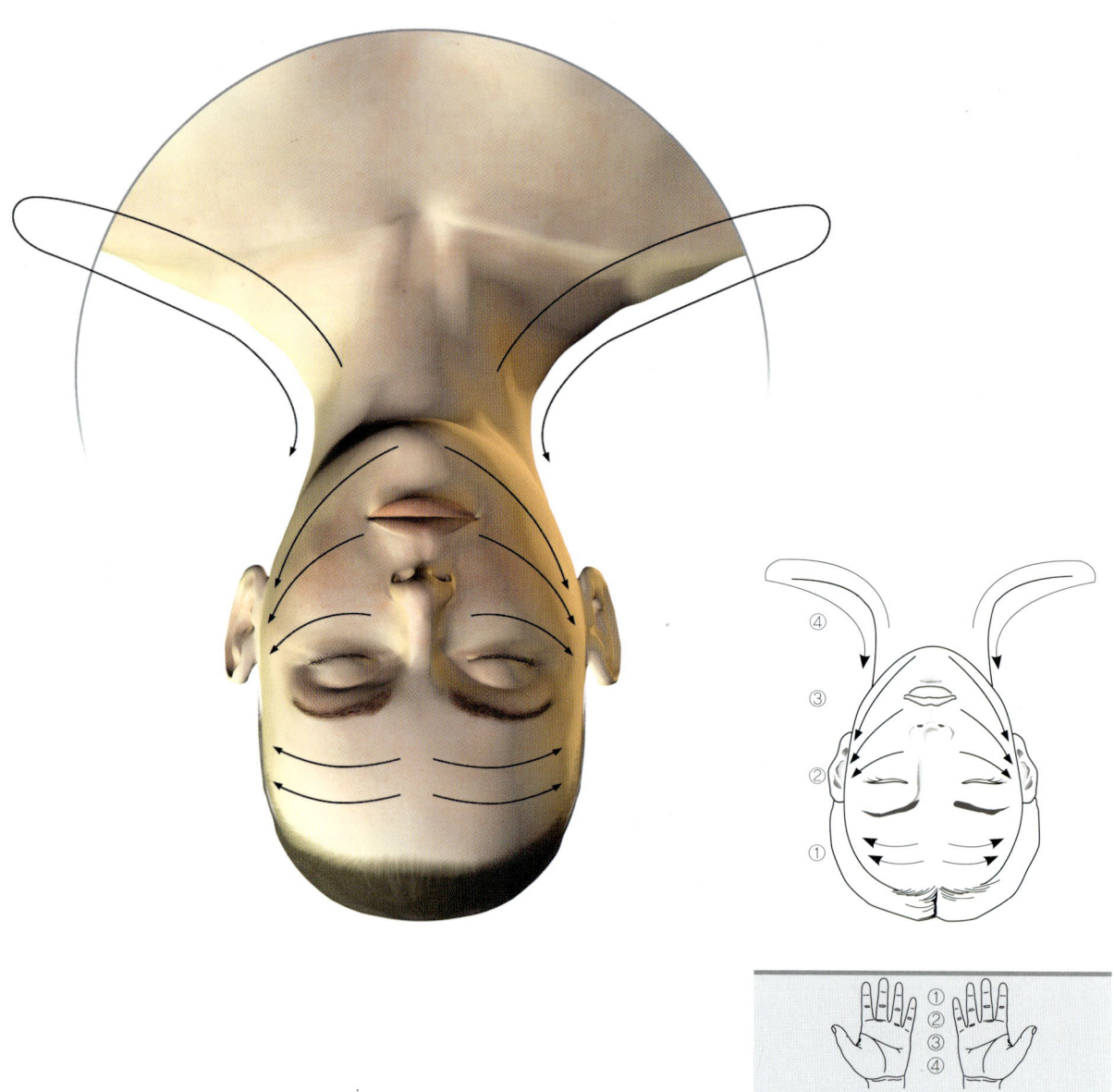

## How to Motion

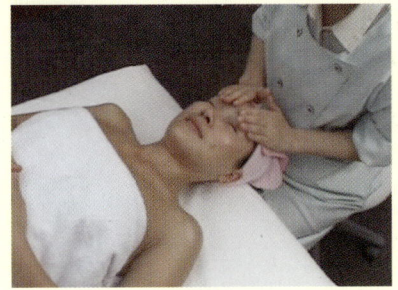 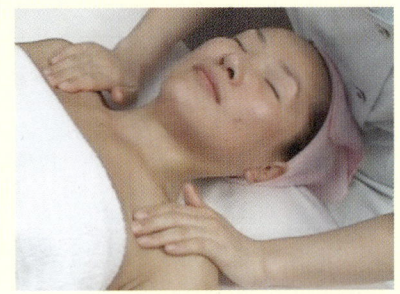

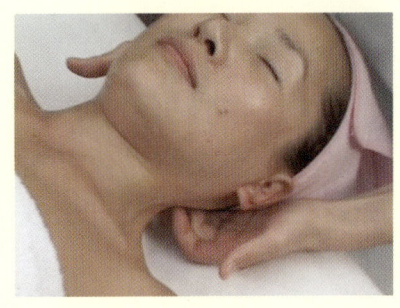

- 얼굴을 3등분하여 안에서 밖으로 쓸어준다.
- 수장사지를 합장하듯이 모았다가 얼굴면을 따라 밀착하여 쓸어내린다.
- 이마 → 볼 → 턱의 순서로 행한다.
- 턱을 쓸어준 후 양손의 수장사지로 목을 따라 내려가 어깨를 감싸 올라온 다음, 경추 부위를 번갈아가며 쓸어올려준다.
- 동작이 끝난 후 중지복을 이용하여 풍지를 가볍게 지압하듯 끌어올려 잠시 멈춘 후 정수리 부위로 살짝 빼준다.

얼굴의 마지막 동작이다.
안색이 맑아진다.

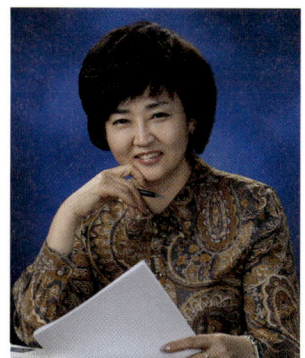

## 안남훈

보건학박사
홀리스틱경락 개발자
목동, 이대 샵 운영 경력 20년
홀리스틱미용과학학술원장
대전대학교 일반대학원 뷰티건강관리학과 외래교수
홀리스틱미용과학학회장
인터넷강의 'holyedu.net' 운영

| 저서 | 미용경락 이론과 실제 |
|---|---|
| | 홀리스틱경락원론 |
| | 오행체질분석 |
| | 홀리스틱경락 관리학(이론/실기) |
| | 미용경락실전테크닉(DVD) |
| | 월간메르디안 발행 |

경복대학교, 광주보건대학교, 광주여자대학교,
수원여자대학교 동 외래교수
대전대학교 겸임교수, 보건의료대학원 객원교수
호서전문학교 특임교수
홀리스틱미용과학협동조합이사장
광주, 전남 피부미용학술세미나 특강
조선대학교 사화교육원최고경영자과정 강의
수원여자대학교 주최 시데스코시험대비교육 강의
건국대학교 산업대학원 특강
숙명여자대학원 특강
수성대학교 교육과학기술부 산업수요·맞춤형 교육개발 참여
건국대학교 산업대학원 감사패
광주보건대학장 감사패
국제미용교육협회 감사패
경기도의회미용교육지도자상 표창
국회의원미용교육지도자상 표창
소상공인기능경진대회 장관상 수상
압구정BNY 피부과 성형외과 병원 에스테틱공동개발

---

건강한 아름다움

## 홀리스틱경락 – 실기편

안남훈 지음

| | |
|---|---|
| **초판 발행** | 2022년 2월 28일 |
| **발행인** | 안남훈 |
| **펴낸곳** | 도서출판 홀리즘 |
| **출판신고번호** | 제 2018-000160호 |
| **편집 디자인** | 블루 |
| **주소** | 경기도 고양시 일산동구 일산로 441번길 5-12 |
| **연락처** | 02- 588-9818 |
| **팩스** | 031-911-9818 |
| **e-mail** | cell414@hanmail.net |
| **ISBN** | 978-89-90648-14-3  13510 |
| **가격** | 38,000원 |

이 책에 실린 모든 글과 그림 및 기법은 도서출판 홀리즘이 그 지식재산권을 가지고 있으므로, 도서출판 홀리즘의 서면 동의 없이 인쇄 또는 디지털 형태의 매체로 전재 또는 복제를 할 경우 민형사상의 책임이 부과됩니다.